国家出版基金资助项目

中国针灸

大成 腧穴卷

Zhongguo
Zhenjiu
Dacheng

Shuxuejuan

COMPENDIUM of
Chinese
Acupuncture
and Moxibustion

经穴指掌图
明崇祯刻本

经穴纂要
日本文化七年刻本

背部十对二十穴图
日本写本

针灸内篇
清抄本

治病要穴
清抄本

总主编／石学敏

执行主编／王旭东　陈丽云　尚　力

湖南科学技术出版社

·长沙·

序

　　是书初成，岁在庚子；壬寅将尽，又创续编。华夏天清，神州日朗，国既昌泰，民亦心安。抚胸额首，朋辈相聚酒酣；笑逐颜开，握手道故纵谈。谈古论今，喜看中医盛况；数典读书，深爱针灸文献。针矣砭矣，历史班班可考；炳焉燊焉，成就历历在目。针灸之术，盖吾一生足迹之所跬步蹒跚；集成先贤，乃吾多年夙愿之所魂牵梦绕。湖南科学技术出版社，欲集历代针灸文献于一编，甚合我意，大快我心。吾素好书，老而弥笃，幸喜年将老而体未衰，又得旭东教授鼎力相助，丽云、尚力诸君共同协力，《大成》之作，蒐材博远，体例创新，备而不烦，详而有体。历代针灸著述，美不胜收；各种理论技法，宛在心目。吾深知翰墨之苦，寻书之难；珍本善本，岂能易得？尤其影校对峙，瑕疵不容，若无奉献精神，哪能至此？吾忝列榜首，只是出谋划策；出版社与诸同道，方为编书栋梁。夫万种医书，内外妇儿皆有；针灸虽小，亦医学宝库一脉。《针经》之《问难》，《甲乙》之《明堂》，皇甫谧、王惟一，《标幽赋》《玉龙经》，书集一百一十四种。论、图、歌、文，连类而相继。文献详备，版亦珍奇，法国朝鲜，日本越南，宋版元刻，明清官坊，见善必求，虽远必访。虽专志我针灸，亦合之国策，活我古籍，壮我中华；弘扬国粹，继承发展。故见是书，已无憾。书迄成，可以献国家而备采择，供专家而作查考，遗学子而为深耘。吾固知才疏学浅，难为针灸之不刊之梓，尚需方家润色斧削。盼师长悯我诚恳，实乃真心忧，非何求，赐我良教，点我迷津，开我愚钝，正我讹误，使是书趋善近美，助中医药学飞腾世界医学之巅，则善莫大矣！

中 国 工 程 院 院 士

国 医 大 师 石学敏

《中国针灸大成》总主编

重新认识针灸学

20世纪初，笔者于欧洲巡医，某国际体育大赛前一日，一体育明星腰伤，四壮汉抬一担架，逶迤辗转，访遍当地名医，毫无起色。万般无奈之下，求针灸一试，作死马活马之想。笔者银针一枚，刺入人中，原本动则锥心、嗷嗷呼痛之世界冠军，当即挺立行走，喜极而泣。随行记者瞠目结舌，医疗团队大惊失色——在西方医生的知识储备里，穷尽所有聪明才智，也想不出鼻唇沟和腰部有什么关系，"结构决定功能"的"真理"被人中沟上的一根银针击碎了！

这在中医行业内最平常的针灸技术，却被欧洲人看成"神操作"，恰恰展示了中国传统医学引以为豪的价值观："立象尽意"。以人类的智慧发现外象与内象的联系，以功能（疗效）作为理论的本源。笔者以为，这是针灸学在诊治疾病之外，对于人类认知世界的重大贡献。亦即：针灸学远远不只是诊疗疾病，更是人类发现世界真理的另一个重要途径。

2018年3月28日，*Science Reports* 杂志发表一篇科学报告，证明了笔者上述观点。国内外媒体宣称美国科学家发现了人体内一个未知的器官，而且是人体中面积最大的一个器官。这一发现能够显著地提高现有医学对癌症以及其他诸多疾病的认知。而这一器官体内的密集结缔组织，实际上是充满流体的间质（interstitium）网络，并发挥着"减震器"的作用。科学家首次建议将该间质组织归为一个完整的器官。也就是说它拥有独立的生理作用和构成部分，并执行着特殊任务，如人体中的心脏、肝脏一样。

基于上述发现是对人体普遍联系方式的一种描述，所以研究中医的学者认为经络就是这样一种结构。人体的十四经脉主要是由组织间隙组成，上连神经和血管，下接局部细胞，直接关系着细胞的生死存亡。经络与间质组织一样无处不在，所有细胞都浸润在组织液中，整体的普遍联系就是通过全身运行的"水"来实现的。事实上，中药就是疏通经络来治病的，这与西药直接杀死病变细胞的药理有着根本的不同。可以这样说，证明了经络的存在，也就间接证明了中药药理的科学性，可以理解为什么癌症在侵袭某些人体部位后更容易蔓延。

笔者认为，中医学者对美国科学家的发现进行相似性印证，或许不那么贴切和完全对应，但是，从整体观念而言，这种发现无疑是西方医学的进步。这也佐证了针灸学知识领域内，古老而晦涩的语言文字里，隐含着朦胧而内涵深远的知识，有待我们深入挖掘研究。

应用现有的科学认知来评价针灸的科学性，我们已经吃尽苦头。"经络研究"进行了几十年，花费无数人力、物力、财力，最终却是一无所获。因为这些研究一直是以西方科学的知识结构、价值观和思维方式来检验古代的成果，犯了本质的错误。"人中"和腰椎、腰肌的关系，任何现代医学知识都是无法证实的，但是我们却硬要在实验室寻找物质基础和有形的联系，终究是没有结果的。古代针刺合谷催产，谁能找到合谷和子宫的关联？若是我们以针灸学的认知为线索，将会获得全新启示，能找到人中与腰部联系通道的人，获得诺贝尔生理学或医学奖将是一件很容易的事。因此，包括中医药学界的学者专家，并未能完全认识到针灸学术的深邃和伟大。我们欠针灸学术一个客观的评价。

不过，尽管科学在不断证实着针灸学的伟大和深奥，但是，在中国传统医学的版图上，无论是古代还是现代，针灸学术的地位，一直处于从属、次要的地位。笔者只有在外国才从事针灸工作，回到中国境内，便重归诊脉开方之途。其中种种隐曲不便展开，但业内视针灸为带有劳作性质的小科的潜意识，却是真实的存在。

再以现存古籍为例，现代中医古籍目录学著作如《中国中医古籍总目》《中医图书联合目录》，收录古籍都在万种以上，但1911年以前的针灸类著作数量却不到200种。郭霭春先生、黄龙祥先生等针灸文献学家都做过类似的统计，如郭先生《现存针灸医籍》129种，黄先生《针灸名著集成》180种（含日本所藏）。且大多是转抄、辑录、类编、汇编、节抄之类，学术含量较高的也就30多种。

如今，"中医走向世界"已成为业内共识，但是，准确的说法应该是"针灸走向世界"，遍布欧美、东南亚，乃至非洲、大洋洲的"TCM"，其实都是针灸诊所。由于用药受到种种限制，中药方剂至今未被世界各国广泛接受。中医对世界人民的贡献，针灸至少占90%以上。因此，全方位审视针灸学的历史地位和医学价值，是中医界必须要做的工作。

此次湖南科学技术出版社策划，针灸学大师石学敏院士领衔，收集现存针灸古籍，编纂一套集成性的针灸文献丛书，为医学界提供相对系统的原生态古典针灸文献，虽然达不到集大成的要求，但至少能满足针灸学者们从事文献研究时看到古籍原貌的愿望，以历史真实的遗存来实现针灸文献的权威性。

历尽坎坷的针灸发展史

从针灸文献的数量和质量上，可以看出针灸学术的地位。其实轻慢针灸技术，这不是现代才有的问题，历史上也曾多次发生类似问题。有高潮也有低谷。

针灸学术最辉煌的时期，莫过于历史的两头：即中医学知识体系的形成阶段和20世纪美国总统尼克松访华至今。

一、高光时刻：春秋战国至两汉

春秋战国到西汉时期，是中医学初步成形的时期，药物和药剂的应用还没有成熟，对药物不良反应的认识也不充分，因此，药物的使用受到极大的限制，即便是医学经典著作，《黄帝内经》中也只有13首方剂。而此时的针灸技术相对成熟得多，《灵枢》中针灸理论和技术的内容占比高达80%，文献记载当时针灸主治的疾病几乎涉及人类的所有病种。从现有文献来看，这一时期应该是针灸技术最为辉煌的时期。

汉代，药物学知识日渐丰富，在《黄帝内经》理论指导下，药物配伍理论也得到长足的发展。东汉末年，医圣张仲景著《伤寒杂病论》，完善了《黄帝内经》六经辨治理论，形成了外感热病诊疗体系。该书也是方剂药物运用比较纯熟的标志。仲景治疗疾病的主要方法是方药、针灸，呈针、药并重的态势。至于魏晋皇甫谧之《针灸甲乙经》，则是对先秦两汉针灸学辉煌盛世的全面总结。

此后，方药的发展突飞猛进，势不可挡。诚如笔者在《中医方剂大辞典》第2版"感言"中所述："《录验方》《范汪方》《删繁方》《小品方》，追随道家气质；《僧深方》《波罗门》《耆婆药》《经心录》，兼修佛学思想……《抱朴子》《肘后方》，为长寿学先导，传急救学仙方。《肘后备急》，成就诺奖；《巢氏病源》，医道大全。《食经》《产经》《素女经》，《崔公》《徐公》《廪丘公》，录诸医经验，载民间验方，百花齐放，蔚为大观……"方药学术，一片繁荣，逐渐成为治疗疾病的主流技术。到了唐代，孙思邈、王焘等人在强盛国力和社会文明的催促下，对方药治疗的盛况进行了总结，《千金要方》《外台秘要》等大型方书是方药技术成为医学主流的写照。

二、初受重创：中唐以降

方药兴起，一段时间内与针灸并驾齐驱，针灸技术在初唐时期在学术界还具有较高地位。杨上善整理《黄帝明堂经》，著《黄帝内经太素》，孙思邈推崇针灸，《千金要方》《外台秘要》中也载录了不少针灸学著作，但都是沿袭前人，未见新作。不仅没有创新，而且出现了对针灸非常不利的信号：王焘在《外台秘要》卷三十九中对针刺治病提出了质疑，贬低针刺的疗效，"汤药攻其内，以灸攻其外，则病无所逃。知火艾之功，过半于汤药矣。其针法，古来以为深奥，今人卒不可解。经云：针能杀生人，不能起死人。若欲录之，恐伤性命。今并不录《针经》，唯取灸法"。这里，王焘大肆鼓吹艾灸，严重质疑针刺，明确提出：我的《外台秘要》只收灸学著作《黄帝明堂经》，不收《针经》，因为针刺会死人！《外台秘要》这样一部权威著作，竟然提出这样的观点，对社会的负面影响可想而知！以至于中唐之后很长一段时间内，社会上只见艾灸，少见针刺，针灸学文献只有灸学著作而无针学之书。这种现象甚至波及日本，当时的唐朝，在日本人心目中可是神圣般的国度，唐风所及，日本的灸疗蔚然成风。

三、再度辉煌：两宋金元

宋代确是中国历史上文化最为繁荣的时代，人文科技在政府的高度重视下得到全面发展。笔者认为，北宋医学最醒目的成就，除了世人熟知的校正医书局对中医古籍的保存和整理之外，王惟一铸针灸铜人，宋徽宗撰《圣济经》，成为三项标志性的成果。

其一，宋代官方设立校正医书局，宋以前所有医学著作得到收集整理，其中包括《针灸甲乙经》等珍贵针灸著作。同时，政府组织纂修的大型综合性医学著作《太平圣惠方》《圣济总录》等，也保留了大量珍贵针灸典籍。

其二，北宋太医院医官王惟一在官方支持下，设计并主持铸造针灸铜人孔穴模型两具，撰《铜人腧穴针灸图经》与之呼应。该书与铜人模型完成了宋以前针灸理论及临床技术的全面总结，对我国针灸学的发展具有深远而重大的影响。

其三，宋徽宗亲自撰述《圣济经》，将儒家思想、伦理秩序全面注入医学知识体系，促进整体思想和辨证论治法则在中医学理论和临床运用等全方位的贯彻运用。在中国五千年历史中，除了《黄帝内经》托黄帝之名外，这是唯一由帝王亲自撰稿的医学书籍。

宋代是中国历史上商品经济、文化教育、科学创新高度繁荣的时代。陈寅恪言："华夏民族之文化，历数千载之演进，造极于赵宋之世。"民间的富庶与社会经济的繁荣实远超盛唐。虽然重文轻武的治国方略导致外族侵略而亡国，但是这个历史时期为人类文明创造了无数辉煌而不朽的文化遗产，其中就包括针灸技术的中兴。

两宋时期，针灸学术的传承和发展是多方位的，不仅有针灸铜人之创新，具有《太平圣惠方》《圣济总录》之存古，更有《针灸资生经》之集大成。

时至金元，窦默（汉卿）在针灸领域独树一帜，成为针灸史上一位标志性人物。其所著《标幽赋》《通玄指要赋》等，完成了对针刺手法的系统总结，印证了《黄帝内经》对手法论述的正确性。并且采用歌赋的形式把幽冥隐晦、深奥难懂的针灸理论表达出来，文字精练，叙述准确，对后世医家影响很大。

由于金元时期针灸书散佚较多，虽然大多内容被明清针灸著作所引录，但终究不利于后世对这一历史时期针灸学成就的认知。就现有文献的学术水平来看，当时对针灸腧穴、刺灸法的研究程度，已经达到了历史最高水平，腧穴主治的内容都已定型，可以作为针灸临床的规范和标准，且高度成熟，一直影响到现在。

因此，可以毫不夸张地说，两宋金元时期是中国针灸从中兴走向成熟的时代，创造了针灸学术的又一个盛世景象。

四、惯性沿袭：明代

明代，开国皇帝朱元璋出身草莽，颇为亲民，对前朝文化兼收并蓄，故针灸术在窦汉卿的总结和普及下，成为解除战火之余灾病之得力手段，而在民间盛行。在临床技艺、操作手法等方面则越来越纯熟。

例如，明初泉石心在《金针赋》中提出了烧山火、透天凉等复式补泻手法，以及青龙摆尾、白虎摇头、苍龟探穴、赤凤迎源等飞经走气法。此后又有徐凤、高武等针灸名家闻名于世，并有著作传世。尤其是杨继洲、靳贤所撰《针灸大成》，是继《针灸甲乙经》《针灸资生经》以后又一集大成者，内容最为详尽，具有较高的学术价值和实用价值。该书被翻译成德文、日文等文字，在世界范围内受到推崇。

明代的针灸学术具有鲜明的特色，即临床较多，理论较少；文献辑录较多，理论创新较少。明代雕版印刷技术发达，书坊林立，针灸书得以广泛传播，但也因此造成了大量抄袭，或抄中有改，抄后改编，单项辑录，多项类编等以取巧、取利、窃名为目的的书籍。大部分存世针灸书都是抄来抄去。从文献的意义上来说，确实起到了存续及传播的作用，但是，就学术发展而言，却缺乏发皇古义之推演、融会新知之发挥。

五、惨遭废止：清代

时至清代，统治在政权稳固后，对中华传统文化的传承和践行，较之前朝有过之而无不及。针灸学术在清代前期尚可延续，乾隆年间的《医宗金鉴》集中医药学之大成，其中《刺灸心法要诀》等，系统记录了古代针灸医学的主要内容，是对针灸学术的最后一次官方总结。道光二年（1882），皇帝发布禁令：废止针灸科。任锡庚《太医院志职掌》："针刺火灸，终非奉君之所宜，太医院针灸一科，着永远停止。"这一禁令，将针灸科、祝由科逐出医学门墙。此后，针灸的学术传承被拦腰斩断，伴随着"嘉道中衰"，针灸医生完全没有了社会地位，只是因为疗效和廉价，悄悄地转入民间。

从本书收录的文献来看，情况也确实如此，《医宗金鉴》之后，几乎没有像样的针灸类刻本传世，大多是手录之抄本、辑本、节本，再就是日本的各种传本。清晚期，针灸有再起之象，业界出现了公开出版物，但是，比起明代的普及，清代针灸学术几乎没有发展。针灸医生的社会地位彻底沦为下九流，难登大雅之堂，而正是这些民间针灸医生的存在，才使得传统针灸并没有完全失传。

六、现代复兴：近代以来

晚清至民国时期，针灸学开始复兴，民间的针灸医生崭露头角，医界的名家大力提倡，出版书籍，成立学校，开设专科，编写教材……各种针灸文献如雨后春笋，层出不穷。晚清以前数千年流传下来的针灸古籍只有100多种，而同治以后铅字排版、机器印刷迅速普及，仅几十年时间，到1949年新中国成立前的文献综述已达到400多种。

个人以为，晚清以后的针灸复兴，与西学东渐的时代潮流密切相关，当西方的解剖学、生理学理论，临床诊断、外科手术之类的技术成为社会常态时，针灸操作暴露身体之"不雅"就完全不值一提。加之针灸学术的历史积淀和现实疗效，更因为其简便实用和价格优势，自然成为中西医学家青睐的治疗技术。

综上所述，针灸学术发展并非一帆风顺，而是多灾多难。这与使用药物的中医其他分支有很大区别。金代阎明广注何若愚《流注指微赋》言："古之治疾，特论针石，《素问》先论刺，后论脉；《难经》先论脉，后论刺。刺之与脉，不可偏废。昔之越人起死，华佗愈躄，非有神哉，皆此法也。离圣久远，后学难精，所以针之玄妙，罕闻于世。今时有疾，多求医命药，用针者寡矣。"反复强调前代的针药并用，夸耀名医针技之神奇，而后世的针灸越来越不景气，以至于患者只能"求医命药"，以药为主。其实，金代的针灸学术氛围并不消沉，还是个不错的历史时期，阎明广尚且如此慨叹，可见其他朝代更加严重。究其原因，不外乎以下三个方面。

医生：针灸的操作性很强，需要工匠精神和手工劳作。在中国古代文化传统的"重文轻技"的观念下，凡是能开方治病的，当然不愿动手操作。俗语"君子动口不动手"就是这种观念的世俗化表述。除了出自民间，且为了提高疗效的大医之外，大多数医生多少是有这样的想法。南宋王执中在《针灸资生经》卷二中言："世所谓医者，则但知有药而已，针灸则未尝过而问焉。人或诘之，则曰是外科也，业贵精不贵杂也。否则曰富贵之家，未必肯针灸也。皆自文其过尔。""自文其过"，正是这种心态的真实写照。

患者：畏惧针灸是老百姓的普遍心理。《扁鹊心书·进医书表》："无如叔世衰离，只知耳食，性喜寒凉，畏恶针灸，稍一谈及，俱摇头咋舌，甘死不受。"说是社会上的人只知道道听途说，只要听说施用针灸，死都不肯。除了怕疼怕苦以外，不愿暴露身体，也是畏惧针灸的原因之一。

官府：道光皇帝废止针灸科，理由只有一个，"非奉君之所宜"。也就是中国传统文化中的"忠君""奉亲"，儒家理学强调"身体发肤，受之父母，不敢毁伤"，针要穿肤，灸要烂肉，这都有违圣人之道，对自己尚且如此，更不用说用这种技术来治疗"君""亲"之病。除了"不敢毁伤"外，"男不露脐，女不露皮"，暴露身体也是有违圣训的。所以，不惜用强制手段加以禁绝。

其实，无论是平民百姓，还是士者医官，乃至皇帝朝廷，轻视针灸的根本原因，都是根源于儒家伦理纲常。在"独尊儒术"之前，或者儒术不振之时，针灸术就会昌盛。春秋战国百花齐放，所以是针灸的高光时刻；北宋文化昌盛，包罗万象，儒学并未成为主宰，所以平等对待针灸学术；金元外族主政，儒学偃伏，刀兵之下，医学不继，自然推崇针灸。唯有南宋理学兴起，明代理学当道，孔孟之道统治社会，针灸学就会受到制约。这种情况在清代中期到了无以复加的地步，非禁绝不能平其意。

旧时代的伦理确实对针灸术的发展造成了一定的阻碍，但是正如本文标题所说，这是一门学问，是人类认识世界的丰硕成果，正如魏晋时期皇甫谧在《针灸甲乙经·序》中所总结的，"穷神极变，而针道生焉"。穷神极变并不是绞尽脑汁，而是在"内考五脏六腑，外综经络血气色候，参之天地，验之人物……"种种努力之后，方可达成。此类基于天地本质的生命活动，却不是人力所能阻挡。中国针灸，以其原生态的顽强，一直在延续中为人民服务。

200多年前，日本人平井庸信在《名家灸选大成》序言中，已经把药物、针刺、艾灸的适应范围说得很清楚了，对针灸在医学领域中的地位，也有中肯的评价："夫医斡旋造化，燮理阴阳，以赞天地之化育也。盖人之有生，惟天是命，而所以不得尽其命者，疾病职之由。圣人体天地好生之心，阐明斯道，设立斯职，使人得保终乎天年也，岂其医小道乎哉！其治病之法，则有导引、行气、膏摩、灸熨、刺焫、饮药之数者，而毒药攻其中，针、艾治其外，此三者乃其大者已。《内经》之所载，服饵仅一二，而灸者三四，针刺十居其七。盖上古之人，起居有常，寒暑知避，精神内守，虽有贼风虚邪，无能深入，是以惟治其外，病随已。自兹而降，风化愈薄，适情任欲，病多生于内，六淫亦易中也。故方剂盛行，而针灸若存若亡。然三者各有其用，针之所不宜，灸之所宜；灸之所不宜，药之所宜，岂可偏废乎？非针、艾宜于古，而不宜于今，抑不善用而不用也。在昔本邦针灸之传达备，然贵权豪富，或恶热，或恐疼，惟安甘药补汤，是以针灸之法，寖以陵迟。"而文末所述，是针灸之术在当时日本的态势。鉴于日本社会受伦理纲常的约束较少，所以针灸发展中除了患者畏痛外，实在要比中国简单得多，正因为如此，所以如今我们要跑到日本去寻访针灸古籍。

针灸文献概览

回望历史，中医药古籍琳琅满目，人们常以"汗牛充栋"来形容中医宝库之丰富，但是，针灸文献之数量，只能以凋零、寒酸来形容。如前所述，在现存一万多种中医古籍中，针灸学文献占比还不到百分之二。就本书收载的 114 种古籍而论，大致有以下几种类型。

一、最有价值的针灸文献

最有价值的针灸文献，指原创，或原创性较高，对推进针灸学术发展作用巨大的著作，如《十一脉灸经》《灵枢》《针灸甲乙经》《针灸资生经》《黄帝明堂经》《铜人腧穴针灸图经》《十四经发挥》《针灸大成》等。

（一）《十一脉灸经》

《十一脉灸经》由马王堆出土帛书《足臂十一脉灸经》《阴阳十一脉灸经》组成，是我国现存最早的经络学和灸学专著，反映了汉代以前医学家对人体生理和疾病的认知状态，与后来发达的中医理论比较，《十一脉灸经》呈现的经脉形态非常原始，还没有形成上下纵横联络成网的经络系统，但是却可以明确看出其与后代经络学说之间的渊源关系，是针灸经络学的祖本，为了解《黄帝内经》成书前的经络形态提供了宝贵的资料。

（二）《黄帝明堂经》

《黄帝明堂经》又名《明堂》《明堂经》，约成书于西汉末至东汉初（公元前138年至公元106年），约在唐以后至宋之初即已亡佚。书虽不存，但却在中国针灸学历史上开创了一个完整的学术体系——腧穴学，是腧穴学乃至针灸学的开山鼻祖。

"明堂"，是上古黄帝居所，也是黄帝观测天象地形和举行重要政治经济文化活动的场所，具有中国文化源头的象征性意义，在远古先民心目中的地位极其崇高。随着文明的发展进步，学术日渐繁荣，人们发现了经络、腧穴，形成对人体生理功能的理性认知，建立了针灸学的基础理论：经络和腧穴。黄帝居于明堂，明堂建有十二宫，黄帝每月轮流居住，与十二经循环相类。黄帝于明堂观察天地时令，又与腧穴流注的时令节律类似。基于明堂功用与经络、腧穴的基本特性的相似性，将记载经络、腧穴特性的书籍命名为《明堂经》。沿袭日久，不断演变，但"明堂"作为腧穴学代名词和腧穴学文献的象征符号，却被历史固定了下来。

《黄帝明堂经》的内容，是将汉以前医学著作中有关腧穴的所有知识，如穴位名称、部位、取穴方法、主治病症、刺法灸法等，加以归纳、梳理、分类、总结，形成了独立的、完整的知识体系。因此，该书是针灸学术发展的标志性成果，也是宋以前最权威的针灸学教科书和腧穴学行业标准。晋皇甫谧编撰综合性针灸著作《针灸甲乙经》，其中腧穴部分多来源于该书。

盛唐时期，政府两次重修该书，形成了两个新的版本，一是甄权的《明堂图》，一是杨上善的《黄帝内经明堂》，又名《黄帝内经明堂类成》。后者较好地保留了《黄帝明堂经》三卷的内容。唐末以后，明堂类著作迅速凋零，几乎荡然无存，所幸本书随鉴真东渡时带至日本，然至唐景福年间（893年前后）亦仅残存一卷，内容为《明堂序》和第一卷全文。目前日本保存多个该残本的抄本，其中永仁抄本、永德抄本为较早期之抄本，藏于日本京都仁和寺，被日本政府定为"国宝"。清末国人黄以周到日本访书时，得永仁抄本，此书得以回归。本书影印校录了仁和寺的两个版本，这两个版本的书影在国内流传不广，故弥足珍贵。

（三）《针经》和《灵枢》

先秦至汉，我国先后流传过多种名为《针经》的著作，如《黄帝针经》九卷、《黄帝针灸经》十二卷、《针经并孔穴虾蟆图》三卷、《杂针经》四卷、《针经》六卷、《偃侧杂针灸经》三卷、《涪翁针经》、《赤乌神针经》……这些著作现在都已经失传了，在现代中医人心目中，凡是说到《针经》，那一定是指《灵枢》。几乎所有的工具书都称《灵枢》为《针经》。如，今人读张仲景《伤寒论·序》"撰用《素问》《九卷》"，注《九卷》为《灵枢》；读孙思邈《千金要方·大医习业》"凡欲为大医，必须谙《甲乙》《素问》《黄帝针经》、明堂流注……"，注《黄帝针经》为《灵枢》……现今已是定规，固化为中医学的思维定式。

回望历史，这里存在一个难解的历史之谜：在现存历史文献中，《灵枢》作为书名，最早出现在王冰注《素问·三部九候论篇第二十》，此时已是中唐，此前再无痕迹。王冰在《素问》两处不同地方引用了同一段文字，一处称"《针经》曰"，另一处却称"《灵枢经》曰"，全元起《新校正》认为这是王冰的意思：《针经》即《灵枢》。北宋校正医书局则据此将《针经》《灵枢》认定为同一本书而名称不同，并大力推崇，到了南宋史崧编订，《灵枢》已与《素问》等同，登上中医经典的顶峰地位。

更加诡异的是，直到宋哲宗元祐八年（1093）高丽献《黄帝针经》，此前中国从未见到《灵枢》或者相同内容书名不同者。1027年王惟一奉敕修成《铜人腧穴针灸图经》，国家级的纂修而未见到此书，道理上说不过去。而高丽献书之后的《圣济总录》，也不认这部伟大的巅峰之作，"凡针灸腧穴，并根据《铜人经》及《黄帝三部针灸经》参定"。高丽献书后，《宋志》著录既有《黄帝灵枢经》九卷，也有《黄帝针经》九卷，恰好证明此前将《灵枢》《针经》视作同一著作是有疑问的。

后世史论著述和史家评述，均对《灵枢》存疑多多。如晁公武《读书志》、李濂《医史》以及周学海等，或认为是冒名之作，或认为是后人补缀，或认为即使存在其价值也不如《甲乙经》甚至《铜人针灸经》，而更多人则认为王冰以前即便有《灵枢》，也不能将其认作《黄帝针经》。亦有人认为是南宋史崧对《灵枢》进行了大量增改然后冒名顶替《针经》……

最典型的例证，莫过于历代文献学家均不重视《灵枢》。明代《针灸大成》卷一的《针道源流》可谓是针灸历史考源之作，其中对28种重要针灸著作进行了评述，唯独没有《灵枢》。只是在论述《铜人针灸图》三卷时，称该书穴位："比之《灵枢》本输、骨空等篇，颇亦繁杂也。"说明至少在明代针灸学家心目中，《灵枢》地位并不崇高。

以上存疑，尚需我中医学界深入研究。

（四）《针灸甲乙经》

《针灸甲乙经》成书于三国魏甘露元年（256）至晋太康三年（282）之间，是我国现存最早的针灸学经典著作。作者将前代《素问》《针经》《黄帝明堂经》等针灸经典中的文字加以汇辑类编，首次系统记载人体生理、经络、穴位、针灸法，以及临床应用，成为后世历代针灸著作的祖本。

（五）《铜人腧穴针灸图经》

《铜人腧穴针灸图经》可视为官修腧穴学，属针灸名著之一。

（六）《针灸资生经》

《针灸资生经》系综述性针灸临床著述，内容丰富，资料广博，且有腧穴考证和修正。

（七）《十四经发挥》

《十四经发挥》是经络学重要著作。

（八）《针灸大成》

《针灸大成》是明以前针灸著述之集大成者，也是我国针灸学术史上规模较大较全的重要著作。

二、保留已佚原创书的著作

唐《千金要方》《千金翼方》，保留了大量唐代以前已佚针灸书，如已佚之《甄权针经》，又如《小品方》所引《曹氏灸方》，原书、引书均亡（《小品方》仅剩抄本残卷），但书中内容被《千金要方》载录。尤其是《甄权针经》，作者为初唐针灸的大师级人物，临证实验非常丰富，该书即出自甄氏经验，强调刺法且描述明晰，穴位、刺法与主治精准对应，临床价值和学术价值都非常高。可惜早已亡佚，幸得孙思邈《千金翼方》记述了该书主要内容，这对宋以后针灸学术发展意义非常重大。

《外台秘要》保留了已佚崔知悌《骨蒸病灸方》。

《太平圣惠方》卷九十九保留了早已失传的《甄权针经》和已佚的隋唐间重要腧穴书内容，是宋王惟一《铜人腧穴针灸图经》乃至后世所有《针经》之祖本；卷一百则收录唐代失传之《明堂》，其中包括《岐伯明堂经》《扁鹊明堂经》《华佗明堂》《孙思邈明堂经》《秦承祖明堂》和已失传之北宋医官吴复珪《小儿明堂》，后世所有冠以《黄帝明堂灸经》的各种版本，均是从本书录出后冠名印行，故乃存世《明堂》之祖本。可知该两卷实际上是现存针灸典籍之源头。

《圣济总录》引述了已佚之《崔丞相灸劳法》《普济针灸经》。

《医学纲目》转录了大量金元亡佚的针灸书内容。如，完整保存了元代忽泰《金兰循经取穴图解》一书所附的全部四幅"明堂图"。

以上著作多是综合性医著，亦有针灸专门著作中存有失传古籍的，如《针灸集书》中的《小易赋》，可知前代在蒐集资料、保留遗作方面，建有卓越之功。

三、实用性著作

如前所述，针灸学在其发展过程中遭受颇多摧残，学术发展之路并不顺利，多处于民间实用层面，如《针经摘英》内容简要，言简意赅，是一本简易读本；《扁鹊神应针灸玉龙经》为针灸歌诀；《神应经》临床实用价值较大，颇似临床针灸手册。自明代以后直至晚清，针灸学文献多为循经取穴、临床应用、歌赋韵文等内容，基本上与《针灸大成》大同小异。如《针灸逢源》《针方六集》。另外，辑录、类编、抄录前代文献的著作较多，如《针灸聚英》《针灸素难要旨》等。

再如《徐氏针灸大全》《杨敬斋针灸全书》《勉学堂针灸集成》等，虽然内容都是互相转抄，但是却起到了传播和普及针灸学术的作用。

四、值得研究的针灸文献

上述重要针灸文献都是需要后世深入研究的宝库，如前述《灵枢》的形成发展源流和真相。除此之外，还有一些貌似不重要，其实深藏内涵的文献。

《黄帝虾蟆经》，分9章，借"月中有兔与虾蟆"之古训，记述逐日、逐月、逐年、四时等不同阶段虾蟆和兔在月球上所处位置，与之相应，人体不同穴位、不同经络的血气分布亦不同，由此指出针灸禁刺、禁忌图解、补泻方式等与针灸推拿相关的基础知识。其中有较多费解之处，文字难读，术语生涩。虽列入针灸门类，但是与针灸临床的关系，尚需深入考证和研究。

《子午流注针经》，现代人认为子午流注属古代的时间医学、时间针灸学，但该书内容如何应用到临床，以及其客观评价，亦须深入研究。

《存真环中图》《尊生图要》《人体经穴脏腑图》等彩绘针灸图，可以从古代画师的角度，研究历史氛围下的古代身体观及相关文化。

关于灸学文献

本文标题有"万壑春云一冰台"之句，"冰台"，即艾草。《博物志》："削冰令圆，举而向日，以艾承其影则得火，故艾名冰台。"在相当长的一个历史阶段内，灸学在针灸领域内占据着统治地位。

现存最早的针灸文献《十一脉灸经》，便是以"灸"命名。有学者据此认为灸法早于针法。但这仅仅是灸法、针法两种医疗技术形成过程中的先后次序问题。待到针法成熟，与灸法并行，广泛运用于临床之后，针灸学术史上有过"崇灸、抑针"的历史现象，而此风至晋唐始盛：晋代《小品》，唐代《外台》，均大肆宣传"针能杀人"，贬针经，崇明堂，甚至以"明堂"作为艾灸疗法的专用定语。这一现象存续多年，历史上也留存有相当数量的灸学专著，或仅以"灸"

字命名的著作。最典型的就是《黄帝明堂灸经》，沿袭者如《西方子明堂灸经》，也有临床灸学如《备急灸法》，甚至单穴灸书，如《灸膏肓腧穴法》。此风东传，唐以后日本有专门的灸家和流派，灸学著作众多，如《名家灸选》《灸草考》《灸焫要览》等灸学专著。明清时期，也曾出现过艾灸流行的小高潮，出现了《采艾编》《采艾编翼》《神灸经纶》等著作。

其实，有识之士一直提倡多法并举，根据病人需要而采用不同疗法。约在公元前581年（鲁成公十年），《左传》记载医缓治晋侯疾，称"疾不可为也，在膏之上，肓之下，攻之不可，达之不及"，据杜预注，此处的"攻"即灸，"达"即针。《灵枢·官能》："针所不为，灸之所宜"。可见，一个全面的医生，应该针灸并重，各取所长。如果合理使用，效果很好，如《孟子·离娄·桀纣章》："今之欲王者，犹七年之病，求三年之艾。"

不过，文献记载中的艾灸，尽管有种种神奇疗效的宣传，但却和现代艾灸是完全不同的治疗方法。尽管现代针灸学著作上介绍艾灸有"直接灸""间接灸"两大类，但如今直接灸几乎绝迹，临床全都是温和舒适的间接灸。

古代多用直接灸、化脓灸，用大艾炷直接烧灼皮肤，结果是皮焦肉烂，感染化脓，然后等待灸疮结痂。灸学著作中还要告诫医患双方："灸不三分，是谓徒冤。"——烧得不到位，等于白白受罪。因此，此法无异于酷刑加身。为了减轻患者痛苦，古人只得麻醉患者，让他们服用曼陀罗花和火麻花制成的"睡圣散"，麻翻后再灸。

"睡圣散"之类的麻醉药只能减轻当时疼痛，灸后化脓成疮，依旧难熬，因此，到了清代，终于有人加以变革，产生了"太乙神针"之法，此法类似于后世"间接灸"。这种创新，在崇古尊经的时代，容易遭受攻击，被指离经叛道，于是编造出种种神话故事，或称紫霞洞天之异人秘授，或称得之汉阴丛山之壁神授古方……都是时人假托古圣之名，标榜源远流长，以示正宗之惯用套路。尽管此法经过不断渲染，裹上神秘的面纱，但其本质却很简单：药艾条、间接灸而已。此类书籍有《太乙神针心法》《太乙神针》《太乙离火感应神针》等。

古代的直接灸（化脓灸）过于痛苦，现今已不再用，而是采用艾条、温针，更有为方便而设计出温灸器。即便用直接灸的方法，也不会让艾炷烧到皮肉，而是患者感觉热烫，即撤除正在燃烧的艾炷，另换一炷，生怕烫伤，有医院将烫伤起泡都要算作医疗事故。其实，古代的烧灼皮肉虽然痛苦，但真的能够治疗顽疾，诸如寒痹（风湿性关节炎、类风湿关节炎）、顽固性哮喘等，忍受一两次痛苦，可换取顽疾消除。如何取舍？我以为更应以患者意愿为主。

总之，古今艾灸文献中同样蕴含着无数值得探索的秘密，即便是温和的间接灸，也有无穷无尽的待解之谜。笔者常用艾灸治疗子宫内膜异位症所致顽固痛经，仅用足三里、三阴交两个穴位，较之西医的激素、止痛药更为有效，而现今流行的"冬病夏治"三伏药灸，防治"老寒腿""老寒喘""老寒泻"，更是另有玄机。

本书编纂概述

2016年，石学敏院士领衔，湖南科学技术出版社组织申报，《中国针灸大成》入选"十三

穷神极变出针砭　万壑春云一冰台
——代前言

五"国家重点图书出版规划项目，2022年又获国家出版基金资助，自立项始，距今已有7年。笔者在石院士领导下，在三所院校数十位师生的大力协助下，为此书工作了整整6年。至此雏形初现之时，概述梗概，以志备考。

一、本书的体例和版式

石院士、出版社决定采用影印加校录的体例，颇有远见卓识。但凡古籍整理者，最忌讳的就是这种整理方式，因为读者不仅能看到现代简体汉字标点校录的现代文本和相关校注，更能看到古代珍贵版本的书影，只要整理者功力不足，出现任何错漏，读者立马可以通过对照原书书影而发现。上半部分的书影如同照妖镜，要求录写、断句、标点、校勘不能出一点错误。因此，这种出版形式，对校订者要求极高。出版物面世后，一定会招致方家吹毛求疵，因此具有一定的风险。然而，总主编和出版社明知如此，仍然采用影校对照形式，一是要以此体现本书整理者和出版社编校水平，二是从长远计，错误难免，但是可以通过未来的修订增减，终将成为各种针灸古籍的最佳版本。

本书收录历代针灸古籍共114种，上至秦汉，下至清末，基本涵盖中医史上各个朝代的代表性针灸文献，为全面反映古代针灸学的国际传播，还选收了部分日本、朝鲜、越南等国家的针灸古籍。全书兼收并蓄，溯源求本，是历史上最全面的针灸文献大成。

每种古籍由三部分组成：原书书影、简体汉字录写及标点、校勘与注释。在古籍整理领域，这些内容本应分属影印、点校等不同形式的出版方式，本书将其合为一体，于一页之中得窥原貌和整理状况，信息量是普通古籍整理的数倍。

中医古籍中的文字极不规范，通假、古今、繁简、避讳、俗字等异位字比比皆是，较之正统古籍，中医的世俗化、平民化特点则使得刻书、抄书者求简、求便、求速，更是导致文字混杂，诸如：

"文、纹""披、腋""齐、脐""王、旺""鬲、膈""支、肢""已、以""指、趾""旁、傍""写、泻""大、太""宛、脘""宛、腕""窌、髎""腧、俞、输""虐、疟""契、瘛""累历、瘰疬"……

本书所收古籍中，上述文字互用、代用、混用现象十分严重，如果原字照录，则录写出来的文字必定混乱不堪，影响现代读者阅读；若按照一般古籍校注规范，分别予以注释，则因版面所限，注不胜注。因此，本书录写部分遵循通行原则，在不产生歧义的原则上，予以规范化处理，或在首见处标注，以方便现代学者阅读。

二、本书的版本访求和呈现

为体现本书作者发皇针灸古籍的初心，对版本选择精益求精，千方百计获取珍本善本图书。这在当前一些藏书单位自矜珍秘、秘不示人，或者高价待沽、谋求私利的现状下，珍贵版本的访求难上加难。本书收录的114种古籍书影，虽不能尽善尽美，但已经殚精竭虑，尽呈所能，半数以上都是行业内难以见到的古籍。将如此众多珍贵底本展示给读者，凸显了本书的特色。

学术研究到了一定水平，学者最大的心愿便是阅读原书，求索珍本。石院士、出版社倾尽心力，决心以版本取胜，凸显特色。特别是为了方便学者研究，对一些版本的选择独具匠心，如《针灸甲乙经》，校订者在拥有近10种版本的基础上，大胆选用明代蓝格抄本，就是为学界提供珍稀而不普及的资料。

此外，本书首次刊行面世的，有不少是最新发现的孤本或海外珍藏本，有些版本连《中国中医古籍总目》等目录学著作中都未曾收录。现举例如下。

《铜人腧穴针灸图经》三卷：明正统八年（1443）刻本，该版本为明代早期刻本，仅存孤本，藏于法国国家图书馆。而国内现存最早版本为明代天启年间（1621年后）三多斋刻本。

《神农皇帝真传针灸经》与《神农皇帝真传针灸图》合编：著者不详，成书于明代。此二书国内无传本，无著录，仅日本国立公文书馆内阁文库及京都大学图书馆各有一抄本，亦为本书访得。

《十四经穴歌》：未见著录，《中国中医古籍总目》等中医目录学著作亦无著录。本书收载底本为清代精抄本。

《针灸集书》：成书于明正德十年（1515）。书中"小易赋"则是已经失传的珍贵资料。卷下"经络起止腧穴交会图解"，以十四经为单位，介绍循行部位和所属腧穴。此与《针灸资生经》等前代针灸书以身体部位排列腧穴的方式有明显不同。本书国内仅存残本（明刻朝鲜刊本卷下）一册，足本仅有日本国立公文书馆藏江户时期抄本一部，故本书所收实际上就是孤本，弥足珍贵，亦为首发。

《十四经合参》：国内失传，《中医联合目录》《中国中医古籍总目》等目录学著作均未著录，现仅存抄本为当今孤本，藏于日本宫内厅书陵部。此次依照该本影印刊出。

《经络考略》：清抄孤本，《中医联合目录》《中国中医古籍总目》等目录学著作均无著录。原书有多处缺文、缺页、装订错误导致的错简，现均已据相关资料补出或乙正。

《节穴身镜》二卷：张星余撰。张氏生平里籍无考，书成何时亦无考。但该书第一篇序言作者为"娄东李继贞"，李氏乃明万历年间兵部侍郎兼右都御史，其余两篇序言亦多次提及"大中丞李公"，则此书必成于万历崇祯年间无疑。惜世无传承，现仅有孤抄本存世，抄年不详。本书首次整理出版。

《经穴指掌图》：湖南中医药大学图书馆藏有明崇祯十二年（1639）抄本残卷18页。现访得日本国立公文书馆内阁文库藏有明崇祯年华亭施衙啬斋藏板，属全帙。本书即以该版录出并点校刊印。

《凌门传授铜人指穴》：未见文献著录，仅存抄本。本书首次点校。

《治病针法》：是《医学统宗》之一种。《医学统宗》目前国内仅存残本一部。现访得日本京都大学图书馆藏明隆庆三年（1569）刊本，属全帙，今以此本出版。

《针灸法总要》：抄本，越南阮朝明命八年（1827）作品。藏越南国家图书馆。国内无著录，本书首次刊出。

《选针三要集》一卷：日本杉山和一著，约成书于日本明治二十年（1887）。国内仅有1937年东方针灸书局铅印本及《皇汉医学丛书》等排印本。今据富士川家藏本抄本影印。

《针灸捷径》两卷：约成书于明代正统至成化年间（1439—1487）。本书未见于我国古籍著录，亦未见藏本记载。书中有现存最早以病证为纲的针灸图谱，颇具临床价值，亦合乎书名"捷径"之称。此次刊印，以日本宫内厅藏明正德嘉靖间建阳刊本为底本，该藏本为海外孤本，有较高的针灸文献学价值。

《太平圣惠方·针灸》：本书采用宋代刻（配抄）本为底本，该版本极其珍贵，此次是该版本首次以印刷品形式面世。

以上所列书目，或首次面世，或版本宝贵，仅此一项，已无愧于学界，造福读者。

三、针灸文献的学术传承和素质养成

目前中医药领域西化严重，一切上升渠道都要凭借实验研究、临床研究，而文献整理挖掘研究的现状，只能用"惨不忍睹"来形容。俗语有"心不在马"之譬，原本形容不学无术之人，本书编纂之初，文献专业的研究生居然实证了这个俗语：交来的稿子中，所有的"焉"字全都录作"马"字！而且不是个别人！此情此景，看似搞笑，实则心酸。

通过6年多的工作，老师们不断审核，学生们不断修改，目前的书稿，至少在繁体字识读上，参与者的水平与6年前判若两人。实践出真知，实战锻炼人，本书编委会所有成员有共同体会：在当前的学术大环境下，此书并不能带来业绩，然而增长学问，养成素质，却是实验研究和SCI论文中得不到的。

文献、文化研究的学术氛围，目前依然不是很景气。本书编纂一半之时，本人年届退休，因有重大项目在身，必须完成后方可离任，书记因此热情挽留，约谈返聘，然最终还是不了了之，其中因果未明。本书编纂也因此陷入困境。所幸上海中医药大学青睐，礼聘于我，在人力、物力上大力支持，陈丽云、尚力教授亲力亲为，彰显了一流大学重视人才的气度和心胸，也使得本书得以顺利完成。谨此向上海中医药大学致敬、致谢！

成稿之余，颇有感慨，现代人多称"医者仁心"，其实，仅仅靠"仁心"是当不好医生的。明代裴一中在《言医·序》中言："学不贯古今，识不通天人，才不近仙，心不近佛者，宁耕田织布取衣食耳，断不可作医以误世。"本书所收所有古籍，都可以让我们学贯古今，识通天人，有神仙之能，有慈悲之心，成为一名真正的医者。

上海中医药大学科技人文研究院教授

《中国针灸大成》执行主编　　王旭东

目录

经穴指掌图

明崇祯刻本

[明] 施沛 编撰
王旭东 杨涛 校订

《经穴指掌图》一卷，明代施沛编撰，成书于明崇祯十二年（1639）。施沛，字沛然，号笠泽居士，又号元元子、云间一鹤道人，松江华亭（今上海市松江）人。其父为明代藏书家施大经。施沛自幼习儒，为贡生，天启初授河南廉州通判。精医学，著有《祖剂》《内外景灵兰集》等医学著作，并刻印过宋代赵佶《圣济经》。本书包括经络总说、经络全图、十二经脉始终一贯之图、十二经穴起止图等内容，有经穴图 20 幅。施氏认为经穴与病证相连，不明经脉者，无以为医。然人身经络潜行，非图莫考，故以图文并列，绘其外景，括为歌括，以便诵记。其歌括悉依《灵枢·经脉》，仅规范行列，以顺口气，稍添一二字，以叶韵脚。原书文字有加圈者，乃作者所加文字，以示不妄增损（点校本改圈为下标着重号）。本书歌括大多为他书所未载，故独具特色，有较高的文献价值。只是本书流传不广，历代著录均以为佚失，后发现湖南中医药大学图书馆藏有明崇祯十二年钞本残卷 18 页。现访得日本国立公文书馆内阁文库藏有明崇祯年华亭施衙啬斋藏板，属全帙。本书即以该版录出并点校刊印。

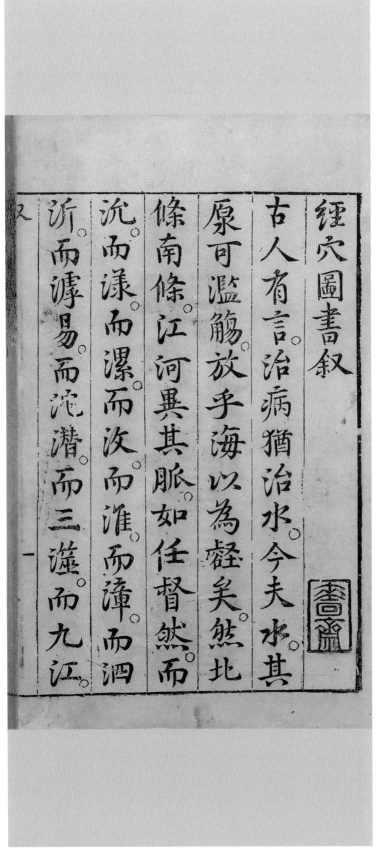

经穴图书叙

古人有言：治病犹治水，今夫水，其原可滥觞，放乎海以为壑矣。然北条南条，江河异其脉，如任督然。而沈，而漾，而漯，而汶，而淮，而漳，而泗沂，而潍易，而沱潜，而三澨，而九江，而伊、洛、涧、瀍，而澧、泾、渭、漆、沮，宗一而派百也。其经者，纬者，过者，为者，猪者，流者，汇者，乱者，绝者，渡者，入而出者，会而同者，支纷而轮贯也。故必洞其所自来，烛其所必至，然后九川距海，畎浍距川，行无事而

而伊、洛、澗、瀍、而澧、涇、渭、漆、沮、宗一而派百也。其經者、緯者、過者、為者、豬者、流者、匯者、亂者、絕者、渡者、入而出者、會而同者、支紛而輪貫也。故必洞其所自來、燭其所必至、然後九川距海、畎澮距川、行无事而

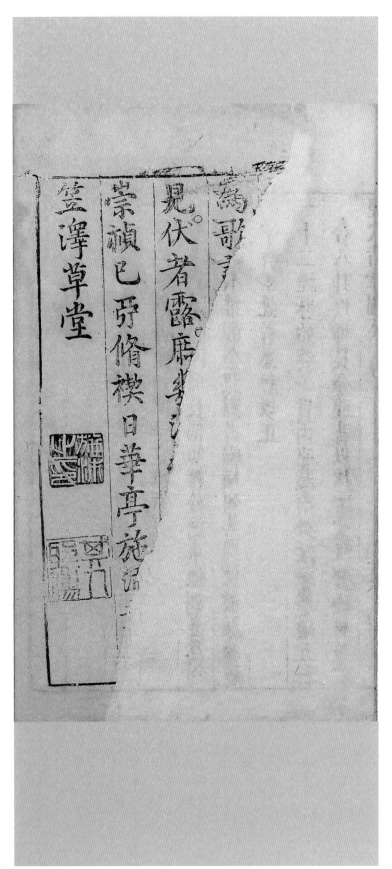

为歌……见伏者露，庶几[1]

崇祯己卯修禊日
华亭施沛□□□□笠泽草堂

[1]庶几：本页文字版蚀脱漏，仅存残文数字。

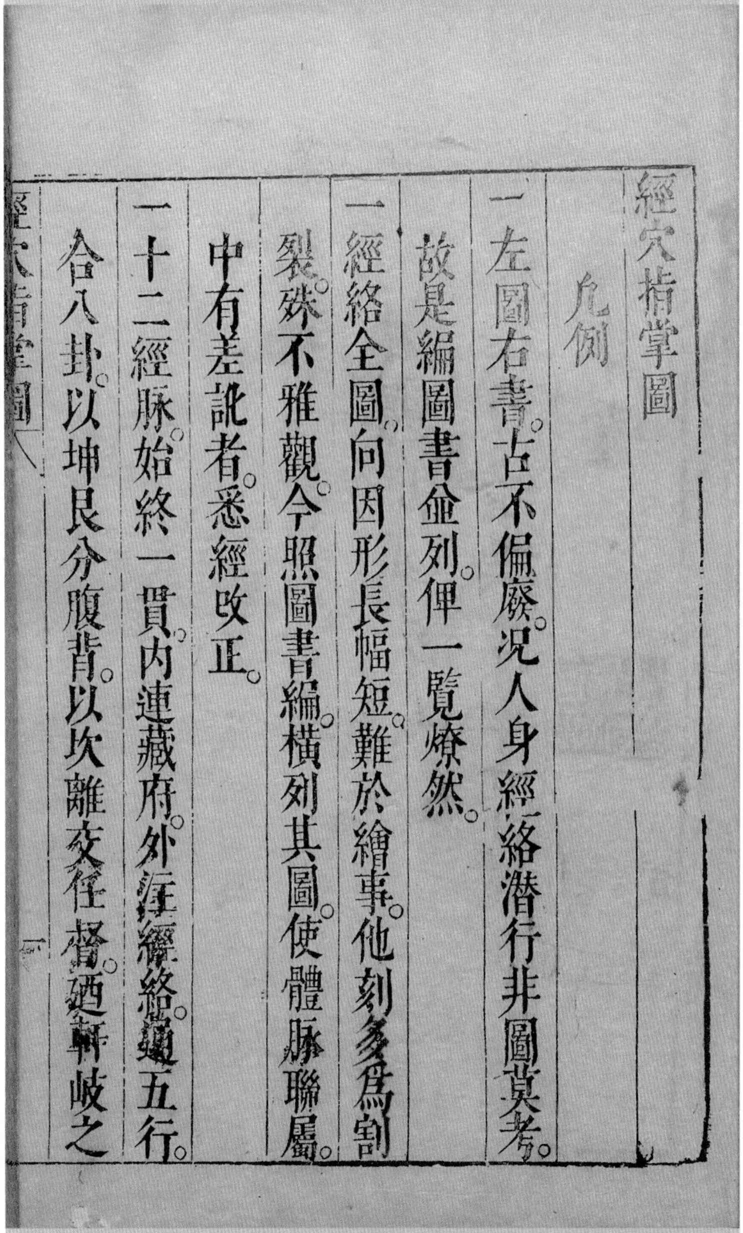

凡例

○左图右书，古不偏废，况人身经络潜行非图莫考。故是编图书并列，俾一览了然。

○经络全图，向因形长幅短，难于绘事，他刻多为割裂，殊不雅观。今照图书编，横列其图，使体脉联属，中有差讹者，悉经改正。

○十二经脉，始终一贯，内连脏腑，外注经络。通五行，合八卦，以坤艮分腹背，以坎离交任督。乃轩岐之

經穴指掌圖

凡例

一左圖右書。古不偏廢。況人身經絡潛行非圖莫考。

故是編圖書金列俾一覽瞭然。

一經絡全圖向因形長幅短難於繪事。他刻多爲割裂殊不雅觀今照圖書編橫列其圖使體脉聯屬。中有差訛者悉經改正。

一十二經脉始終一貫內連藏府外注經絡通五行。合八卦以坤艮分腹背以坎離交任督迺軒岐之

秘旨，实仙圣之梯阶。图难具陈，义难尽述。在人之慧悟耳。

○十二经脉全文出自《灵枢·脉经篇》。其文字古劲，初学颇难记诵，后人编成歌括，往往颠倒其辞，或失本旨。故是编悉照原文，止大小行列，以顺口气，稍添一二字，以叶韵脚，仍加圈分别，示不敢妄有增损也。

○人身脏腑经络，内外相贯，必明十二经脉，方知疾病所生。如某经受邪，则现某证，按证施治，庶几无差，故曰：经脉者所以决死生，处百病调虚实，不可不通，非止为针灸设也。

○十五别络及脾胃二络向无经证歌诀，今悉编补各经之后。

○奇经八脉，乃诸脉之纲领，针灸家以八脉分配八卦，名曰八法流注，为治病总司。向来诸书止详任督二脉，以余经孔穴已见各经，故不复图。今刻虽仍其旧，然经证孔穴，悉依《灵》《素》原文，括为歌诀，分载各经之下。

差故曰經脉者所以决死生處百病調虚實不可

不通非止爲鍼灸設也。

一十五別絡及脾胃二絡向無經證歌訣今悉編補

各經之後

一奇經八脉迺諸脉之綱領鍼灸家以八脉分配八

卦名曰八法流注爲治病總司向來諸書止詳任

督二脉以餘經孔穴已見各經故不復圖今刻雖

仍其舊然經證孔穴悉依靈素原文括爲歌訣分

載各經之下

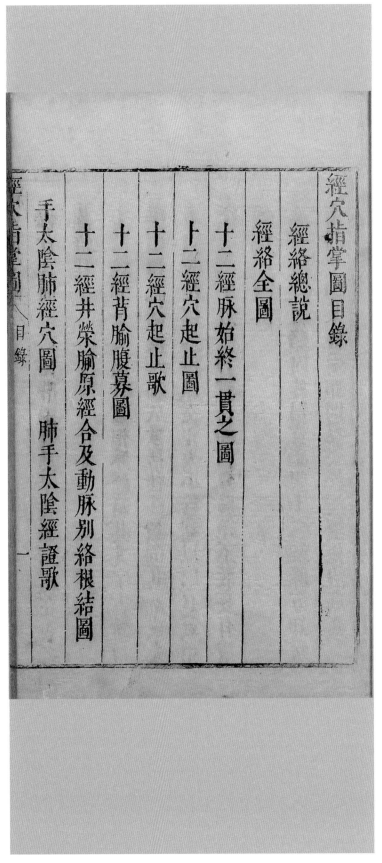

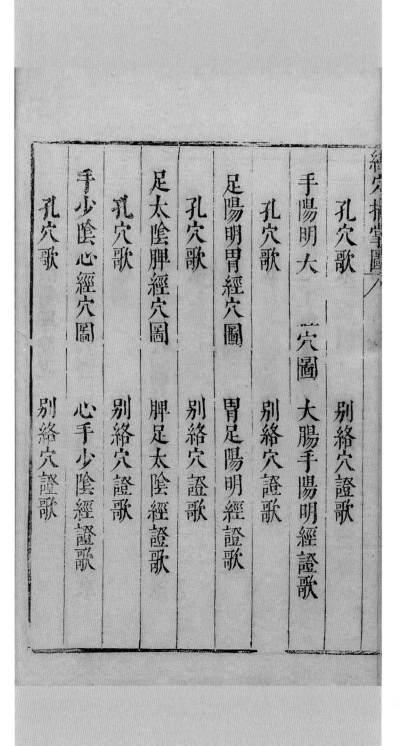

孔穴歌

手少陰心經穴圖

孔穴歌

足太陰脾經穴圖

孔穴歌

足陽明胃經穴圖

孔穴歌

手陽明大

孔穴歌

經穴指掌圖

別絡穴證歌

心手少陰經證歌

別絡穴證歌

脾足太陰經證歌

別絡穴證歌

胃足陽明經證歌

別絡穴證歌

大腸手陽明經證歌

別絡穴證歌

孔穴歌

別络穴证歌

手阳明大肠经①穴图

大肠手阳明经证歌

孔穴歌

别络穴证歌

足阳明胃经穴图

胃足阳明经证歌

孔穴歌

别络穴证歌

足太阴脾经穴图

脾足太阴经证歌

孔穴歌

别络穴证歌

手少阴心经穴图

心手少阴经证歌

孔穴歌

别络穴证歌

①肠经：此二字原版空阙，据上下文义及
　经络顺序补。

經穴指掌圖　目錄　二

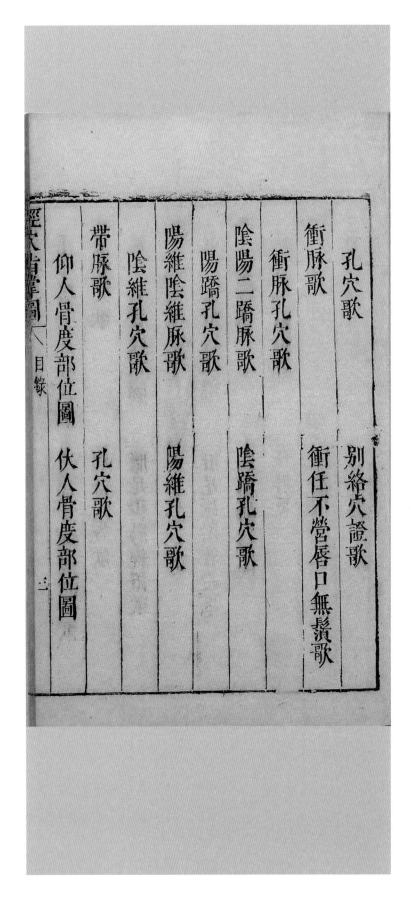

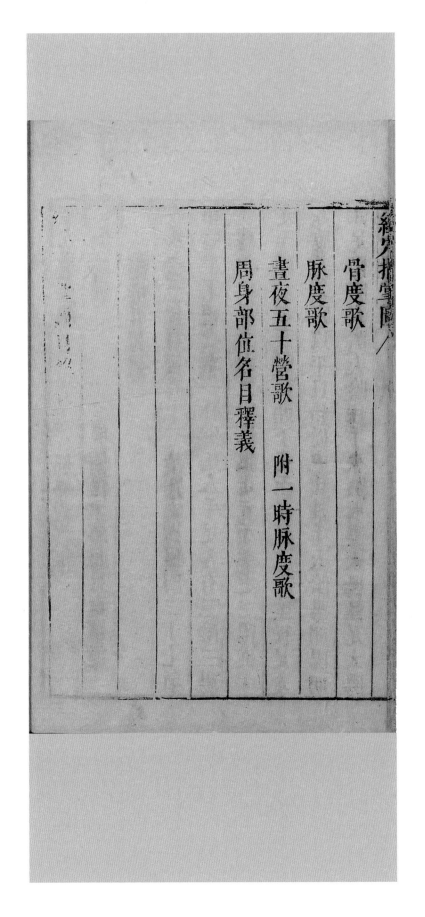

経穴指掌図

経穴指掌図

華亭施沛　沛然甫纂述

经络总说

　　夫人之一身，有经脉十二，络脉十五，虽曰二十七气相随上下，总之本一脉尔。凡人手足，各有三阴三阳，分为十二经。手之三阴，从脏走至手。手之三阳，从手走至头。足之三阳，从头下走至足。足之三阴，从足走入腹。其气常以平旦始，从中焦注手太阴、阳明，阳明注足阳明、太阴，太阴注手少阴、太阳，太阳注足太阳、

經絡總說

夫人之一身有經脈十二絡脈十五雖曰二十七氣
相隨上下總之本一脈爾凡人手足各有三陰三陽
分爲十二經手之三陰從臟走至手手之三陽從手
走至頭足之三陽從頭下走至足足之三陰從足走
入腹其氣常以平旦始從中焦注手太陰陽明陽明
注足陽明太陰太陰注手少陰太陽太陽注足太陽

經穴指掌圖

少阴，少阴注手心主、少阳，少阳注足少阳、厥阴，厥阴复还注手太阴，如环无端。然每经必由别络，以传注他经。别络者，从本经之旁支以联络于十二经者也。更有任督二络并脾之大络，共十五焉。至于二十七气之外，又有奇经八脉，犹夫沟渠盈溢，流入湖海，诸经所不能拘也。故冲为十二经之海，督为阳脉之海，任为阴脉之海。尤诸脉所会归也，余详考《灵》《素》诸书，稍为诠次，编成歌括，以缀于各图之后，俾初学易于诵习，且图书并列，庶一览无遗照焉。

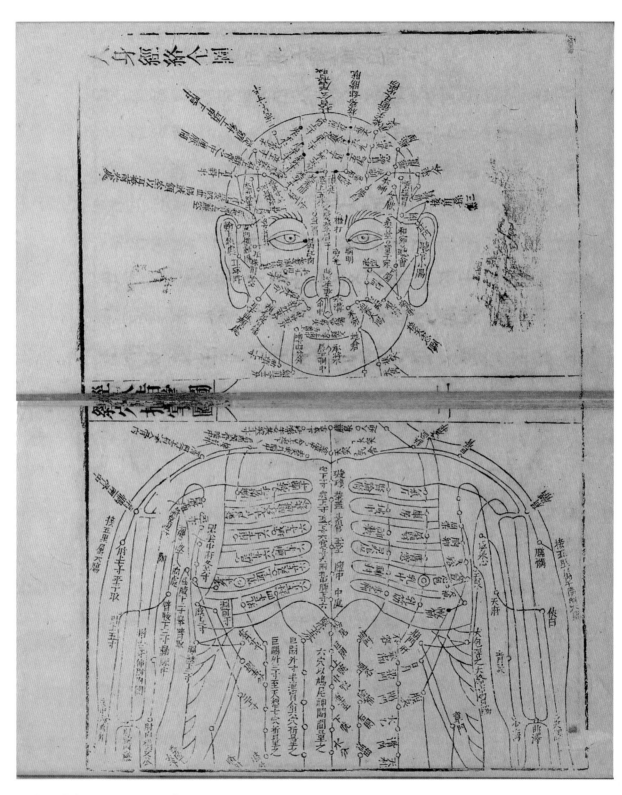

人身经络全图（正面上半身。图见上）

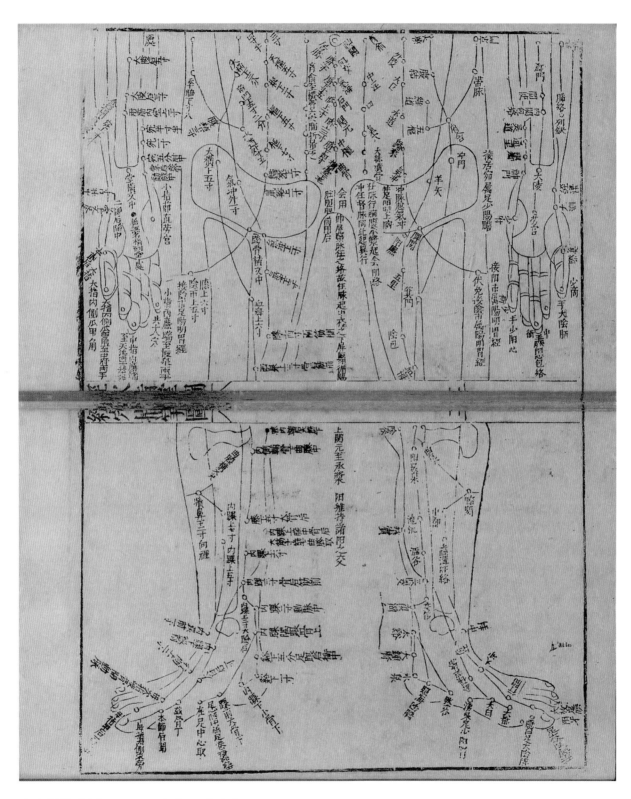

人身经络全图（正面下半身。图见上）

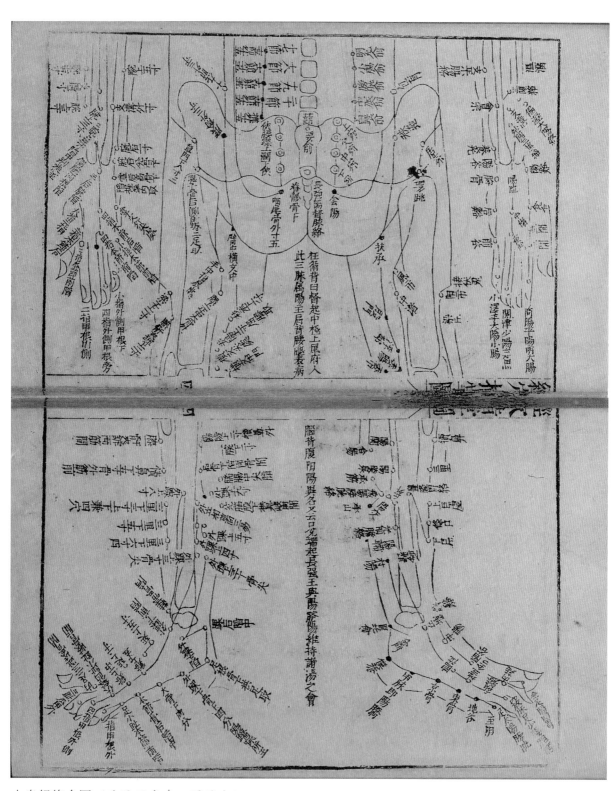

人身经络全图（反面下半身。图见上）

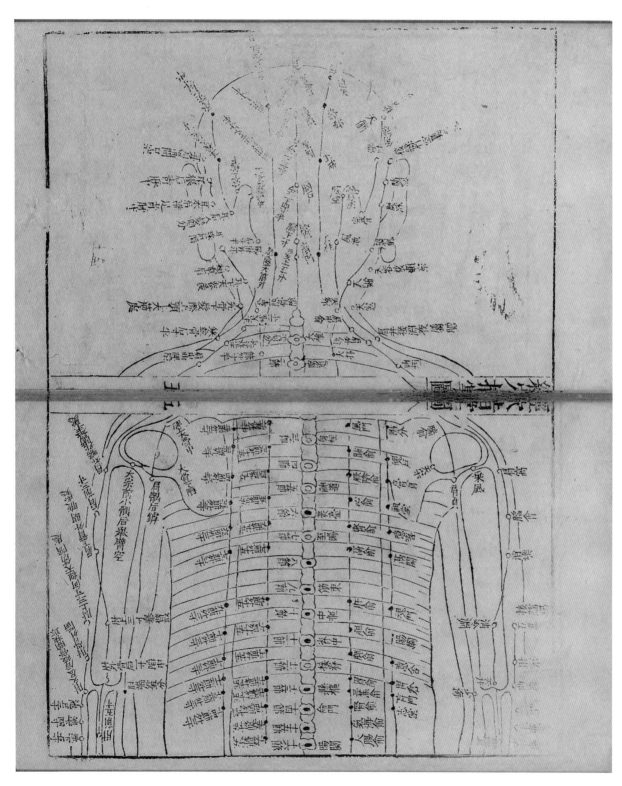

人身经络全图（反面上半身。图见上）

十二经脉始终一贯之图（图见左）

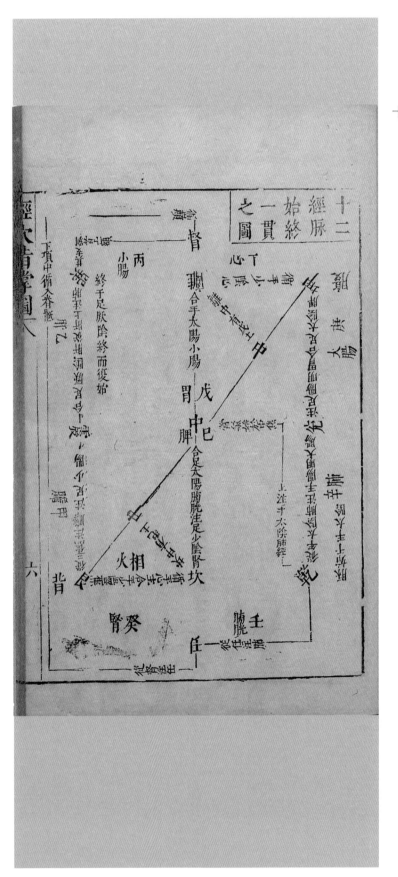

帝曰營氣之道　內穀爲寶　穀入于胃　乃傳之肺
流溢于中　布散于外　其氣精專者　行于經隧
常營無巳　終而復始　如環無端　謂是天地之紀
始於中焦　氣故從太陰出　往手陽明
又復下行　至跗大指間　與足太陰合　廼從上行
上行抵脾　從脾注心中　循手少陰　出腋下臂
注手小指　合手太陽　行上乘腋出頦内　注目内眥
上巔下項　合足太陽　循脊下尻　下行注小指
之端　乃循足心　注足少陰　上行注腎　從腎注心

帝曰营气之道，内谷为宝，谷入于胃，乃传之肺，流溢于中，布散于外，其气精专者，行于经隧。常营无已，终而复始，如环无端，是谓天地之纪，始于中焦，故气从太阴出，注手阳明，乃从上行，注足阳明，又复下行，至跗上，注大指间，与足太阴合，上行抵脾，从脾注心中，循手少阴，出腋下臂，注手小指，合手太阳，上行乘腋出颛内，注目内眦，上巅下项，合足太阳，循脊下尻，下行注小指之端，乃循足心，注足少阴，上行注肾，从肾注心，

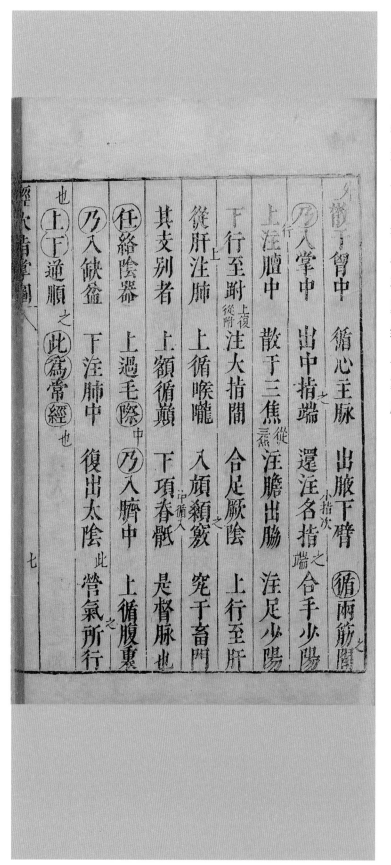

外散于胸中，循心主脉，出腋下臂，循两筋之间，乃入掌中，出中指之端，还注名小指次指之端，合手少阳，上行注膻中，散于三焦，从三焦注胆出胁，注足少阳，下行至跗上复从跗注大指间，合足厥阴，上行至肝，从肝上注肺，上循喉咙，入颃颡之窍，究于畜门。其支别者，上额循巅，下项中循脊入骶，是督脉也。任络阴器，上过毛际中，乃入脐中，上循腹里。乃入缺盆，下注肺中，复出太阴，此营气之所行也。上下逆顺之，此为常经也。

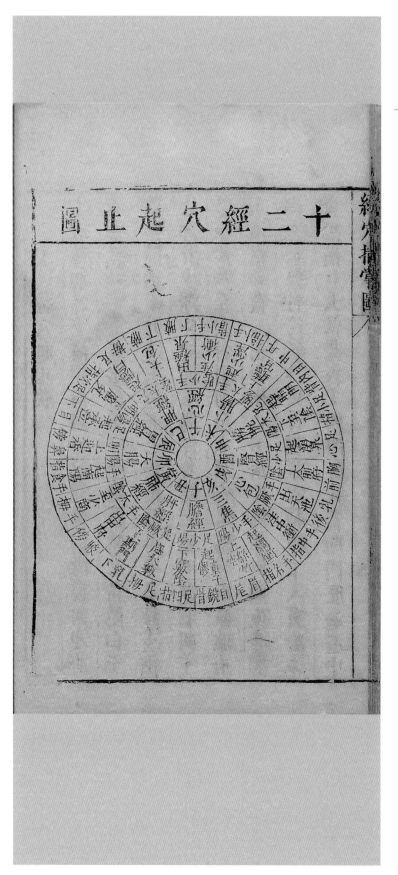

経穴晴詳圖八

十二經穴起止歌

中府爲初注少商少商別絡注商陽商陽復向迎香
走香接頭維至庫房維下降兮趨厲兌兌傳隱白至
胸鄉隱白上升達大包大包仍續極泉場泉貫少衝
心部井少澤相連郎小腸澤會聽宮晴明分晴明下
造至陰強至陰斜出湧泉底泉穴還歸腧府藏腧府
天池橫絡截池出中衝心主張中衝並與關衝合關
衝宛轉絲竹傍絲竹更貫瞳髎穴瞳髎下入竅陰方
竅陰橫亘大敦井敦上期門肝脈當期門歷遍還中

十二经穴起止歌

中府为初注少商，少商别络注商阳。

商阳复向迎香走，香接头维至库房，

维下降兮趋厉兑，兑传隐白至胸乡。

隐白上升达大包，大包仍续极泉场，

泉贯少冲心部井，少泽相连即小肠，

泽会听宫晴明分，晴明下造至阴强。

至阴斜出涌泉底，泉穴还归腧府藏。

腧府天池横络截，池出中冲心主张。

中冲并与关冲合，关冲宛转丝竹傍，

丝竹更贯瞳髎穴，瞳髎下入窍阴方。

窍阴横亘大敦井，敦上期门肝脉当。

期门历遍还中

府經絡周流仔細詳。

　十五絡脈總歌

人身絡脈一十五，我今逐一從頭舉。手太陰絡為列缺，手少陰絡即通里，手厥陰絡名內關，手太陽絡支正是。手陽明絡偏歷當，手少陽絡外關位，足太陽絡號飛揚，足陽明絡豐隆記，足少陽絡為光明，足太陰絡公孫寄，足少陰絡名大鍾，足厥陰絡蠡溝配，陽督之絡號長強，陰任之絡為屏翳，脾之大絡為大包。十五絡名君須記。

府，经络周流仔细详。

十五络脉总歌

人身络脉一十五，我今逐一从头举。
手太阴络为列缺，手少阴络即通里，
手厥阴络名内关，手太阳络支正是。
手阳明络偏历当，手少阳络外关位，
足太阳络号飞扬，足阳明络丰隆记，
足少阳络为光明，足太阴络公孙寄。
足少阴络名大钟，足厥阴络蠡沟配，
阳督之络号长强，阴任之络为屏翳，
脾之大络为大包。十五络名君须记。

十二經井滎腧原經合及動脈別絡根結圖

十二經背腧腹募圖

背腧

肺　在第三椎下　心　肝　膈　膽　脾　胃　三焦　腎　大腸　小腸　膀胱

腹募　中府　巨闕　期門　日月　章門　太倉　石門　京門　天樞　關元　中極

十二经背腧腹募图

肺	膈	心	肝	胆	脾	胃	三焦	肾	大肠	小肠	膀胱
背腧 在第三椎下两旁各一寸五分	在七椎下	在五椎下	在九椎下	在十椎下	在十一椎下	在十二椎下	在十三椎下	在十四椎下	在十六椎下	在十八椎下	在十九椎下
中府		巨阙	期门	日月	章门	太仓	石门	京门	天枢	关元	中极
腹募 在云门下一寸三肋间乳上三肋陷者中手太阴动脉之会		在鸠尾下一寸	在第二肋端不容旁各一寸五分足太阴厥阴阴维之会	在期门下一寸五分足太阴少阳之会	在大横骨外直脐端足太阴阳明之会	在上脘下一寸心蔽骨与脐之中	一名丹田一名居门在脐下二寸	在监骨下腰中挟脊季肋下一寸八分	去肓腧下一寸五分挟脐旁各二寸	在脐下三寸足三阴任脉之会	在脐下四寸足三阴任脉之会

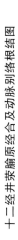

十二经井荥腧原经合及动脉别络根结图

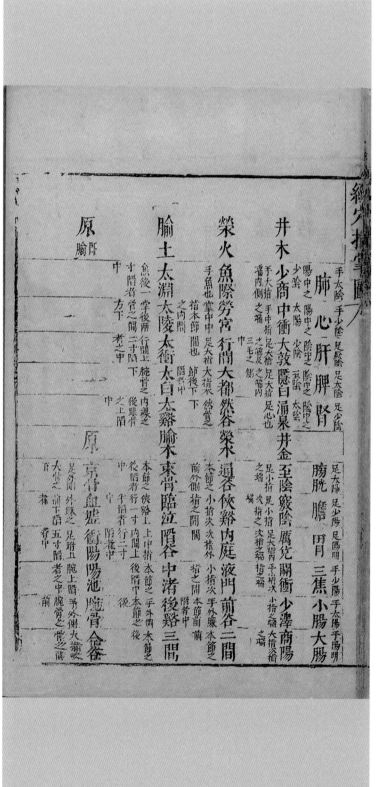

	手阳明大肠	手太阳小肠	手少阳三焦	足阳明胃	足少阳胆	足太阳膀胱
井金	商阳 大指次指之端	少泽 小指之端	关冲 手小指次指之端	厉兑 足大指次指之端	窍阴 足小指次指之端	至阴 足小指之端外侧
荥水	二间 本节之前	前谷 手外廉本节前陷者中	液门 小指次指之间	内庭 次指外间	侠溪 小指次指之间	通谷 本节之前外侧
腧木	三间 本节之后	后溪 本节之后	中渚 本节之后陷中	陷谷 上中指内间上行二寸陷者中	临泣 侠溪上行一寸半陷者中	束骨 本节之后陷者中
原	合谷 大指次指之间	腕骨 手外侧腕骨之前	阳池 腕上陷者之中	冲阳 足跗上五寸陷者中	丘墟 外踝之前下陷者	京骨 足外侧大骨之下

	手太阴肺	手少阴心	足厥阴肝	足太阴脾	足少阴肾
井木	少商 手大指端内侧	中冲 手中指之端	大敦 足大指之端及三毛之中	隐白 足大指之端内侧	涌泉 足心也
荥火	鱼际 手鱼也	劳宫 掌中中指本节之内间	行间 足大指间	大都 本节之后下陷者中	然谷 然骨之下
腧土	太渊 鱼后一寸陷者中	大陵 掌后两骨之间方下	太冲 行间上二寸陷者中	太白 大指本节后下陷者中	太溪 内踝之后跟骨之上陷中
原即腧					

右侧表

经火	昆仑 外踝之后跟骨之上	阳辅 外踝之上辅骨之前绝骨之端	解溪 上冲阳一寸半陷者中	支沟 上腕三寸两骨之间陷者中	阳谷 锐骨之下陷者中	阳溪 两筋间陷者中
合土	委中 腘中央委中央取之	阳陵泉 膝外陷者中伸而得之	下陵三里 膝下三寸胻骨外三里	天井 肘外大骨之后肘上一寸两筋间陷者中	小海 肘内大骨之外去肘端半寸陷者中	曲池 肘外辅骨陷者中屈臂而得之
入 即动脉	天柱 颈侧六次动脉	天容 颈侧四次动脉	人迎 颈侧任脉外一次动脉	天牖	天窗 颈侧二次动脉	扶突
（附）天突			虚里 左乳下动脉			
风府	命门	窗笼	颊大			
络	飞扬 去踝七寸	光明 去踝五寸	丰隆 去踝八寸	外关 去腕二寸	支正 上腕五寸	偏历 去腕三寸
相结						

左侧表

	经渠	间使	中封	商丘	复溜
经金	寸口之中动而不居	两筋之间三寸之中	内踝之前一寸半陷者之中	内踝之下陷者之中	上内踝二寸动而不休
合水	尺泽 肘中之动脉	曲泽 肘内廉陷者之中	曲泉 辅骨之下大筋之上屈膝而得之	阴陵泉 辅骨之下陷者之中伸而得之	阴谷
动脉	天府 腋内	天池			
别	列缺 去腕一寸半	内关 去腕二寸	蠡沟 去内踝五寸	公孙 去本节后一寸	大钟 当踝后绕跟
络	列缺	内关	膻中	大包	
相结				玉英 两乳中间	廉泉 颈下央...

中央（大字纵列）

经金　经渠　间使　中封　商丘　复溜　昆仑　阳辅　解溪　支沟　阳谷　阳溪

合水　尺泽　曲泽　曲泉　阴陵泉　阴谷　委中　阳陵泉　下陵三里　天井　小海　曲池

动脉　天府　天池　天柱　天容　人迎　天牖　天窗

别　列缺　通里　内关　蠡沟　公孙　大钟　飞扬　光明　丰隆　外关　支正　偏历

络　太渊　大包　膻中　命门　窗笼　颊大

结

手太阴肺经（图见左）左右共二十二穴

以下十四经共六百六十穴

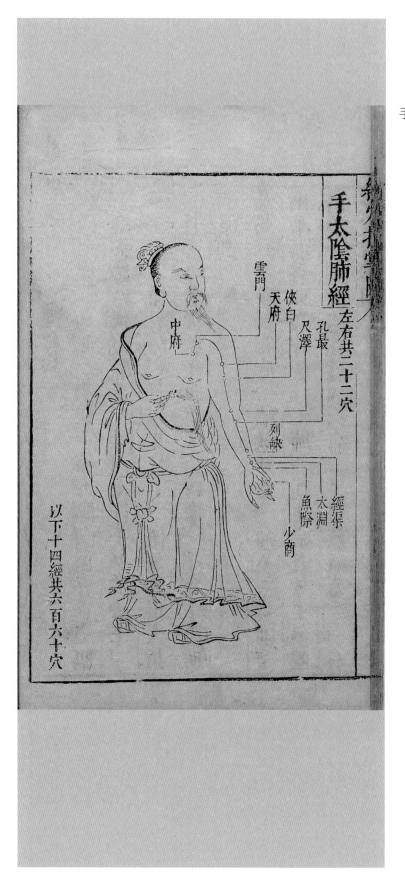

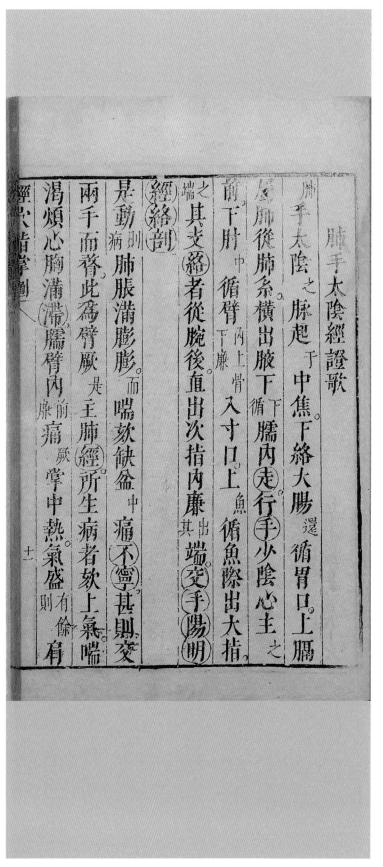

肺手太阴经证歌

肺手太阴之脉起于中焦，下络大肠还循胃口，上膈属肺从肺系，横出腋下下循臑内走，行手少阴心主之前，下肘中循臂内上骨下廉入寸口，上鱼循鱼际出大指之端。其支络者从腕后，直出次指内廉出其端。交手阳明经络剖。

是动则病肺胀满膨膨，而喘咳缺盆中痛不宁，甚则交两手而瞀，此为臂厥是主肺经。所生病者咳上气，喘渴烦心胸满滞，臑臂内前廉痛厥掌中热，气盛有余则肩

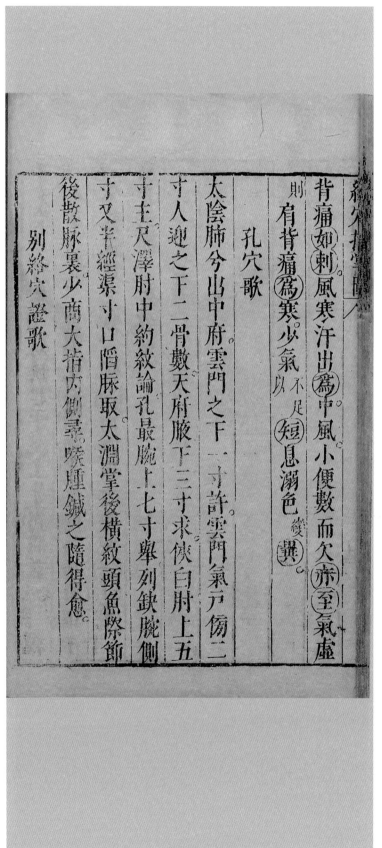

背痛如刺；风寒汗出为中风，小便数而欠赤至；气虚_则肩背痛为寒，少气_{不足以}短息溺色_变异。

孔穴歌

太阴肺兮出中府，云门之下一寸许，
云门气户旁二寸，人迎之下二骨数，
天府腋下三寸求，侠白肘上五寸主，
尺泽肘中约纹论，孔最腕上七寸举，
列缺腕侧寸又半，经渠寸口陷脉取，
太渊掌后横纹头，鱼际节后散脉里，
少商大指内侧寻，喉肿针之随得愈。

别络穴证歌

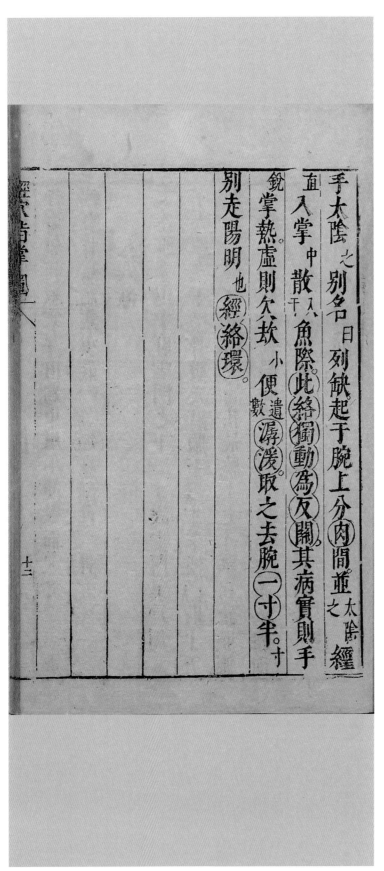

手太阴之别名曰列缺，起于腕上分肉间，并太阴之经直入掌中散入于鱼际。此络独动为反关，其病实则手锐掌热，虚则欠㰦小便遗数溗溗。取之去腕一寸半寸，别走阳明也经络环。

手阳明大肠经（图见左）左右共四十穴

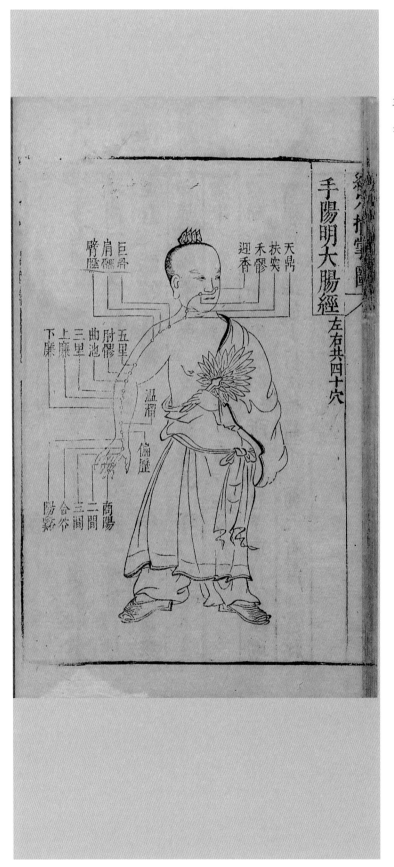

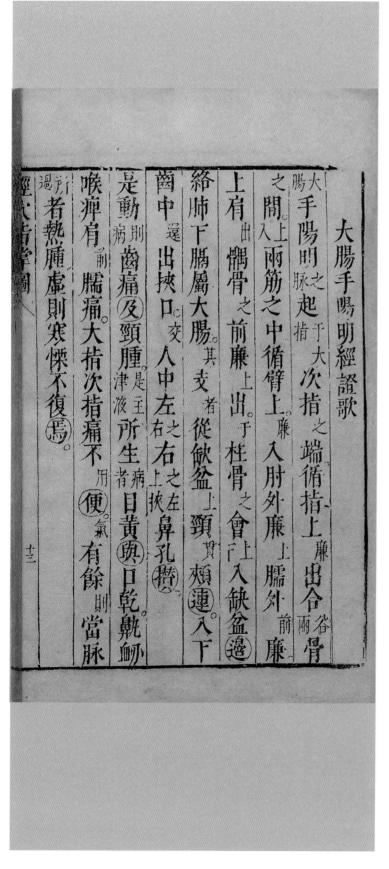

大肠手阳明经证歌

大肠手阳明之脉起于大指次指之端，循指上廉出合谷两骨之间，上入两筋之中循臂上廉，入肘外廉上臑外前廉；上肩出髃骨之前廉上出，于柱骨之会上下入缺盆边，络肺下膈属大肠。其支者从缺盆上颈贯颊连，入下齿中还出挟口，交人中左之右右之左，上挟鼻孔攒。

是动则病齿痛及颈肿，是主津液所生病者目黄与口干，鼽衄喉痹肩前臑痛，大指次指痛不用便，气有余则当脉所过者热肿，虚则寒栗不复焉。

孔穴歌

手阳明兮属大肠，食指内侧号商阳，
本节前取二间定，本节后寻三间强。
歧骨陷中寻合谷，阳溪腕中上侧详。
腕后三寸是偏历，五寸之中温溜乡。
下廉上廉下一寸，上廉里下一寸方。
屈肘曲中曲池得，池下二寸三里场。
肘髎大骨外廉陷，五里肘上三寸量。
臂臑髎下一寸取，肩髃肩端两骨当。
巨骨肩端叉骨内，天鼎缺盆之上藏。
扶突曲颊下一寸，禾髎五分水沟傍。
鼻孔两傍各五分，左右二穴皆迎香。

别络穴证歌

手阳明之别名曰偏历，去腕三寸乃其穴，别入太阴由此行。其别者上循臂乘肩髃骨，上曲颊兮偏齿中，其别者入耳合于宗脉，实则齿龋及耳聋，虚则齿寒兼痹膈。取之所别也。

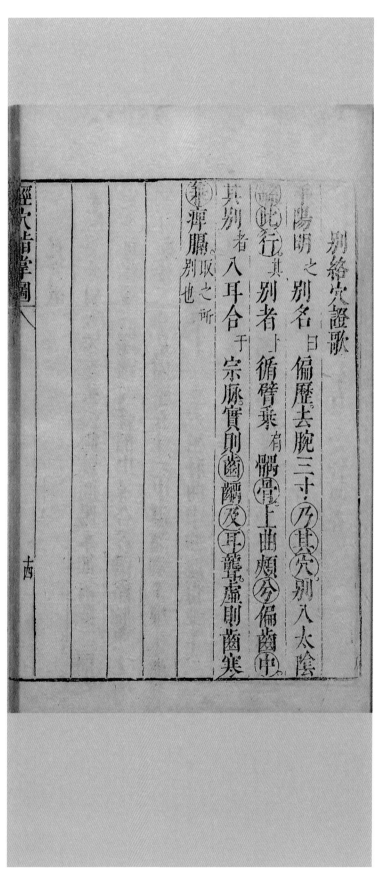

足阳明胃经（图见左）左右共九十穴

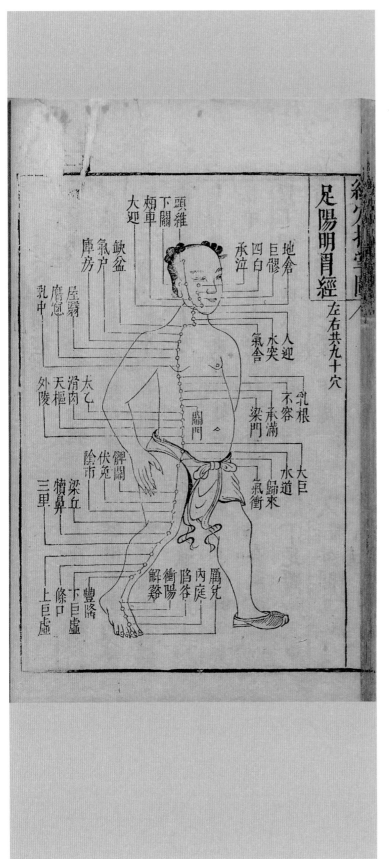

足陽明胃經 左右共九十穴

頭維
下關
頰車
大迎
鈌盆
氣戶
庫房
屋翳
膺窻
乳中

太乙
滑肉
天樞
外陵

髀關
伏兔
陰市
梁丘
犢鼻
三里

地倉
巨髎
四白
承泣
人迎
水突
氣舍

乳根
不容
承滿
梁門

關門

大巨
水道
歸來
氣衝

厲兌
內庭
陷谷
衝陽
解谿

豐隆
下巨虛
條口
上巨虛

胃足阳明经证歌

胃足阳明之脉起于鼻之交頞中，旁约太阳之脉达，下循鼻外入上齿中，还出挟口环唇下交承浆撮，却循颐后下廉出大迎，循颊车上耳前过客主人，循发际兮至额颅。其支者从大迎前下人迎，循喉咙入缺盆通，下膈属胃络脾宫。其直者从缺盆下乳内廉，下挟脐入气街中；其支者起于胃口下，循腹里下至合气冲街中而合，以下髀关抵伏兔，下膝膑中下循胻外廉下足跗，一入中指之内间；其一支者下廉三寸而别下入中指外间；其一支

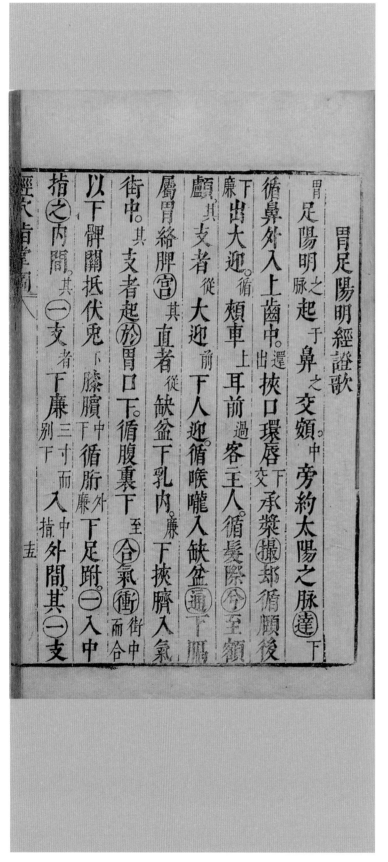

者别跗上，入大指间出其端。太阳，《甲乙经》作大肠。

　　是动则病洒洒振寒善呻数欠颜黑，病至则恶人与火闻木声则惕然而惊，心欲动独闭户塞牖而处，甚则欲上高而歌弃衣而走若癫，贲响腹胀是谓骭厥。是主血所生病者狂疟温淫汗出沿，鼽衄口喎唇胗裂，颈肿喉痹大腹便，水肿膝膑肿且痛，循膺乳气街股伏兔连，骭骨外廉足跗上，皆痛而中指不用焉。气盛则身以前皆热其有余于胃则消谷，善饥溺色变黄泉；气不足则身以前皆寒栗，胃中寒则胀满膪。

者别跗上。入大指间出其端。太阳甲乙经作大肠

是动则病洒洒振寒善呻数欠颜黑经作病至则

恶人与火闻木声则惕然而惊心欲动独闭户塞牖而处甚则欲上高而歌弃衣而走若癫贲响腹胀是谓骭厥。血是主所生者病狂疟

温淫汗出沿鼽衄口喎唇胗裂颈肿喉痹大腹便水肿

膝膑肿且痛循膺乳气街股伏兔连骭骨外廉足

跗上皆痛而中指不用焉气盛则身以前皆热其有余于胃

则消谷善饥溺色变黄泉气不足则身以前皆寒栗胃

中寒则胀满膪。

孔穴歌

胃之经兮足阳明，头维本神寸五寻。

下关耳前动脉处，颊车耳下八分针。

承泣目下七分取，四白一寸不可深。

巨髎孔傍八分定，地仓挟吻四分临。

大迎颔前寸三分，人迎结傍大脉真。

水突在颈大筋下，直居气上下于人。

气舍迎下挟天突，缺盆横骨陷中亲。

气户俞府傍二寸，至乳六寸四分陈。

库房屋翳膺窗近，两乳中心名乳中。

次有乳根出乳下，各寸六分相去同。

穴挟幽门一寸五，是穴不容依法数。

其下承满至梁

門關門太乙從頭舉節次挨排滑肉門門各一寸爲
定理天樞正在挟臍旁外陵樞下一寸當二寸大巨
五水道歸來二寸巳相將氣衝曲骨傍三寸來下氣
衝脈中央髀關伏兔後交分伏兔市上三寸強陰市
膝上三寸許梁丘二寸得其量膝臏骬下尋犢鼻膝
眼二穴在兩傍膝下三寸三里位里下三寸上廉地
條口上廉下一寸下廉條下一寸係豐隆下廉外一
寸上踝八寸分明記解谿衝陽後寸半衝陽陷上二
寸據陷谷內庭後二寸內庭次指外間是厲兌大指

门，
关门太乙从头举，节次挨排滑肉门。
门各一寸为定理。天枢正在挟脐旁，
外陵枢下一寸当。二寸大巨五水道，
归来二寸已相将。气冲曲骨傍三寸，
来下气冲脉中央。髀关伏兔后交分，
伏兔市上三寸强。阴市膝上三寸许，
梁丘二寸得共量。膝膑骬下寻犊鼻，
膝眼二穴在两傍，膝下三寸三里位，
里下三寸上廉地。条口上廉下一寸，
下廉条下一寸系，丰隆下廉外一寸，
上踝八寸分明记，解溪冲阳后寸半，
冲阳陷上二寸据。陷谷内庭后二寸，
内庭次指外间是。厉兑大指

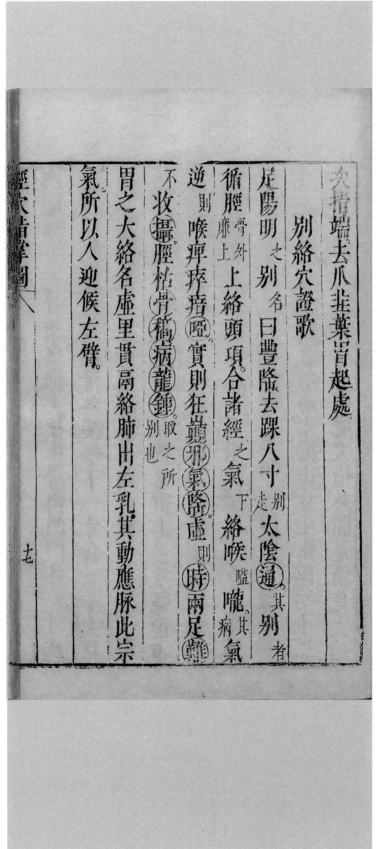

次指端，去爪韭叶胃起处。

别络穴证歌

足阳明之别名曰丰隆，去踝八寸别走太阴通，其别者循胫骨外廉上上络头项，合诸经之气下络喉嗌咙，其病气逆则喉痹瘁喑哑，实则狂癫邪气隆，虚则时两足难不收摄，胫枯骨槁病龙钟。取之所别也。

胃之大络名虚里，贯膈络肺出左乳，其动应脉此宗气，所以人迎候左臂。

足太阴脾经（图见左）左右共四十二穴

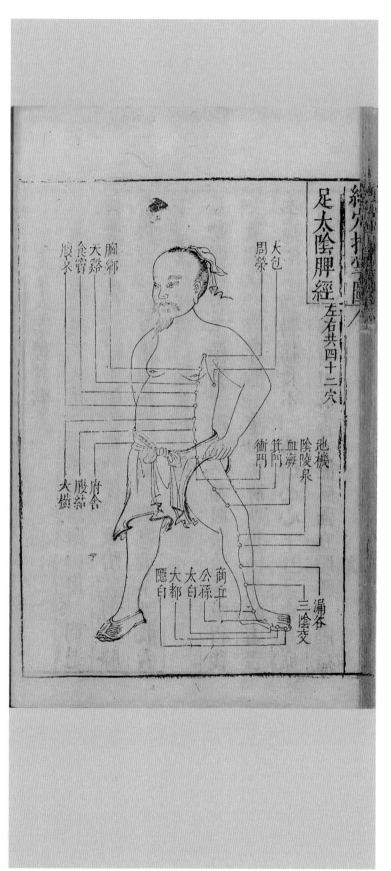

脾足太阴经证歌

脾足太阴之脉起于大指之端，循指内侧白肉际间，过核骨后上内踝前廉，上腨内循胻骨后交出厥阴之前，上膝股内前廉入腹，属脾络胃上膈挟咽，连舌本兮散舌下，其支者复从胃别上膈注心中田。

是动则病舌本强，食则呕胃脘痛腹胀膜，善噫得后与气则快然如衰，身体皆重是主脾所患，所生病者舌本痛，体不能动摇食不下沾，烦心心下且急痛，寒疟溏瘕泄水闭艰，黄疸唇青不能卧，强立股膝内肿痛

脾足太陰經證歌

脾足太陰脉之起于大指之端。循指内側白肉際間過核骨後上内踝前廉上端佰胻骨後交出厥陰之前。上膝股内前廉入腹屬脾絡胃上膈挟咽連舌本兮散舌下。其支者復從胃別上膈注心中田。是動則病舌本強食則嘔胃脘痛腹胀膜善噫得後與氣則快然如衰身體皆重是主脾所患所生病者舌本痛體不能動摇食不下沾煩心心下且急痛寒瘧溏瘕泄水閉艱黄疸唇青不能臥強立股膝内腫痛

經穴指掌圖

缠，厥足大指不为用，为此诸病未能痊。寒疟唇青四字出《甲乙经》。

孔穴歌

拇指内侧隐白位，大都节后陷中据。
太白核骨下陷中，公孙节后一寸至。
商丘有穴属金经，踝下微前陷中是。
内踝三寸三阴交，漏谷六寸有次第。
膝下五寸为地机，阴陵内侧膝辅际。
血海分明膝膑上，内廉肉际二寸地。
箕门血海上六寸，筋间动脉须详谛。
冲门五寸大横下，三寸三分寻府舍。
腹结横下寸三分，大横二穴挟脐跨。
腹哀寸半去日月，直与食窦相连亚。

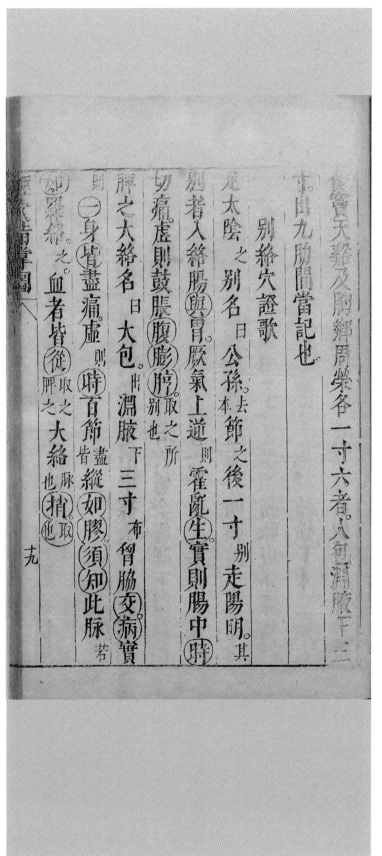

食窦天溪及胸乡，周荣各一寸六者。大包渊腋下三寸，出九肋间当记也。

别络穴证歌

足太阴之别名曰公孙，去本节之后一寸别走阳明；其别者入络肠与胃，厥气上逆则霍乱生，实则肠中时切痛；虚则鼓胀腹膨脝。取之所别也。

脾之大络名曰大包，出渊腋下三寸布胸胁交，病实则一身皆尽痛，虚则时百节尽皆纵如胶。须知此脉若如罗络之，血者皆从取之脾之大络脉也捎取也。

手少阴心经（图见左）左右共十八穴

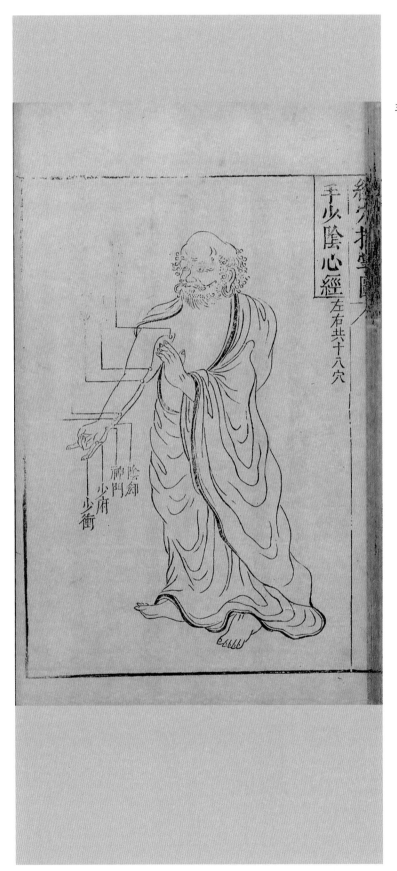

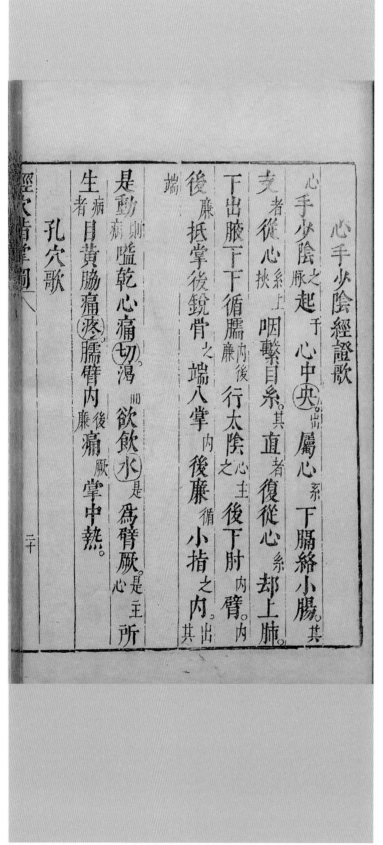

心手少阴经证歌

心手少阴之脉起于心中央，出属心系下膈络小肠；其支者从心系上挟咽系目系，其直者复从心系却上肺。下出腋下下循臑内后廉，行太阴心主之后下肘内臂。内后廉抵掌后锐骨之端，入掌内后廉循小指之内出其端。

是动则病嗌干心痛切，渴而欲饮水是为臂厥。是主心所生病者目黄胁痛疼，臑臂内后廉痛厥掌中热。

孔穴歌

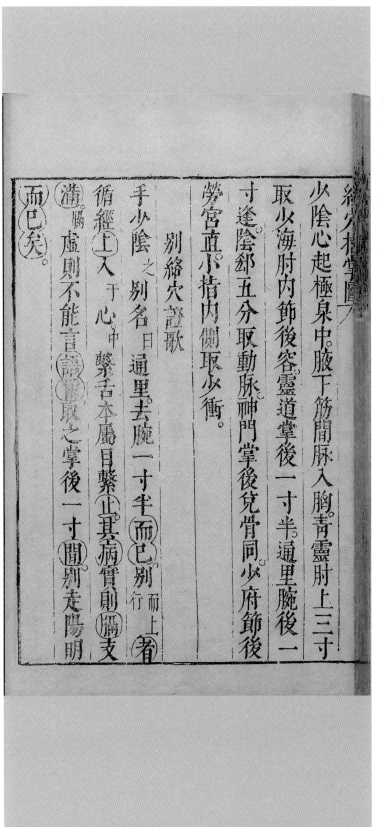

少阴心起极泉中，腋下筋间脉入胸。

青灵肘上三寸取，少海肘内节后容。

灵道掌后一寸半，通里腕后一寸逢。

阴郄五分取动脉，神门掌后兑骨同。

少府节后劳宫直，小指内侧取少冲。

别络穴证歌

　　手少阴之别名曰通里，去腕一寸半而已。别而上行者循经上入于心中，系舌本属目系止。其病实则膈支满，膈虚则不能言语尔。取之掌后一寸间，别走阳明而已矣。

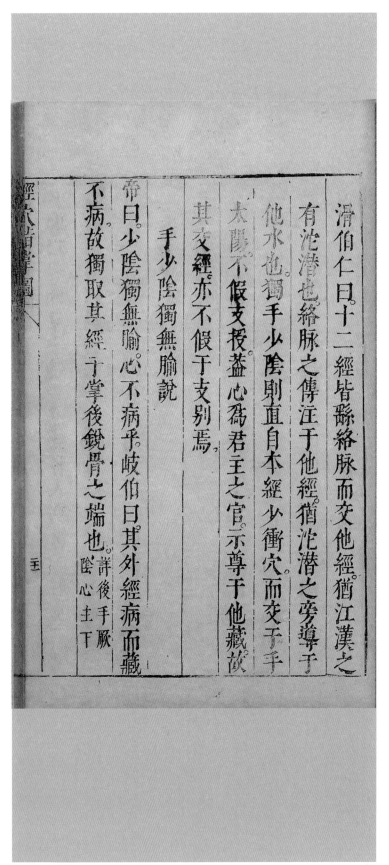

滑伯仁曰：十二经皆由络脉而交他经，犹江汉之有沱潜也。络脉之传注于他经，犹沱潜之旁导于他水也。独手少阴则直自本经少冲穴，而交于手太阳，不假支授，盖心为君主之官，示尊于他脏，故其交经，亦不假于支别焉。

手少阴独无腧说

帝曰：少阴独无腧，心不病乎？

岐伯曰：其外经病而脏不病，故独取其经于掌后锐骨之端也。详后手厥阴心主下。

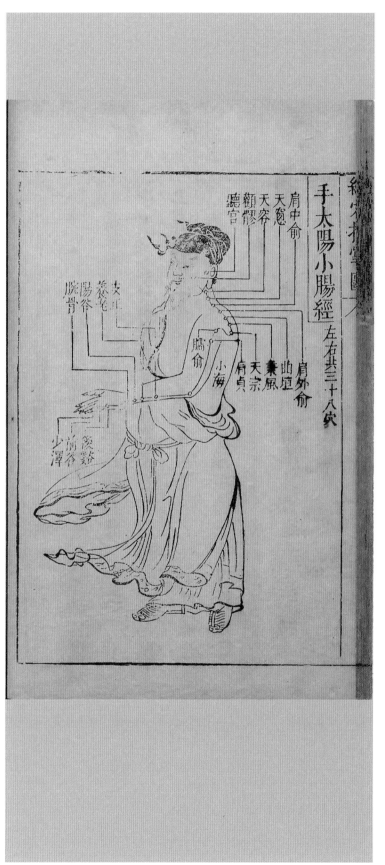

经穴指掌图

手太陽小腸經 左右共三十八穴

肩中俞
天窗
天容
顴髎
聽宮

支正
養老
陽谷
腕骨

臑俞
小海
肩貞
天宗
秉風
曲垣
肩外俞

後谿
前谷
少澤

小肠手太阳经证歌

小肠手太阳之脉起于小指之端，循手外侧上腕弯；出踝中直上循臂骨下廉，出肘内侧两筋之间。上循臑外后廉出肩解绕肩胛，交肩上入缺盆边；络心循咽下贯膈，抵胃仍属小肠焉。其支者从缺盆颈上颊，至目锐眦却入耳中关；其支者别颊上颐抵鼻，至目内眦斜络于颧。

是动则病嗌痛及颔肿，不可以顾难肩似拔臑似折般。是主液所生病者，耳聋目黄颊肿，颈额肩臑、肘臂外后廉痛不安。

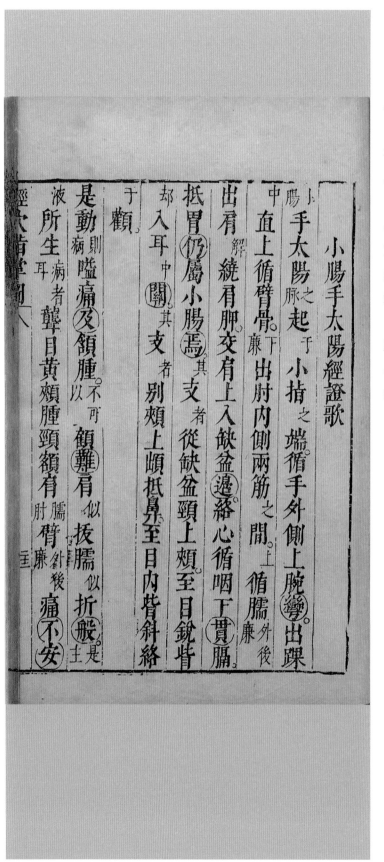

孔穴歌

手小指端起少泽。前谷外侧节间索。节後陷中是後
溪腕骨陷前看外侧腕中骨下阳谷讨腕上一寸名
养老支正腕後量五寸少海肘端五分好肩贞胛下
两骨解臑俞大骨之下保天宗骨下有陷中秉风髎
後举有空曲垣肩中曲胛裏外俞胛上一寸从肩中
二寸大椎旁天窓颊下动脉详天容耳下曲颊後颧
窌面端兑骨当听宫耳珠大如菽此一經為手太阳。

别络穴證歌

孔穴歌

手小指端起少泽，前谷外侧节间索。
节后陷中是后溪，腕骨陷前看外侧。
腕中骨下阳谷讨，腕上一寸名养老；
支正腕后量五寸，少海肘端五分好。
肩贞胛下两骨解，臑俞大骨之下保；
天宗骨下有陷中，秉风髎后举有空。
曲垣肩中曲胛里，外俞胛上一寸从。
肩中二寸大椎旁，天窗颊下动脉详；
天容耳下曲颊后，颧髎面端兑骨当；
听宫耳珠大如菽，此一经为手太阳。

别络穴证歌

手太阳之别名曰支正，上腕五寸内注少阴游。其别者上走肘络肩髃骨，实则节弛肘废柔，虚则生疣小者如指痂疥，取之所别庶能瘳。

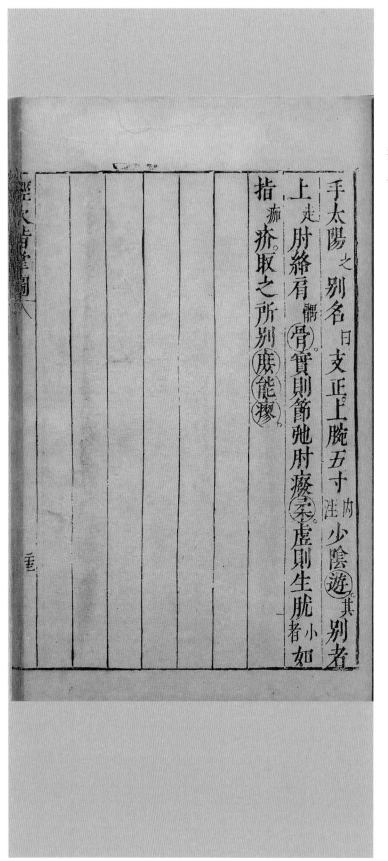

手太陽之別名曰支正上腕五寸內注少陰遊其別者
上走肘絡肩髃骨實則節弛肘廢柔虛則生胧者如
指痂疥取之所別庶能瘳

足太阳膀胱经（图见左）左右共一百
二十六穴

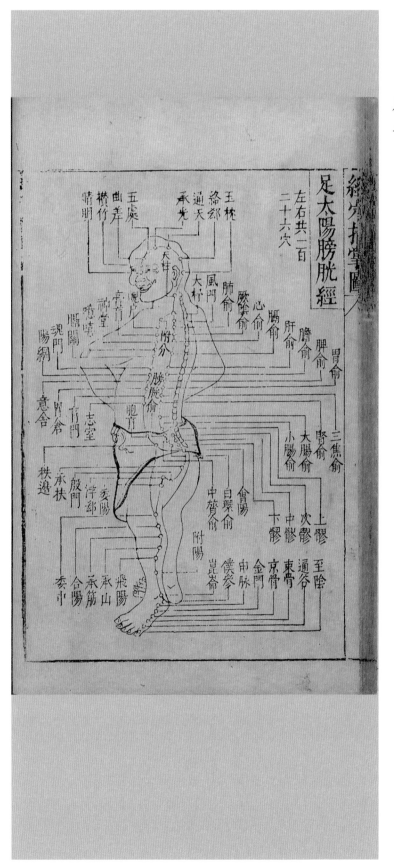

经穴指掌图

足太陽膀胱經
左右共一百
二十六穴

玉枕
络郄
横竹
曲差
晴明
五处
承光
通天

天柱
風門
大杼
肺俞
心俞
厥陰俞
膈俞
肝俞
膽俞
脾俞
胃俞
三焦俞
腎俞
大腸俞
小腸俞

兒戶
魂門
膏肓
神堂
譩譆
膈關

附分

膀胱俞

胞肓

會陽

視門
陽綱

意舍

肓俞
志室

秩邊
承扶

白環俞

中膂俞

上髎
次髎
中髎
下髎

附陽

殷門
浮郄
委陽

僕參
申脈
金門
京骨
束骨
通谷
至陰

崑崙

飛陽

委中
合陽
承筋
承山

膀胱足太阳经证歌

膀胱足太阳之脉起于目，内眦上额交顶巅上。其支别者从巅至耳上角，其直行者从巅入络脑还。出别下项循肩膊内挟脊抵腰中，入循膂，络肾仍属膀胱焉。其支别者从腰中下挟脊，贯臀入腘中相连。其支别者从膊内左右别，下贯胛挟脊内过髀枢关，循髀外从后廉下，合腘中以下贯腨间，内出外踝之后循京骨，直至小指外侧端。

是动则病冲头痛目似脱，项如拔脊痛腰似折弯，髀强

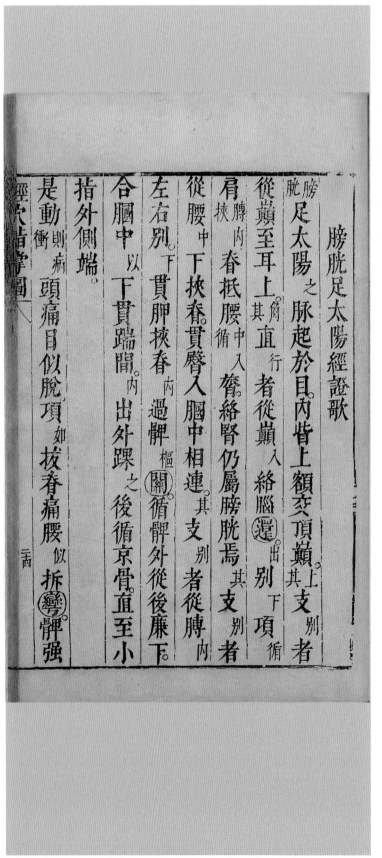

不可以曲，腘如结，腨如裂，是为踝厥是主筋恁。所生病者痔疟狂癫疾，头囟项痛目黄泪出涏，鼽衄项背膈尻腘，踹脚皆痛小指不用顽。

孔穴歌

足太阳兮膀胱经，目眦内侧始睛明，
眉头陷中攒竹名，曲差寸半神庭畔，
五处挨排列上星，承光五处后寸半，
通天络郄亦相承。玉枕横挟于脑户，
尺寸当准《铜人经》，天柱挟项后发际，
大筋外廉陷中是。挟脊相去寸五分，
第一大杼二风门；肺俞三椎厥阴四，
心俞

五椎之下论；督俞膈俞相梯级，
第六第七次第立；第八椎下穴无名，
肝俞第九胆第十；十一椎下脾俞举，
十二椎下胃俞取；三焦肾俞气海俞，
十三四五为定矩；关元大肠俞安量，
十六十七椎两旁；十八椎下小肠俞，
十九椎下寻膀胱；中膂二十椎下是，
白环二十一椎当；上髎次髎中与下，
一空二空挟腰跨。并同挟脊四个穴，
载在《千金》相连亚。会阳阴尾傍八分，
分寸须与督脉亲；第二椎下外附分，
挟脊相去古法云。先除脊骨量三寸，
不是灸狭能伤筋。魄户三椎膏肓四，

五椎之下論督俞膈俞相梯級第六第七次第立。
八椎下穴無名。肝俞第九膽第十。十一椎下脾俞舉。
十二椎下胃俞取。三焦腎俞氣海俞。十三四五爲定
矩。關元大腸俞安量十六十七椎兩旁。十八椎下小
腸俞。十九椎下尋膀胱中膂二十椎下是。白環二十
一椎當上髎次髎中與下。一空二空挾腰跨。並同挾
脊四箇穴載在于金相連亞會陽陰尾傍八分。分寸
須與督脉親第二椎下外附分挾脊相去古法云先
除脊骨量三寸。不是灸狹能傷筋。魄戶三椎膏肓四。

经穴指掌歌〔二〕

四下五上胛骨裏。第五椎下索神堂。第六椎下尋譩譆膈關第七魂門九。陽剛意舍依此數胃倉肓門屈指談。椎看十二與十三志室次之爲十四。胞肓十九合相叅。秩邊二十椎下詳扶承臀下陰紋當殷門扶承通六寸。浮郄一寸上委陽委陽却與殷門並腘中外廉兩筋鄉。委中膝腘約文裏此下三寸尋合陽。承筋腨腸中尖是承山腨下分肉旁飛陽外踝上七寸。附陽踝上三寸量金門正在外踝下崑崙踝後跟骨中。僕叅跟骨下陷是申脉分明踝下容京骨外側大

四下五上胛骨里；第五椎下索神堂，
第六椎下寻噫嘻；膈关第七魂门九，
阳纲意舍依此数；胃仓肓门屈指谈，
椎看十二与十三；志室次之为十四，
胞肓十九合相参。秩边二十椎下详，
扶承臀下阴纹当；殷门扶承通六寸，
浮郄一寸上委阳；委阳却与殷门并，
腘中外廉两筋乡；委中膝腘约纹里，
此下三寸寻合阳；承筋腨肠中尖是，
承山腨下分肉旁。飞扬外踝上七寸，
附阳踝上三寸量；金门正在外踝下，
昆仑踝后跟骨中；仆参跟骨下陷是，
申脉分明踝下容；京骨外侧大

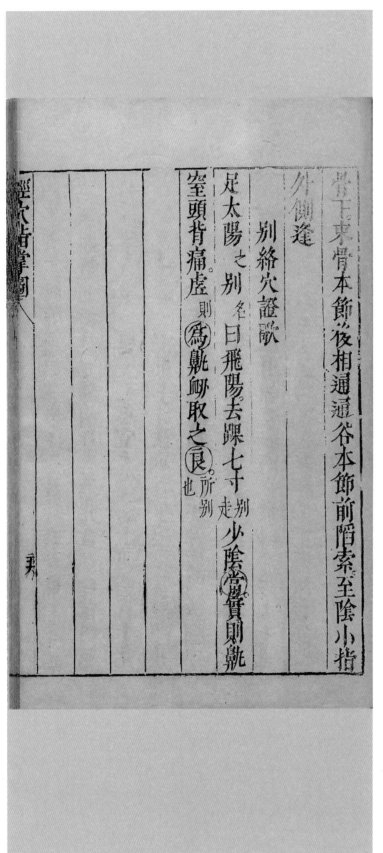

骨下，
束骨本节后相通；通谷本节前陷索，
至阴小指外侧逢。

别络穴证歌

足太阳之别名曰飞扬，去踝七寸别走少阴当。实则尻窒头背痛，虚则为鼽衄取之良所别也。

足少阴肾经（图见左）左右共五十四穴

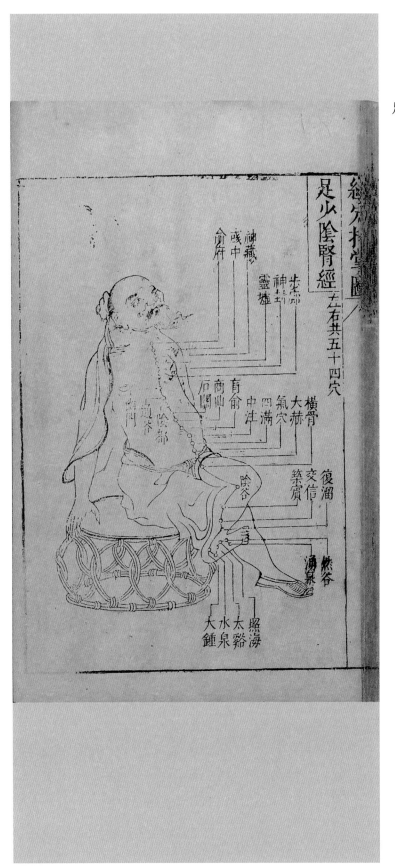

肾足少阴经脉证[1]歌

肾足少阴之脉起于小指之下，邪走足心出于然骨乡，之下循内踝骨之后，别入跟中上腨内藏，出腘内廉上股内后廉，贯脊属肾络膀胱。其直者从肾上贯肝膈，入肺中循喉咙挟舌本傍。其一支者从肺出，络心直注胸中堂。

是动则病饥不欲食，面黑如漆柴咳唾则有血身羸尪。喝喝而喘坐而欲起，目䀮䀮如无所见心如悬若饥状慌。气不足则善恐心惕惕，如人将捕之，是为骨厥是主肾殃。所

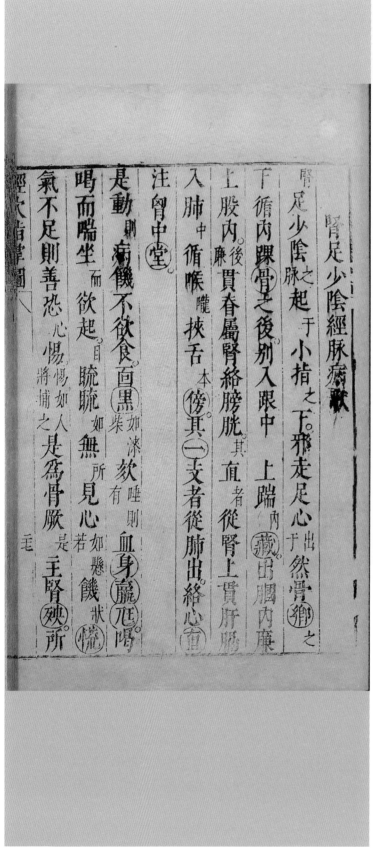

①证：原作"脉病"二字，据前后诸经之
"经证歌"体例改。

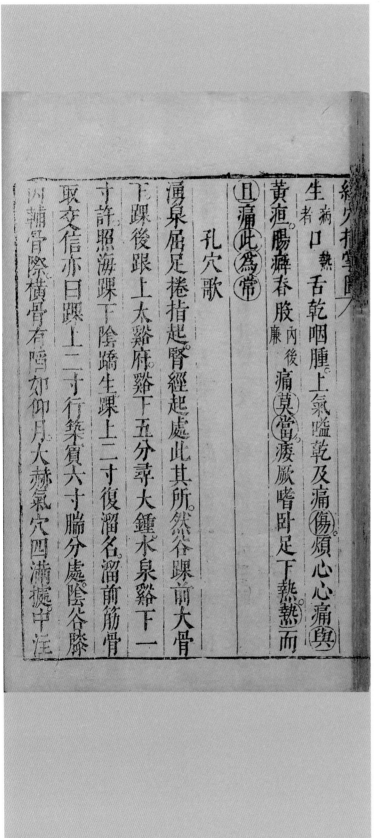

生病者口热舌干咽肿，上气嗌干及痛伤，烦心心痛与黄疸，肠癖脊股内后廉痛莫当，痿厥嗜卧足下热，热而且痛此为常。

孔穴歌

涌泉屈足蜷指起，肾经起处此其所。
然谷踝前大骨下，踝后跟上太溪府；
溪下五分寻大钟，水泉溪下一寸许。
照海踝下阴跷生，踝上二寸复溜名；
溜前筋骨取交信，亦曰踝上二寸行。
筑宾六寸腨分处，阴谷膝内辅骨际。
横骨有陷如仰月，大赫气穴四满据。
中注

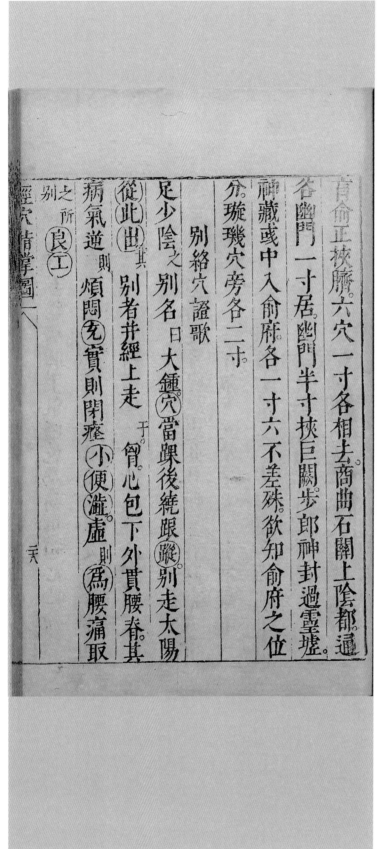

肓俞正挟脐，六穴一寸各相去。商曲石关上阴都，通谷幽门一寸居；幽门半寸挟巨阙，步廊神封过灵墟。神藏或中入俞府，各一寸六不差殊。欲知俞府之位分，璇玑穴旁各二寸。

别络穴证歌

足少阴之别名曰大钟，穴当踝后绕跟踪。别走太阳从此出，_其别者并经上走_于胸，心包下外贯腰脊，其病气逆_则烦闷充。实则闭癃小便涩，虚_则为腰痛取之_{所别}良工。

手厥阴心包络经（图见左）左右共一
十八穴

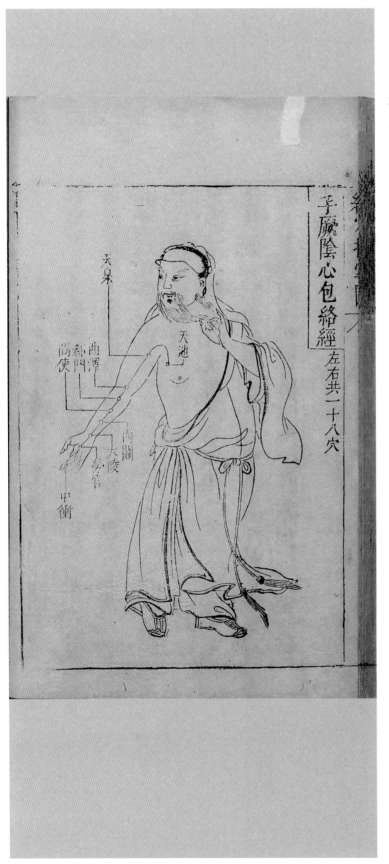

心主手厥阴经证歌

心主手厥阴经者，心包络之脉起于胸中膻，其脉出属心包络，下膈历络通三焦；其支者循胸出胁下腋，三寸上抵腋下循臑音猱。内行太阴少阴之间，入肘中下臂行两筋之间交。入掌中循中指出其端，其支者别掌中循小指次名指出其端跑。

是动则病手心热，臂肘挛急腋肿高，甚则胸胁支而满，心中憺憺大然动摇，面赤目黄多喜笑不休，是主脉所生病者烦心心痛掌中热如熬。

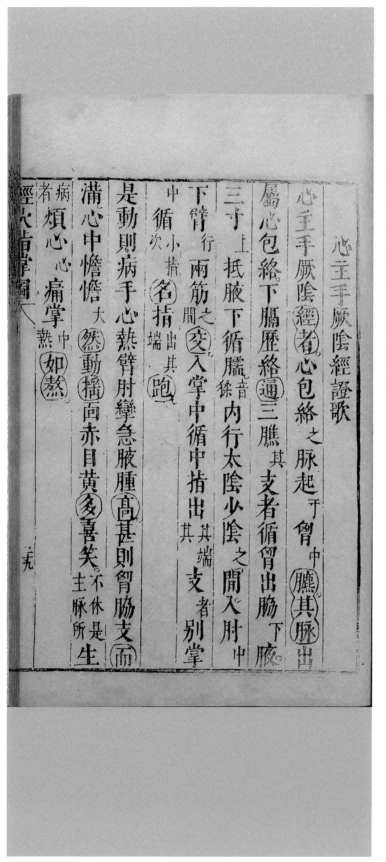

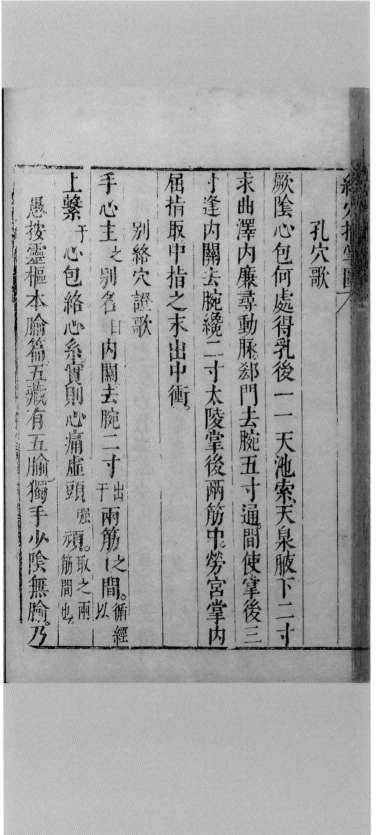

孔穴歌

厥阴心包何处得，乳后一一天池索。

天泉腋下二寸求，曲泽内廉寻动脉。

郄门去腕五寸通，间使掌后三寸逢。

内关去腕才二寸，大陵掌后两筋中。

劳宫掌内屈指取，中指之末出中冲。

别络穴证歌

手心主之别名曰内关，去腕二寸出于两筋之间，循经以上系于心包络心系，实则心痛虚头强顽取之两筋间也。

愚按：《灵枢·本腧篇》：五脏有五腧，独手少阴无腧，乃以手厥阴心主之腧为腧，所谓代君行令也。故经曰：心者，五脏六腑之大主也，精神之所舍也。其脏坚固，邪弗能容也？容之则心伤，心伤则神去，神去则死矣。故诸邪之在心者，皆在于心之包络。包络者，心主之脉也，故独无腧也。

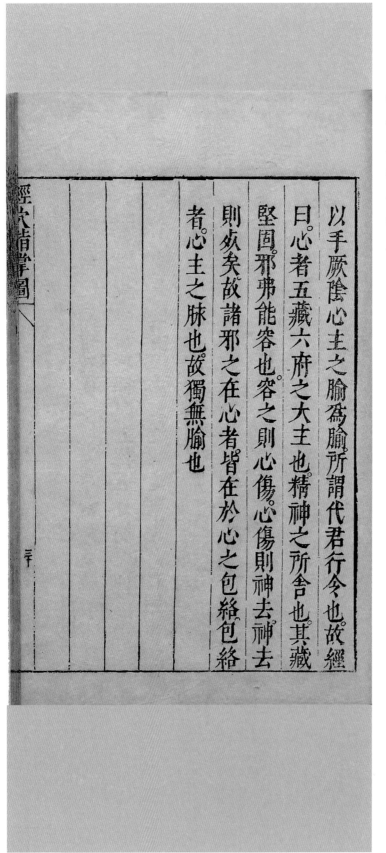

手少阳三焦经（图见左）左右共四十六穴

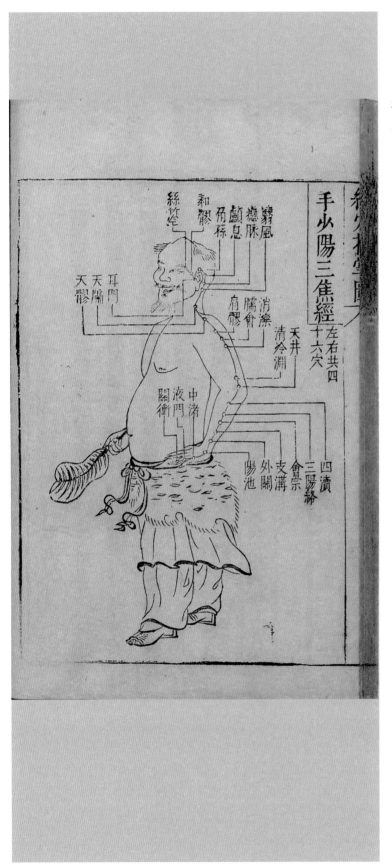

三焦手少阳经证歌

三焦手少阳之脉，起于小指次指之端。上出两指之间循手表腕，出臂之外两骨之间。上贯肘循臑外上肩胛，而交出足少阳之后焉。入缺盆兮布膻中，散落心包心主官，下膈遍属三焦府。其支者从膻中上出缺盆冲，上项系耳后直上，出耳上角以屈从，下额至𩑪而已矣。其支者从耳后入耳中，出走耳前过客主人接，前交颊至目锐眦逢。

是动则病耳聋时浑浑焞焞，嗌肿喉痹语难通。是主气所生病者当汗出，目锐眦痛_{头痛}耳后恫，肩臑肘臂外皆痛，小指次指不为用。

生病者当汗出，目锐眦痛头痛耳后恫，肩臑肘臂外皆痛，小指次指不为用。

孔穴歌

三焦名指外关冲，小次指间名液门。
中渚次指本节后，阳池表腕有穴存。
腕上二寸外关络，支沟腕上三寸约。
会宗三寸空中求，消详一寸毋令错。
肘前五寸臂大脉，三阳络穴之所宅。
四渎骨外并三阳，天井肘上一寸侧。
肘上二寸清冷渊，消泺臂外肘分索。
臑会肩头三里中，肩髎肩端臑上通。
天髎盆上髎骨际，天

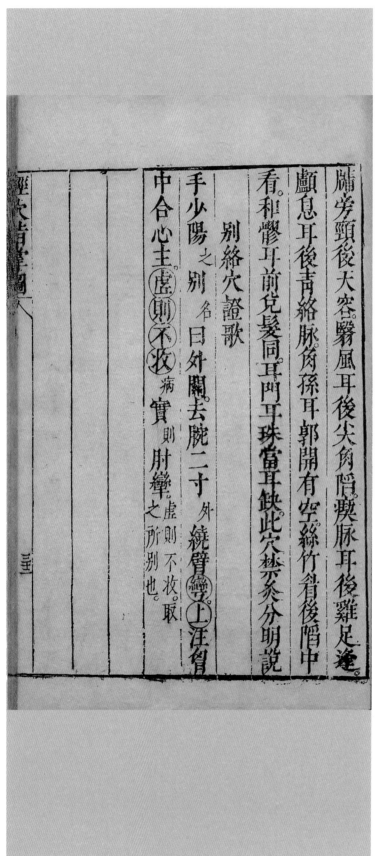

臑旁颈后天容。翳风耳后尖角陷，
瘈脉耳后鸡足逢。颅息耳后青络脉，
角孙耳郭开有空。丝竹眉后陷中看，
和髎耳前兑发同。耳门耳珠当耳缺，
此穴禁灸分明说。

别络穴证歌

　　手少阳之别名曰外关，去腕二寸外绕臂弯，上注胸中合心主，虚则不收病实则肘挛虚则不收，取之所别也。

足少阳胆经（图见左）左右共八十六穴

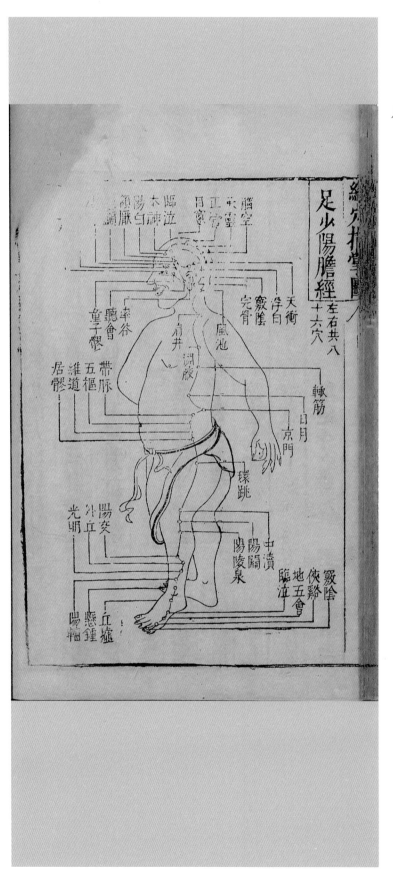

胆足少阳经证歌

胆足少阳之脉起于目锐眦，上抵头角下耳后循颈奔。行手少阳之前至肩上，却交出手少阳之后入缺盆。其支者从耳后入耳中内，出走耳前至目锐眦后根；其支者别锐眦下大迎，合于手少阳抵于颔荟，下加颊车兮复下颈，合缺盆兮以下胸中庭，贯膈络肝仍属胆，循胁里出气街行，绕毛际横入髀厌中；其直者从缺盆下腋循胸膺，过季胁下合髀厌中，以下循髀阳出膝膑，外廉之下外辅骨之前，直下抵绝骨之端存，下出外踝之前

膽足少陽經證歌

膽足少陽脈之起于目銳眥，上抵頭角下耳後循頸奔行。手少陽之前至肩上，卻交出手少陽之後入缺盆。其支者從耳後入耳中內，出走耳前至目銳眥後根。其支別銳眥下大迎合于手少陽抵于頷荟下，加頰車兮復下頸合缺盆兮以下胸中庭，貫膈絡肝仍屬膽循，胁裹出氣街行繞毛際横入髀厭中，其直者從缺盆下腋循胸膺，過季胁下合髀厭中以下循髀陽出膝膑外廉之下抵絕骨之端存下出外踝之前

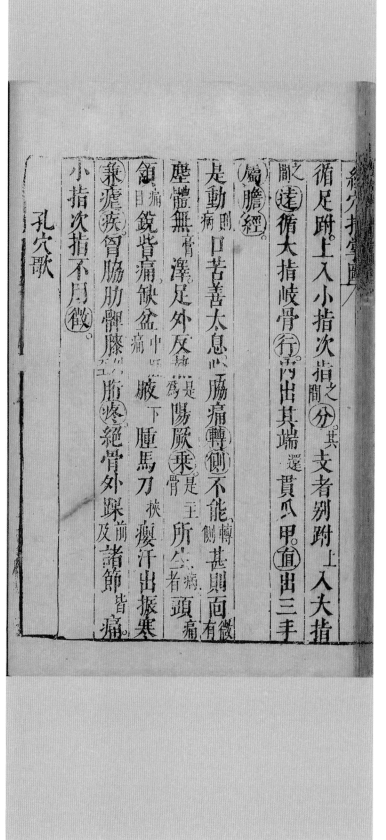

循足跗，上入小指次指之间分；其支者别跗上入大指之间，远循大指歧骨行，内出其端还贯爪甲，直出三毛属胆经。

是动则病口苦善太息，心胁痛转侧不能转侧，甚则面微有尘体无膏泽，足外反热是为阳厥乘。是主骨所生病者头痛颔痛，目锐眦痛，缺盆中肿痛腋下肿马刀挟瘿，汗出振寒兼疟疾，胸胁肋髀膝外至胫疼，绝骨外踝前及诸节皆痛，小指次指不用征。

孔穴歌

少阳瞳髎起目外，耳前陷中寻听会；
上关耳前开口空，颔厌脑空上廉系。
悬颅正在颞颥端，悬厘脑空下廉看；
曲鬓掩耳正尖上，率谷耳鬓寸半安。
本神耳上入发际，四分率横向前是；
曲鬓之旁各寸半，阳白眉上一寸计。
临泣有穴当两目，直上发际五分属。
目窗正营各一寸，承灵营后寸半录。
天冲耳上二寸逢，浮白发际一寸从。
窍阴枕下动有孔，完骨耳后四分通。
脑空正夹玉枕骨，风池后发际陷中。
肩井骨前寸半看，渊腋腋下三寸安。
辄筋平前却一寸，日月期门同

經穴指掌圖

少陽瞳窌起目外。耳前陷中尋聽會。上關耳前開有
空。頷厭腦空上廉係。懸顱正在顒顬端懸釐腦空下
廉看曲鬓掩耳正尖上率谷耳鬓寸半安。本神耳上
入髮際四分率橫向前是曲鬓之旁各寸半。陽白眉
上一寸計臨泣有穴當兩目。直上髮際五分屬。目窗
正營各一寸。承靈營後寸半錄天冲耳上二寸逢浮
白髮際一寸從窈陰枕下動有孔完骨耳後四分通
腦空正夾玉枕骨風池後髮際陷中肩井骨前寸半
看淵腋腋下三寸安輒筋平前却一寸日月期門同

三西

經穴指掌圖

寸半直上五分細求之京門監骨腰間便帶脈季脇
寸八分五樞帶下三寸存維道五寸三分得居髎八
寸三分捫脇堂腋下看二骨環跳髀樞宛宛論兩手
著腿風市謀膝上五寸中瀆搜陽交外踝斜七寸陽
陵膝下一寸求陽輔踝上四寸收懸鍾三寸看絕
光明除踝上五寸臨泣寸半後俠谿五會一寸灸
骨丘墟踝下陷中出
早卒俠谿小指歧骨間竅陰小指之端覓

別絡穴證歌

寸半。

直上五分细求之，京门监骨腰间便。

带脉季胁寸八分，五枢带下三寸存。

维道五寸三分得，居髎八寸三分扪。

胁堂腋下看二骨，环跳髀枢宛宛论。

两手着腿风市谋，膝上五寸中渎搜。

阳关陵泉上三寸，阳陵膝下一寸求。

阳交外踝斜七寸，正上七寸寻外丘。

光明除踝上五寸，阳辅踝上四寸收。

悬钟三寸看绝骨，丘墟踝下陷中出。

临泣寸半后侠溪，五会一寸灸早卒。

侠溪小指歧骨间，窍阴小指之端觅。

别络穴证歌

足少阳之别名曰光明，去踝五寸别走厥阴，下络足跗实则厥，虚则痿躄病相侵，坐而欲起不能起，取之所别好行针。

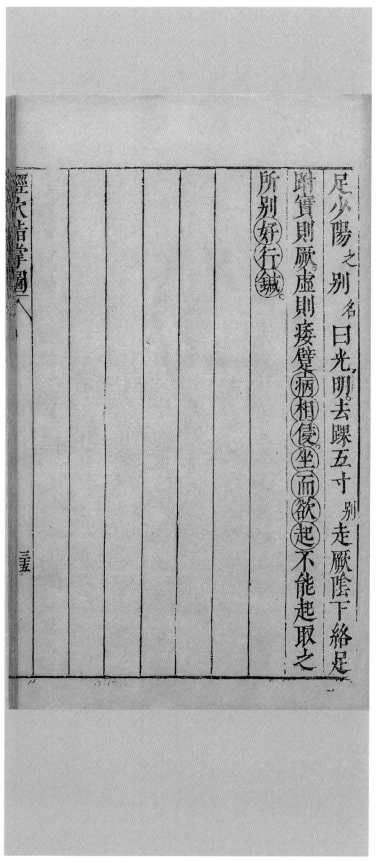

足少陽之別名曰光明。去踝五寸別走厥陰下絡足跗實則厥。虛則痿躄病相侵坐而欲起不能起取之所別好行鍼。

足厥阴肝经（图见左）左右共二十八穴

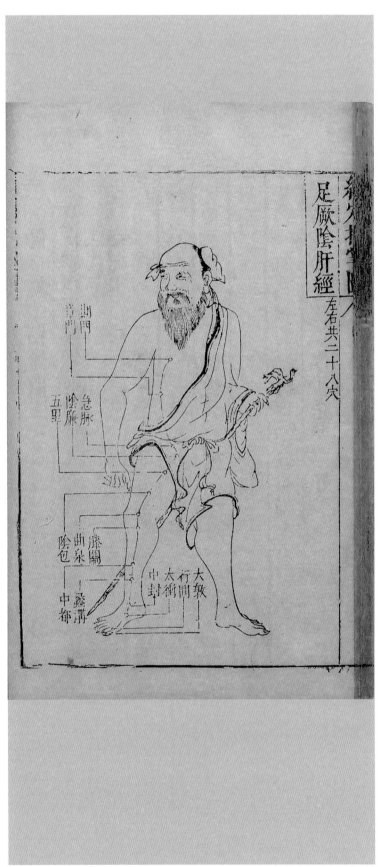

肝足厥阴经脉歌

肝足厥阴之脉起于大指，丛毛之际上循足跗从。上廉去内踝一寸，上踝八寸交出太阴之后逢，上腘内廉循股阴入毛中际，过阴器抵小腹中，挟胃属肝络胆府，上贯膈布胁胁循喉咙之后，上入颃颡连目系，上出额与督脉会于巅崇。其支者从目系下颊里环唇内，其支一复从肝别贯膈上注肺宫。

是动则病腰痛难不可以俯仰，丈夫㿗疝妇人小腹肿叶冲，甚则嗌干津不润，面尘脱色是主肝宗，所生病者胸满呕

逆飧泄狐疝遺溺或閉癃

孔穴歌

厥陰大敦三毛聚行間骨間動脈處節後有絡連五
會太冲之脈誠堪據中封一寸內踝前蠡溝踝上五
寸注中都還在復溜宮陰陵膝尖兩折中膝關犢鼻
下二寸曲泉紋頭兩筋逢陰包四寸膝膑上內廉筋
間索其當五里氣衝內寸半直上三寸陰股向羊矢
兩裏三分下陰廉穴在橫紋跨羊矢氣衝傍一寸分
明有穴君可問章門臍上二寸量橫取八寸看兩傍

逆飧泄，狐疝遗溺或闭癃。

孔穴歌

厥阴大敦三毛聚，行间骨间动脉处。
节后有络连五会，太冲之脉诚堪据。
中封一寸内踝前，蠡沟踝上五寸注。
中都还在复溜宫，阴陵膝尖两折中。
膝关犊鼻下二寸，曲泉纹头两筋逢。
阴包四寸膝膑上，内廉筋间索其当。
五里气冲内寸半，直上三寸阴股向。
羊矢两里三分下，阴廉穴在横纹跨。
羊矢气冲傍一寸，分明有穴君可问。
章门脐上二寸量，横取八寸看两傍。

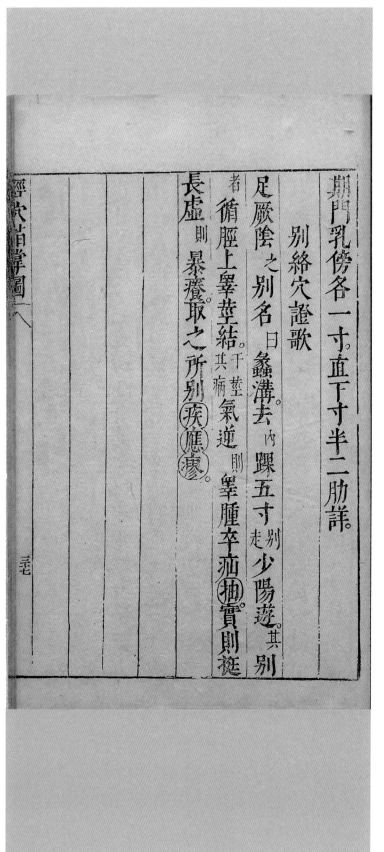

期门乳傍各一寸，直下寸半二肋详。

别络穴证歌

足厥阴之别名曰蠡沟，去内踝五寸别走少阳游。其别者循胫上睾茎结于茎，其病气逆则睾肿卒疝抽，实则挺长虚则暴痒，取之所别疾应瘳。

任脉（图见左）二十四穴

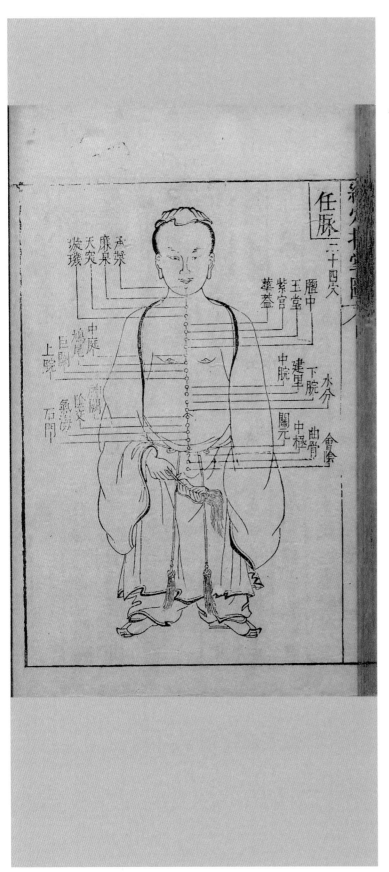

任脉歌

任脉者起于中极之下，以上毛际循腹里舍，上关元兮至咽喉，上颐循面入目罅。任脉为病男子内结七疝，女子带下及聚瘕聚。

任脉孔穴歌

会阴正在两阴间，曲骨脐下毛际安。
中极脐下四寸取，三寸关元二石门。
气海脐下一寸半，阴交脐下一寸论。
分明脐内号神阙，水分一寸复上列。
下脘建里中上脘，一寸为君分巨阙。
巨阙之上鸠尾连，蔽骨五

分之下安中庭膻下寸六分膻中两乳中间看玉堂紫宫及华盖相去各寸六分莘华盖璇下一寸存璇玑突下一寸当天突结下宛宛取廉泉颔下骨尖傍承浆颐前唇棱下任脉之部宜审详

别络穴证歌

任脉之别名曰尾翳下鸠尾（今）散于腹（际）实则腹皮痛虚则痒搔取之所别须审谛

愚按任督冲三脉皆起中极之下胞宫之所而出于会阴盖一源而分为三歧也任繇会阴而行于

分之下安。

中庭膻下寸六分，膻中两乳中间看。

玉堂紫宫及华盖，相去各寸六分算。

华盖玑下一寸存，璇玑突下一寸当。

天突结下宛宛取，廉泉颔下骨尖傍。

承浆颐前唇棱下，任脉之部宜审详。

别络穴证歌

任脉之别名曰尾翳，下鸠尾分散于腹际，实则腹皮痛虚则痒搔，取之所别须审谛。

愚按：任督冲三脉皆起中极之下，胞宫之所，而出于会阴，盖一源而分为三歧也。任由会阴而行于腹，上至承浆，为阴脉之海。督由会阴而行于背，直至龈交，为阳脉之海。冲自气街，由会阴出，并足少阴挟脐上行，至胸而散，且上出颃颡，下入足指后自背脊，前从腹里，内灌溪谷，外温肌肉，阴阳表里，无所不到，所以为五脏六腑，十二经络之海也。夫人身犹天地也，不知一脉三歧之说，盍以水经观之？一脉如黄河，一脉如江汉，此任、督也。百川贯河而发源于诸山之崖者，冲脉也。然皆本于星宿海，人身之巅顶即昆仑也，命门即星宿海也。

腹。上至承漿。爲陰脉之海。督繇會陰而行于背。直至齦交爲陽脉之海。衝自氣街縣會陰出並足少陰挾臍上行至胷而散。且上出頏顙。下入足指後自背脊。前從腹裏。内灌谿谷。外温肌肉。陰陽表裏。無所不到。所以爲五藏六府。十二經絡之海也。夫人身猶天地也。不知一脉三歧之說盍以水經觀之。一脉如黄河。一脉如江漢。此任督也。百川貫河而發源于諸山之崖者。衝脉也。然皆本于星宿海。人身之巓頂即崑崙也。命門即星宿海也。

經穴指掌圖卷八

三九

督脉 （图见左）二十八穴

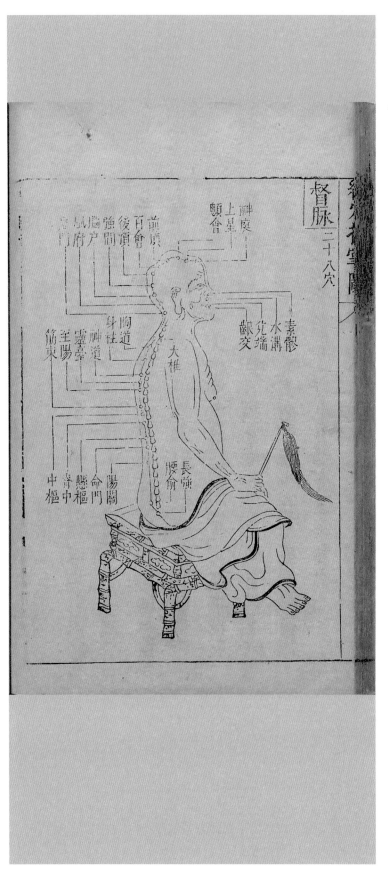

督脉歌

督脉者起于少腹骨中央，女子入系廷孔其孔溺，孔之端也，其络循阴器。合篡间绕篡后别绕臀，至少阴与巨阳中络者合萃。少阴上股内后廉，贯脊属肾与太阳次。起于目内眦上额交巅，上入络脑还出别下项循肩膊内。挟脊抵腰中入循脊络肾，其男子循茎至篡间与女子等。其一少腹直上者，贯脐中央上贯心入喉上颐边。环唇上系两目之下，中央任督二脉本一焉。此生病者从少腹，上冲心而痛不得前后艰。男为冲疝女子不孕，癃痔遗溺嗌中干。

督脉孔穴歌

龈交唇内齿缝乡，兑端正在唇中央。

水沟鼻下沟内索，素髎宜向鼻端详。

头形北高面南下，先以前后发际量。

分为一尺又二寸，发上五分神庭当。

一寸五分上星位，囟会星上一寸强。

上至前顶一寸半，寸半百会居中央。

神聪百会四面取，各开一寸风病主。

后顶强间脑户三，相去各是一寸五。

发际五分定哑门，门上五分定风府。

上有大椎下尾骶，分为二十又一椎。

古来自有折量法，《灵枢》凛凛不可欺。

九寸八分分之

經穴指掌圖

督脉孔穴歌

齗交唇內齒縫鄉。兌端正在唇中央。水溝鼻下溝內索素髎宜向鼻端詳頭形北高面南下。先以前後髮際量分爲一尺又二寸。髮上五分神庭當一寸五分上星位。顖會星上一寸强上至前頂一寸半寸半百會居中央神聰百會四面取。各開一寸風病主後頂强間腦戶三。相去各是一寸五髮際五分定瘂門門上五分定風府上有大椎下尾骶。分爲二十又一椎古來自有折量法靈樞凛凛不可欺九寸八分分之

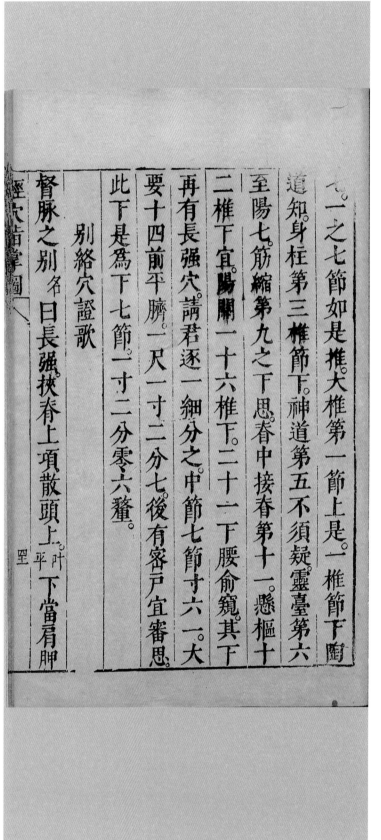

七，一之七节如是推。

大椎第一节上是，一椎节下陶道知；

身柱第三椎节下，神道第五不须疑；

灵台第六至阳七，筋缩第九之下思；

脊中接脊第十一，悬枢十二椎下宜；

阳关一十六椎下，二十一下腰俞窥；

其下再有长强穴，请君逐一细分之。

中节七节寸六一，大要十四前平脐；

一尺一寸二分七，后有密户宜审思。

此下是为下七节，一寸二分零六厘。

别络穴证歌

督脉之别名曰长强，挟脊上项散头上叶平。下当肩胛循左右，别走太阳入贯脊梁。病实脊强虚则头重，高摇之挟脊之有过者须详。取之所别也。

内丹诀云：任督二脉，为一身阴阳之海，五气以此为机会。而龈交一穴，在唇齿上缝，为任督二脉之会，一身之要，世人罕知之。至人漱炼，惟服此药。仙经云：一物含五彩，永作仙人禄。言其备五行之英华，总二脉之交会。自古真人秘此一穴，诀在于口，不传文字。

冲脉歌

夫冲脉者五脏六腑之海也，五脏六腑皆禀焉。其上者出于颃颡内，渗诸阳灌诸精如达泉。下者注少阴之大络，出于气街循阴股内廉。入腘中伏行骭骨内，下至内踝之后边。属而别行其下者，并于少阴之经渗三阴全；其前者伏行出跗下，循跗直入大指间。渗诸络而温肌肉，故络结则跗上不动旋。不动则厥厥则寒矣，切而验之逆顺宜明也。

或云冲脉者起于气街，并足少阴之经穴偕，挟脐上

衝脉歌

夫衝脉者五藏六府之海也，五藏六府皆禀焉。其上者出於頏顙内，渗諸陽灌諸精如達泉。下者注少陰之大絡，出于氣街循陰股内廉。入膕中伏行骭骨内，下至内踝之後邊。屬而別行其下者，并于少陰之經渗三陰全；其前者伏行出跗下循跗直入大指間。渗諸絡而溫肌肉，故絡結則跗上不動旋。不動則厥厥則寒矣，切而驗之逆順宜也明。

或云衝脉者起于氣街，并足少陰之經穴偕俠臍上

經穴指掌圖八

行至胸中而散，为病逆气里急排。出《素问·骨空论》。或云冲为经脉海，主于渗灌溪谷骱，其脉却与阳明合，合于宗筋会气街。出《素问·痿论》。

愚按：《难经》谓冲脉并足阳明之经上行，后人颇疑阳明二字有误，今以《素问·痿论》证之，则知《难经》亦未曾误也。况气冲又足阳明之穴乎？故并存二论如上。而《素问·举痛论》则又云：冲脉起于关元，随腹上行。关元者，下纪也，在脐下一寸三分，乃小肠之募。足太阴、少阴、厥阴、任脉之会也。故经曰：下渗三

经穴指掌图

行至胷中而散爲病逆氣裏急排。出素問骨空論 或云爲
經脉海主于滲灌谿谷骱其脉却與陽明合合於宗
筋會氣街。出素問痿論
愚按難經謂衝脉並足陽明之經上行後人頗疑
陽明二字有悮今以素問痿論證之則知難經亦
未嘗悮也況氣衝又足陽明之穴乎故並存二論
如右而素問舉痛論則又云衝脉起于關元隨腹
上行關元者下紀也在臍下一寸三分乃小腸之
募足太陰少陰厥陰任脉之會也故經曰下滲三

阴、阳明者。十二经脉之长，亦为之行气于三阳。故经曰：渗诸阳，可见阳明为五脏六腑之海，冲亦为五脏六腑之海，五脏六腑皆禀焉。

冲任不营唇口无须歌

冲脉任脉皆起于胞中，上循背里为经络之海数，其浮而散者循腹右上行，会于咽喉别而络唇口。血气盛则充肤热，肉血独盛则澹渗皮肤生毫毛有。今妇人之生有余于气盛不足于血不足以其数脱血也，冲任之脉不荣口唇故须不有。宦者一去其宗筋伤其冲脉，血泻不复皮肤内结，唇口

宦者一去其宗筋傷其衝脈血瀉不復皮膚內結唇口

氣盛不足血不足以其數脱血也衝任之脈不榮口唇故鬚不有

膚熱。肉血獨盛則澹渗皮膚生毫毛有。今婦人之生有

而散者循腹右上行會於咽喉別而絡唇口。血氣盛則充

衝脈任脈皆起於胞中上循背裏為經絡之海藪其浮

衝任不營唇口無鬚歌

五藏六府之海五藏六府皆禀焉。

經曰滲諸陽。可見陽明爲五藏六府之海衝亦爲

陰陽明者。十二經脉之長。亦爲之行氣於三陽故

四三

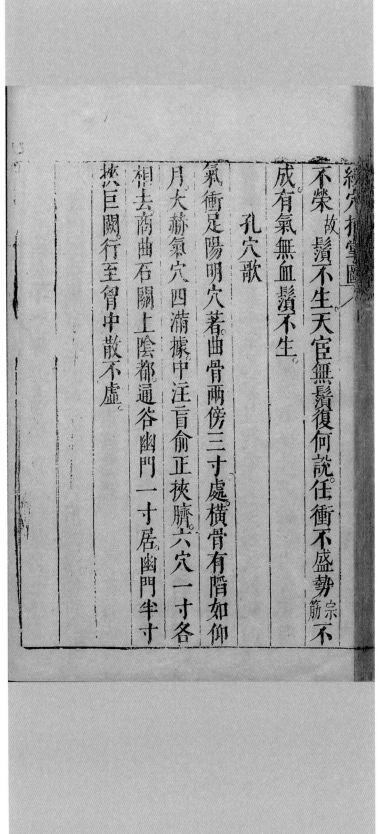

不荣 故 须 不生，天宦无须复何说。任冲不盛势 宗筋 不成，有气无血须不生。

孔穴歌

气冲足阳明穴著，曲骨两傍三寸处。
横骨有陷如仰月，大赫气穴四满据。
中注肓俞正挟脐，六穴一寸各相去。
商曲石关上阴都，通谷幽门一寸居。
幽门半寸挟巨阙，行至胸中散不虚。

阴阳二跷脉歌

跷脉少阴之别也，起于然骨之下者，
上内踝兮循阴股，入阴内兮循胸府。
缺盆上出人迎前，入颃属目内眦所。
合于太阳阳维行，气并相还濡目明。
阳不荣阴目不合，阴不和阳目则瞑。
卫气留阳阳跷盛，卫气留阴阴跷盈。
阳病阳缓而阴急，阴病阴缓阳急仍。
阴脉营藏阳营府，如水常流日月行，
如环无端莫知纪，内外周旋终复始。
其气流溢不少停，内溉脏腑外腠理。
男数其阳女数阴，当数为经否络尔。

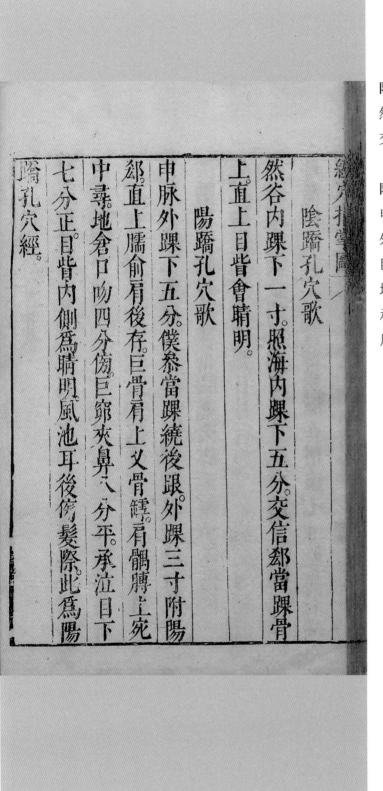

阴跷孔穴歌

然谷内踝下一寸，照海内踝下五分，
交信郄当踝骨上，直上目眦会睛明。

阳跷孔穴歌

申脉外踝下五分，仆参当踝绕后跟，
外踝三寸附阳郄，直上臑俞肩后存，
巨骨肩上叉骨罅，肩髃髆上宛中寻，
地仓口吻四分傍，巨髎夹鼻八分平，
承泣目下七分正，目眦内侧为睛明，
风池耳后傍发际，此为阳跷孔穴经。

阳维阴维脉歌

阳维阴维维络身，溢畜不能灌诸经。
阳维起于诸阳会，阴维发自诸阴交生。
阳维为病苦寒热，阴维为病苦头疼。
阴阳不能自相维，怅然失志溶溶不能自收持。

滑伯仁云：若阳不能维于阳，则溶溶不能自收持；若阴不能维于阴，则怅然失志。

阳维孔穴歌

阳维之穴发金门，外踝之下寸五分。
阳交上踝七寸郄，居髎章门下八寸寻；
肩髃在肘上七寸，髃会肩端

陽維陰維脉歌

陽維陰維維絡身。溢畜不能灌諸經陽維起於諸陽會陰維發自諸陰爻生陽維爲病苦寒熱陰維爲病苦頭疼陰陽不能自相維帳然失志溶溶不能自收持。

滑伯仁云若陽不能維於陽則溶溶不能自收持若陰不能維於陰則帳然失志

陽維孔穴歌

陽維之穴發金門外踝之下寸五分。陽交上踝七寸郄。居髎章門下八寸尋臂臑在肘上七寸臑會肩端

四五

三押天髎盆上毖骨际肩并肩上陷中临臑俞肩后
大骨下风池耳后发际溪脑空正夹玉枕骨空前寸
半接承灵承灵正营后寸半目窗临泣一寸匀阳白
眉上亦一寸循头入耳至本神

阴维孔穴歌

阴维之郄曰筑宾内踝五寸上腨滨府舍腹哀下三
寸一寸五分是大横腹哀正当日月下去腹四寸五
分行期门乳下一寸半天突结下宛宛迎廉泉颔下
骨尖傍究此阴维孔穴明

三寸①扣；

天髎盆上毖骨际，肩井肩上陷中临；
臑俞肩后大骨下，风池耳后发际深；
脑空正夹玉枕骨，空前寸半接承灵；
承灵正营后寸半，目窗临泣一寸匀；
阳白眉上亦一寸，循头入耳至本神。

阴维孔穴歌

阴维之郄曰筑宾，内踝五寸上腨滨；
府舍腹哀下三寸，一寸五分是大横。
腹哀正当日月下，去腹四寸五分行；
期门乳下一寸半，天突结下宛宛迎。
廉泉颔下骨尖傍，究此阴维孔穴明。

①寸：原无，据《素问·气府论》补。

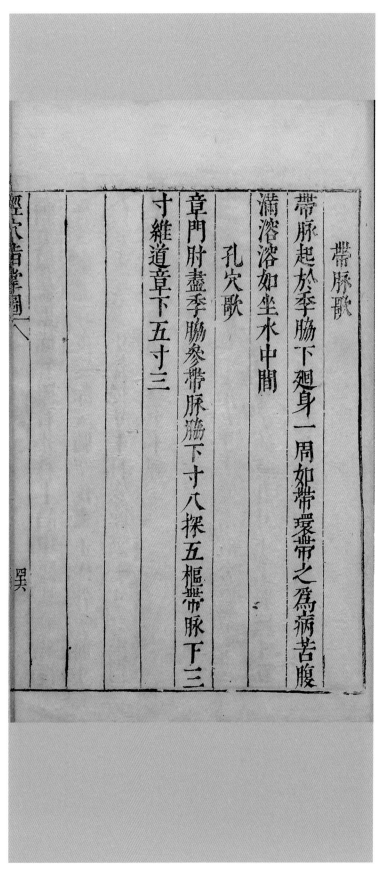

带脉歌

带脉起于季胁下，回身一周如带环。
带之为病苦腹满，溶溶如坐水中间。

孔穴歌

章门肘尽季胁参，带脉胁下寸八探；
五枢带脉下三寸，维道章下五寸三。

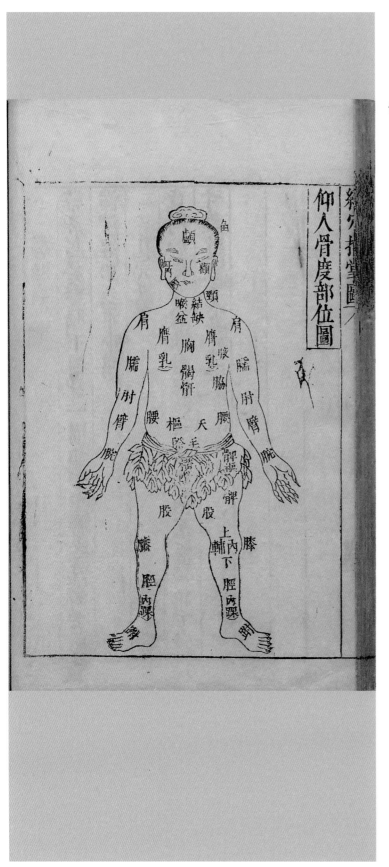

仰人骨度部位图（图见左）

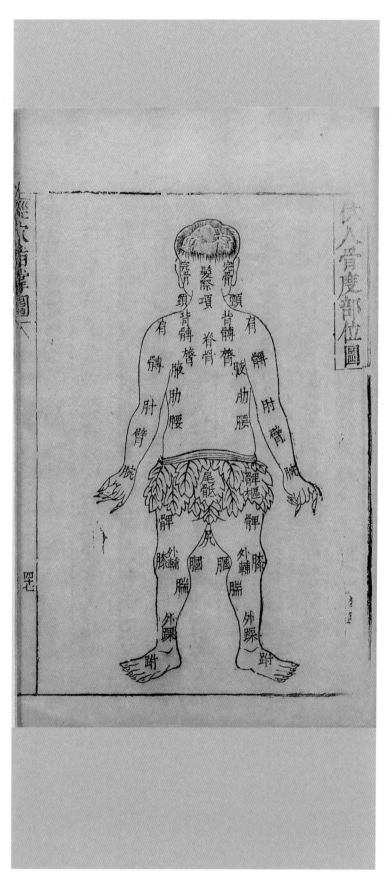

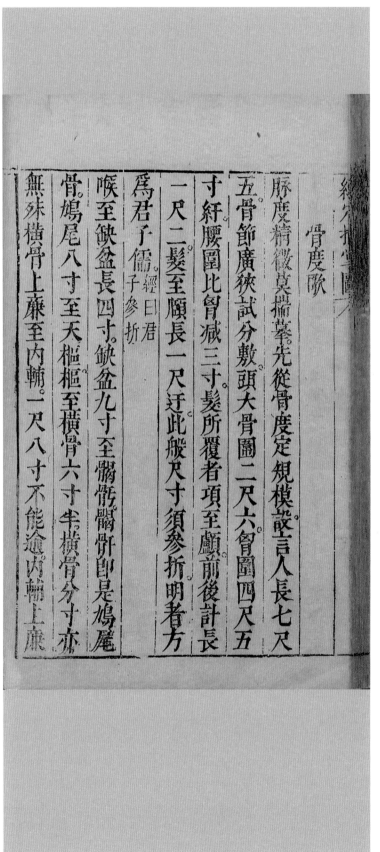

骨度歌

脉度精微莫揣摹，先从骨度定规模。

设言人长七尺五，骨节广狭试分敷。

头大骨围二尺六，胸围四尺五寸纤。

腰围比胸减三寸，发所覆者项至颠。

前后计长一尺二，发至颐长一尺迁。

此般尺寸须参折，明者方为君子儒经曰：君子参折。

喉至缺盆长四寸，缺盆九寸至𩩲骬；

𩩲骬即是鸠尾骨，鸠尾八寸至天枢；

枢至横骨六寸半，横骨分寸亦无殊；

横骨上廉至内辅，一尺八寸不能逾；

内辅上廉

至下廉，三寸五分齐两隅。

内辅下廉至内踝，一尺三寸不盈余；

内踝至地长三寸，所以人称七尺躯。

膝膕以下至跗属，亦长尺六适相符；

跗属下地亦三寸，骨围大小似难拘。

以上系正面骨度。

角至柱骨长一尺，腋中四寸隐难觇。

腋至季胁长尺二，季胁六寸至髀枢；

髀下至膝一尺九，膝至外踝尺六孚；

外踝三寸至京骨，京骨至地一寸无。

以上系两侧骨度。

耳当完骨广九寸，前当耳门一尺三；

两颧相去仅七寸，两乳九寸五分参。

两髀之间六寸半，此为广狭度

至下廉。三寸五分齐两隅。内辅下廉至内踝。一尺三寸不盈餘。内踝至地长三寸。所以人称七尺躯。膝膕以下至跗属。亦长尺六适相符。跗属下地亦三寸。骨围大小似难拘。以上系正面骨度。角至柱骨长一尺。腋中四寸隐难觇。腋至季胁长尺二。季胁六寸至髀枢。髀下至膝一尺九。膝至外踝尺六孚。外踝三寸至京骨。京骨至地一寸无。以上系两侧骨度。耳当完骨广九寸。前当耳门一尺三。两颧相去仅七寸。两乳九寸五分参。两髀之间六寸半。此为广狭度

四六

须谙。以上系骨度广狭尺寸。

足长一尺有二寸，若论开广四寸半；

肩至肘长一尺七，一尺二寸半至腕；

腕至指节四寸长，至末四寸五分判。

以上手足骨度。

项发以下至背骨，二寸有半分明述。

脊骨以下至尾骶，二十一节三尺毕。

上节一寸四分一，奇分在下算须悉；

上七节下至脊骨，九寸八分分之七。

此属众人骨度也，经脉长短此为率。

以上背面骨度。

脉度歌

手之六阳手至头，五尺五六三丈修。

手之六阴胸至手，每经三尺五寸侔。

三六一丈零八尺，五六三尺数不浮，

共成二丈畸一尺，此是手经脉度周。

足之六阳头至足，每经八尺为定局，

六八四丈零八尺；六阴从足走入腹，

每经六尺畸五寸，六六共成三丈六，

五六三尺数无差，三丈九尺足经续。

跷脉从足至两目，七尺五寸无迂曲，

二脉共成一丈五，四尺五寸属任督；

合成九尺二脉交，一十六丈二尺足。

昼夜循环五十营，气血周行如转毂。

昼夜五十营歌

周天二十有八宿，每宿分为三十六，
气行一周千八分，日行二十八宿足。
人身经脉二十八，十二阴阳跷任督，
上应天星天应潮，漏水百刻昼夜续。
故人一呼脉再动，气行三寸吸随属，
呼吸定息行六寸，十息六尺无盈缩，
日暑行移止二分。从此积推为定局。
呼吸三百七十息，气行十六丈二尺，
人气一周水二刻，日行二十分无越。
呼吸五百四十息，气行再周

水四刻，

日晷应行四十分，脉度天行如此测。

呼吸二千七百息，人气周身十度历；

刻漏分明二十终，日行五宿廿分的。

一万三千五百息，气行五十营方毕。

漏水悠悠百刻完，日行二十八宿卒。

脉行八百一十丈，寿齐天地无穷极。

附：一时脉度歌

试问一时吸几何？千一百二十五息，

脉行六十七丈五，四度周身尚余刻。

更将余刻为君明，四十五息二丈七。

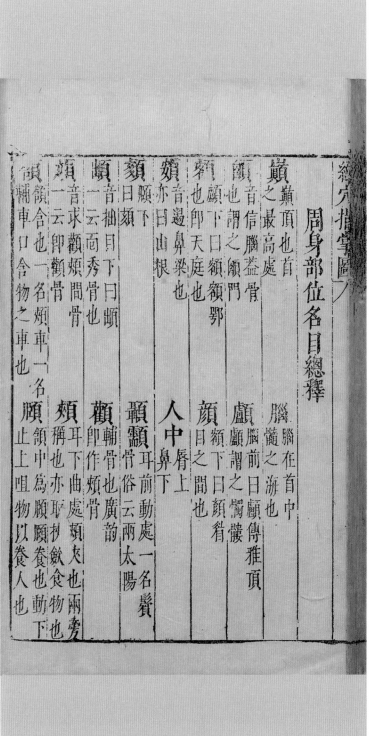

周身部位名目总释

巅：巅顶也，首之最高处。

脑：脑在首中，髓之海也。

囟：音信，脑盖骨也，谓之囟门。

颅：脑前曰颅，传雅顶颅谓之髑髅。

额：颅下曰额。额，鄂也，即天庭也。

颜：额下曰颜，眉目之间也。

頞：音遏，鼻梁也，亦曰山根。

人中：唇上鼻下。

颏：颐下曰颏。

颞颥：耳前动处，一名发骨，俗云两太阳。

頔：音拙，目下曰頔，一云面秀骨也。

颧：辅骨也，广韵即作頄骨。

頄：音求，颧頔间骨，一云即颧骨。

颊：耳下曲处。颊，夹也，两旁称也，亦取挟饮食物也。

颌：颌，合也，一名颊车，一名辅车，口含物之车也。

颐：颌中为颐，颐养也，动下止上，咀物以养人也。

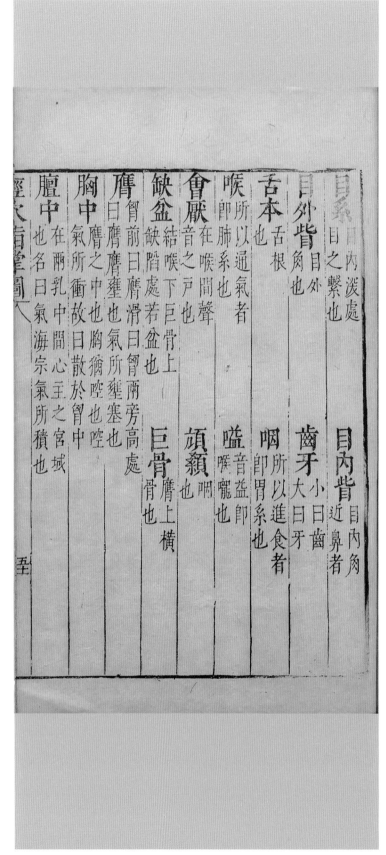

目系：目内深处，目之系也。

目内眦：目内角，近鼻者。

目外眦：目外角也。

齿牙：小曰齿，大曰牙。

舌本：舌根也。

咽：所以进食者，即胃系也。

喉：所以通气者，即肺系也。

嗌：音益，即喉咙也。

会厌：在喉间，声音之户也。

颃颡：咽也。

缺盆：结喉下，巨骨上缺陷处，若盆也。

巨骨：膺上横骨也。

膺：胸前曰膺。滑曰：胸两旁高处曰膺。膺，壅也，气所壅塞也。

胸中：膺之中也，胸犹腔也，腔气所冲故曰散于胸中。

膻中：在两乳中间，心主之宫域也。名曰气海，宗气所积也。

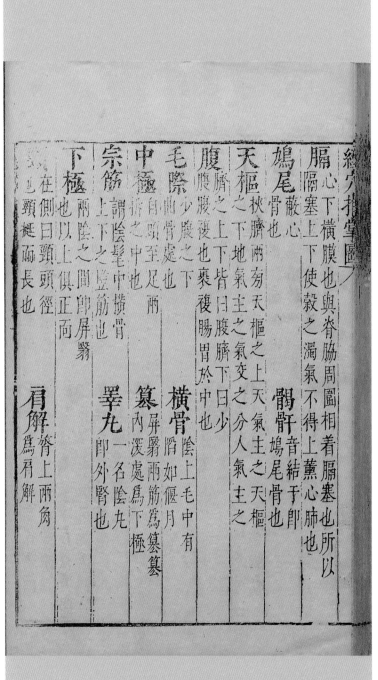

膈：心下横膜也，与脊胁周围相着膈塞也，所以隔塞上下使谷之浊气不得上熏心肺也。

鸠尾：蔽心骨也。

𩩲骭：音结于，即鸠尾骨也。

天枢：挟脐两旁，天枢之上，天气主之；天枢之下，地气主之；气交之分，人气主之。

腹：脐之上下皆曰腹，脐下曰少腹，腹复也，裹复肠胃于中也。

毛际：少腹之下，曲骨处也。

横骨：阴上毛中有陷如偃月。

中极：自头至足两折之中也。

篡：屏翳两筋为篡，篡内深处为下极。

宗筋：谓阴毛中横骨上下之竖筋也。

睾丸：一名阴丸，即外肾也。

下极：两阴之间即屏翳也。以上俱正面。

颈：在侧曰颈，头径也，颈挺而长也。

肩解：膂上两角为肩解。

經文音釋圖

肩胛：肩解下骨即肩髆也，肩堅也，胛闊也。

髃骨：偶、虞二音，肩髆前骨也，俗云肩頭。

腋：肩下脅上曰腋，腋，繹也。言可張翕尋繹也。

胠：膏怯腋下也，音祛，旁開；又音脅，與脅義同。

脅：身左右，腋下脅挾也，在兩旁臂所挾也。

肋：脅骨也，肋，勒也，檢勒五藏也。

季脅：脅下短肋也。

䏚中：季脅下兩旁軟處也。

氣衝：毛際兩旁動脈也。以上俱兩旁。

項：腦後曰項，項，確也，堅確受枕之處也。

完骨：耳後骨也。

柱骨：即天柱骨，在肩骨上際，頭骨之根也。

背：脊背也，身北曰背，又曰艮背，如山之不動也。

脊骨：即椎骨也，或作䏨，共二十一節。脊，積也，積續骨節脈絡上下也。

䏨：脊肉也，兩旁為䏨。一曰挾脊為䏨。

胂：䏨內曰胂，夾脊肉也。

肩胛：肩解下骨即肩髆也，肩坚也，胛阔也。

髃骨：偶、虞二音，肩髆前骨也，俗云肩头。

腋：肩下胁上曰腋，腋，绎也。言可张翕寻绎也。

胠：膏怯腋下也，音祛，旁开也；又音胁，与胁义同。

胁：身左右，腋下胁挟也，在两旁臂所挟也。

肋：胁骨也，肋，勒也，检勒五脏也。

季胁：胁下短肋也。

䏚中：季胁下两旁软处也。

气冲：毛际两旁动脉也。以上俱两旁。

项：脑后曰项，项，确也，坚确受枕之处也。

完骨：耳后骨也。

柱骨：即天柱骨，在肩骨上际，头骨之根也。

背：脊背也，身北曰背，又曰艮背，如山之不动也。

脊骨：即椎骨也，或作膂，共二十一节。脊，积也，积续骨节脉络上下也。

膂：脊肉也，两旁为膂。一曰挟脊为膂。

胂：膂内曰胂，夹脊肉也。

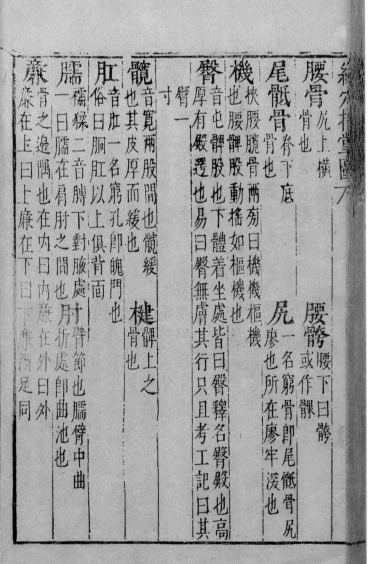

腰骨：尻上横骨也。

腰髁：腰下曰髁，或作髁。

尾骶骨：脊下底骨也。

尻：一名穷骨，即尾骶骨。尻，廖也，所在廖牢深也。

机：挟腰髋骨两旁曰机。机，枢机也，腰髀股动摇如枢机也。

臀：音屯，髀股也，下体着坐处皆曰臀。《释名》：臀，殿也，高厚有殿遷也。《易》曰：臀无肤其行只且。《考工记》曰：其臀一寸。

髋：音宽，两股间也，髋，缓也，其皮厚而缓也。

楗：髀上之骨也。

肛：音肛，一名穷孔，即魄门也。俗曰：胴肛。以上俱背面。

臑：孺、猱二音，膊下对腋处，一曰臑，在肩肘之间也。

肘：臂节也，臑臂中曲折处即曲池也。

廉：骨之边隅也，在内曰内廉，在外曰外廉，在上曰上廉，在下曰下廉。两足同。

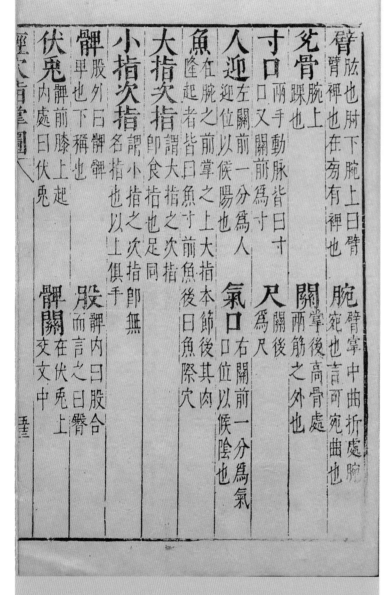

臂：肱也，肘下腕上曰臂。臂，裨也，在旁有裨也。

腕：臂掌中曲折处，腕，宛也，言可宛曲也。

兑骨：腕上踝也。

关：掌后高骨处，两筋之外也。

寸口：两手动脉皆曰寸口，又关前为寸。

尺：关后为尺。

人迎：左关前一分为人迎位，以候阳也。

气口：右关前一分为气口位，以候阴也。

鱼：在腕之前掌之上，大指本节后其肉隆起者，皆曰鱼，寸前鱼后曰鱼际穴。

大指次指：谓大指之次指，即食指也。足同。

小指次指：谓小指之次指，即无名指也。以上俱手。

髀：股外曰髀。髀，卑也，下称也。

股：髀内曰股，合而言之曰臀。

伏兔：髀前膝上起肉处曰伏兔。

髀关：在伏兔上交纹中。

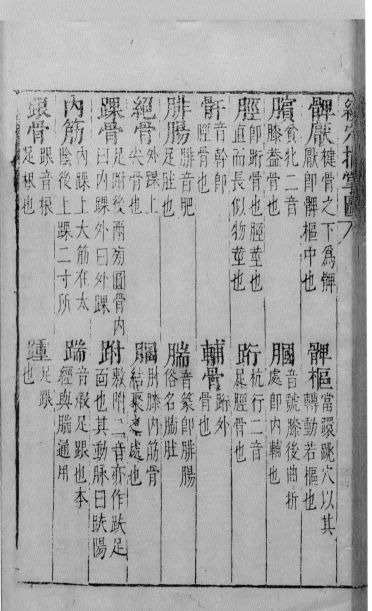

髀厌：楗骨之下为髀厌，即髀枢中也。

髀枢：当环跳穴以其转动若枢也。

膑：贫、牝二音，膝盖骨也。

腘：音虢，膝后曲折处即内辅也。

胫：即骭骨也。胫，茎也，直而长似物茎也。

跰：杭、行二音，足胫骨也。

骭：音干，即胫骨也。

辅骨：跰外骨也。

腓肠：腓，音肥，足肚也。

腨：音篆，即腓肠，俗名膀肚。

绝骨：外踝上尖骨也。

腘：肘膝内筋骨结聚之处也。

踝骨：足跗后两旁圆骨内曰内踝，外曰外踝。

跗：敷、附二音，亦作趺，足面也，其动脉曰趺阳。

内筋：内踝上大筋在太阴后上踝二寸所。

踹：音煅，足跟也，本经与腨通用。

跟骨：跟，音根，足根也。

踵：足跟也。

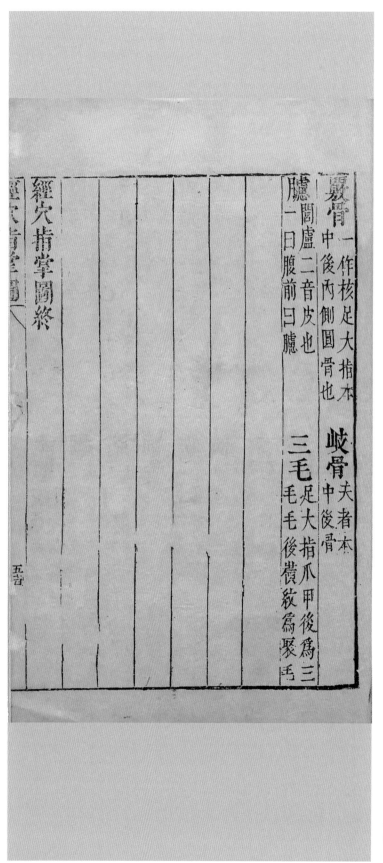

核骨：一作核足大指，本中后内侧圆骨也。

歧骨：大指本节[1]后骨。

胠：间、卢二音，皮也，一曰腹前曰胠。

三毛：足大指爪甲后为三毛，毛后横纹为聚毛。

经穴指掌图终

---

①大指本节：原作"夫者本中"，形近之误，据《类经图翼》卷三改。

[日] 小坂元祐 纂　倪光夏　朱石兵 校订

经穴纂要

日本文化七年刻本

　　《经穴纂要》五卷，经穴学专著，小坂元祐（营昇）纂辑，成书于日本文化七年（1810）。内容包括十二经脉、奇经八脉、365 俞穴定位及取穴、脏腑解剖图、身形骨度等。在《十四经发挥》基础上，按经络流注次序逐经列穴，每经每穴均广引诸书，指出部位和取穴方法，力辨正误。全书引述文献多达 95 种。作者认为人体经穴应有 365 个，而《十四经发挥》仅 354 穴，故补充 11 穴以合《内经》之数。部分穴位以图文方式介绍了简便取穴法，切于实用。书中插图百余幅，其中脏腑彩图乃作者亲自解剖所绘。全书汇集文献，源于实践，注重临床，强调实用，对研究和学习经络、穴位有较大参考价值。成书后被收入《聿修堂丛书》《皇汉医学丛书》。本书收录底本为日本文化七年（1810）书林万笈堂刊本。

经穴纂要序

　　盖以人之躯壳内有五脏六腑，五脏六腑之气发于外层以为十二经，而十二经有三百六十五穴，此三百六十五穴乃五脏六腑之气所相输应处也，故谓之气穴，又谓之输穴也。是以人之有疾，剉草、苏草、荄之枝而

治之于内，施灸焫、砭针于溪谷之
会而治之于外。内外相须，而疾可
瘳矣。此医之所以有体疗、针灸之
二科也。龟山医员小坂元祐自弱冠
从先考蓝溪先生而学体疗之术，又
从大膳大夫良益而受明堂孔穴之说，
盖其意在乎欲兼二科也。昔

治之扵内施灸焫砭鍼扵谿谷之會
而治之于外内外相須而疾可瘳矣
此醫之所以有體療鍼灸之二科
也龜山醫員小坂元祐自弱冠從
先考藍溪先生而學體療之術
又從大膳大夫良益而受明堂孔穴
之說蓋其意在乎欲兼二科也昔

者祖考玉池先生受明堂之学于水藩
良医宫本春仙翁，而传之于中岛元
春，元春传之于藤井贞三，贞三传
之于良益，乃从春仙翁至元祐，凡
为六传矣。顷者元祐携其所汇辑
《经穴纂要》五卷，末余斋头曰：某
师事蓝溪先生者若干年

矣。幸赖先生之灵淂筮仕于敝藩安居自赡，惟惧不免尸素之罪因。窃愿以尝所学著绪简编报君恩之万一。然赋性拙劣而啬于寸丝，寒肤衔腹，屹屹惟勤犹未有所阐发也，顾内科之为书，往哲近贤之所撰述未知几十百部，各病甄别诊候处疗之法，似无余蕴矣。唯明堂一类，皇甫氏而降至于輓[1]近簿录所著，仅仅不过数十部，况此间所传亦无多矣。而经脉流注、孔穴分寸，诸说不一，学者不能无惑焉。于是僭不自量原之于《灵》《素》《甲乙》参之乎，《铜人》《资生》诸书，师传所承，

候癃療之法州血餘蘊矣唯明堂

一類皇甫氏而降至于輓近簿錄

所著厪々不過數十部況此間所

傳亦無多矣而經脉流注孔穴分

寸諸說不一學者不能無惑焉於

是僭不自量原之于靈素甲乙參

之乎銅人資生諸書師傳所承

---

① 輓：通"晚"。

愚虑所得，荟萃为编前绘图，而后众说，以便披览。虽未能闯明堂之闻奥，或有所稗益于蒙士耶及门数辈，将刻以布于世，请籍先生之言取信乎世也。余继而浏览之而叹曰：呜呼！明堂之晦也久矣，方今医家日趋简便，如五脏六腑经络等之

說，度而不講或有從事于此者目
以爲迂腐鑿空之談亦可勝嘆哉
今元祐憤發而有斯舉十二經穴
則依于甄權所定藏府形象則
傚于楊介存真其稽考固博而
其用志誠勤矣輩今從元祐而
承其學者不少矣若此書行則

说，度而不讲或有从事于此者，目以为迂腐，凿空之谈亦可胜叹哉。今元祐愤发而有斯举，十二经穴则依于甄权所定脏腑形象，则仿于杨介存真其稽考固搏而其用志诚勤矣。而今从元祐而承其学者不少矣，若此书行则不特传之相因，世颛针灸者能读是编而明。明堂之义莫有孔穴乖处之弊，若针若灸，沉疴痼疾，草苏、草荄之枝所不及，有奏效于猝霍之间也，则济弱扶危，其嘉惠后学者不广且大乎哉！则如玉池、蓝溪二先生亦必首肯于无何有之乡平，为之序。

文化庚午岁中秋前一日

丹波元简　廉夫撰

之乡子为之序

文化庚午岁中秋前一日

丹波元简廉夫譔

三顺宪书

自序

古昔论经络者虽极众多，其要皆本于《素》《灵》矣。而《素》《灵》之为书幽远简古，多不可得而通晓者，则其本之之论亦多不可得而通晓者则固矣。故世人多以滑伯仁《十四经发挥》为便，而发挥亦蓝本于《金兰循经》。此书吾之所未见也，虽不能无疑，然滑氏之所注略与《甲乙经》《铜人经》相符，则决不为无据者矣，予不有勤业于此道，有年于兹之，以滑氏为基本，旁探群书考异，而取舍折衷，以便于推经络取腧穴，亦复自亲解剖，所视内景与古

兰循经丑书吾之所未见也雖不能

無疑然滑氏之所註略與甲乙經銅

人經相符則决不為無據者予

不有勤業於此道有年於兹之以

滑氏為基而旁探羣書考異而

取舍折衷以便于推經絡取腧

穴亦復自親解剖所視内景與古

人所说异者，今新图之以示四方。
并为五卷，名曰《经穴纂要》。冀四
方之君子有正予过，则何幸过之。

文化庚午秋七月

小坂营昇　元祐识

〇《十四经发挥》俞穴之数，凡三百五十四穴也。《气府论》曰：气穴三百六十五以应一岁。《气穴论》曰：凡三百六十五穴，针之所由行也。又曰：孙络三百六十五穴亦应一岁。又曰：溪谷三百六十五穴会亦应一岁。又曰：三百六十五脉。《九针十二原》篇曰：节之交三百六十五会。《针解论》曰：人九窍，三百六十五络。又曰：除三百六十五节之邪气。《调经论》曰：三百六十五节乃生百病。《邪气脏腑病形》篇曰：十二经脉，三百六十五络。《千金方》曰：通十二经脉，辨三百六十五孔穴。《邪客》篇曰：岁三百六十五日，人有三百六十五节。《脉经》曰：

天有三百六十五日，人有三百六十五节。《圣济总录》曰：有骨三百六十五会。《医彀》曰：孙络生三百六十五骨节，骨节生三百六十五大穴。由是观之，皆三百六十五之数也。《发挥》既脱十一穴，故今参考诸书而补所脱漏之穴，以合于三百六十五之数也。

○引用书《明堂灸经》，则曰《明堂》；《针灸甲乙经》则曰《甲乙》；《千金方》则曰《千金》；《千金翼》则曰《翼》；《外台秘要》则曰《外台》；《铜人腧穴针灸图经》则曰《铜人经》；《古今医统》则曰《医统》；《针灸资生经》则曰《资生》；《神应经》则曰《神应》；《针灸聚英》则曰《聚英》；《针灸大全》则曰徐氏，又曰《大全》；《类经》则曰《类》，又曰张氏，又曰《图

天有三百六十五日人有三百六十五節聖濟總錄曰有骨三百六十五會醫彀曰孫絡生三百六十五大宂由是觀之皆三百六十五之數也發揮既脱十一宂故今參考諸書而補所脱漏之宂以合於三百六十五之數也

一引用書明堂灸經則曰明堂針灸甲乙經則曰甲乙千金方則曰千金千金翼則曰翼外臺秘要則曰外臺銅人腧宂針灸圖經則曰銅人經古今醫統則曰醫統針灸資生經則曰資生神應經則曰神應針灸聚英則曰聚英針灸大全則曰徐氏又曰大全類經則曰類又曰張氏又曰圖

胃經薄黃肝經青胆經綠青督脉金任脉銀各視其系彩

薄赤心包經紫三焦經薄紫腎經黑膀胱經薄黑脾經黃

經濃府經薄今所彩肺經銀大腸經胡粉心經朱小腸經

一銅人形圖系彩各以其藏府之色由于素問經絡論也藏

一俞穴中三角有禁鍼四角有禁灸

出書名

鑑醫学原始則曰原始十四經合參則曰合參其他皆全

六集又曰神照集針灸大成則曰大成醫宗金鑑則曰金

證發微則曰註證又曰馬氏又曰分寸歌針灸六集則曰

翼醫学綱目則曰綱目又曰醫綱醫学入門則曰入門註

《翼》;《医学纲目》则曰《纲目》,又曰《医纲》;《医学入门》则曰《入门》;《注证发微》则曰《注证》,又曰马氏,又曰《分寸歌》;《针灸六集》则曰《六集》,又曰《神照集》;《针灸大成》则曰《大成》;《医宗金鉴》则曰《金鉴》;《医学原始》则曰《原始》;《十四经合参》则曰《合参》。其他皆全出书名。

○俞穴中三角者禁针,四角者禁灸。

○铜人形图系彩各以其脏腑之色,由于《素问·经络论》也。脏经浓,腑经薄。今所彩:肺经银,大肠经胡粉,心经朱,小肠经薄赤,心包经紫,三焦经薄紫,肾经黑,膀胱经薄黑,脾经黄,胃经薄黄,肝经青,胆经绿青,督脉金,任脉银。各视其系彩而可知脏腑之经行矣。

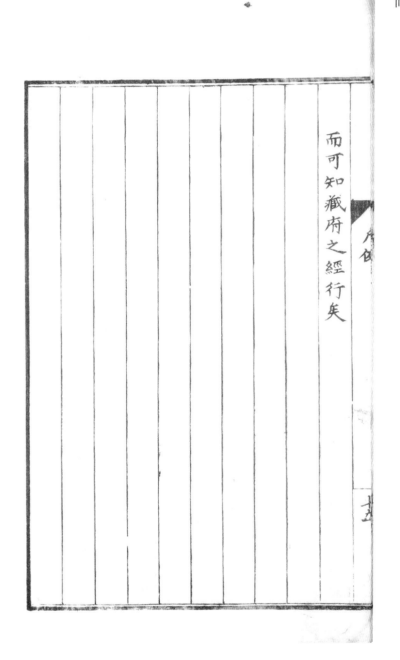

而可知藏府之經行矣

目録

一穴有二名

同名穴

阿是穴

四关

四海

反关脉

神门脉

三经脉

十二经动脉

头上诸脉 在身诸脉 　脏腑中诸脉

手经诸脉 　足经诸脉

引書

神農皇帝真傳針灸圖

黄帝蝦蟇經

黄帝明堂灸經

西方子明堂灸經

素問

靈樞

難經

華陀内照圖 華陀

脉經 王叔和

引书

《神农黄帝真传针灸图》

《黄帝蛤蟆经》

《黄帝明堂灸经》

《西方子明堂灸经》

《素问》

《灵枢》

《难经》

《华佗内照图》华佗

《脉经》王叔和

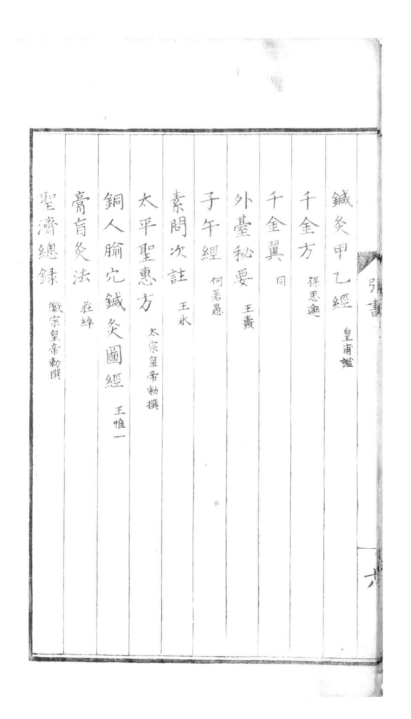

《针灸甲乙经》皇甫谧

《千金方》孙思邈

《千金翼》同

《外台秘要》王焘

《子午经》何若愚

《素问次注》王冰

《太平圣惠方》太宗皇帝敕撰

《铜人腧穴针灸图经》王惟一

《膏肓灸法》庄绰

《圣济总录》徽宗皇帝敕撰

《和剂局方》陈师文

《疮疡经验全书》窦汉卿

《针灸指南》同

《三因方》陈无择

《儒门事亲》张子和

《医说》张杲

《医垒元戎》王好古

《此事难知》同

《卫生宝鉴》罗天益

《痈疽神秘灸经》胡元庆

《小儿直诀》钱仲阳

《得效方》危亦林

《人镜经》钱雷

《铜人腧穴针灸图经》徐三友

《铜人腧穴针灸图经》石本

《铜人腧穴针灸图经》姜希

《古今医统》徐春甫

《针灸大全》徐凤

《针灸资生经》王执中

《难经评林》王文洁

證治準繩 王宇泰

胤產全書 同

保產萬全書 陳治道

古今醫鑑 龔信

萬病回春 龔廷賢

壽世保元 同

醫學正傳 虞天民

醫經會元 吳嘉言

素問吳註 吳崑

醫方考 同

《针方六集》同
《赤水玄珠》孙一奎
《针灸聚英》高武
《针灸节要》同
《针灸大成》吴文炳
《奇效良方》方贤
《图注难经》张世贤
《医学六要》张三锡
《类经》张介宾
《质疑录》同

針方六集 同

赤水玄珠 孫一奎

針灸聚英 高武

鍼灸節要 同

鍼灸大成 吳文炳

奇効良方 方賢

圖註難經 張世賢

鑒学六要 張三錫

類經 張介賓

質疑録 同

医門秘旨 張四維

鍼灸集書 楊珣

醫彀 程伩

醫經小学 劉宗厚

神應經 劉瑾

醫学綱目 樓英

醫学入門 李梴

本草綱目 李時珍

奇經八脉攷 同

頤生微論 李士材

《内经知要》同
《诊家正眼》同
《儒医精要》赵继宗
《注证发微》马玄台
《保命歌括》万全
《外科枢要》薛己
《口齿类要》同
《经穴指掌图》施沛
《脏腑指掌图书》同
《银海精微》田仁斋

銀海精微 田仁齋

藏府指掌圖書 同

經穴指掌圖 施沛

口齒類要 同

外科樞要 薛己

保命歌括 萬全

註證發微 馬玄臺

儒醫精要 趙継宗

診家正眼 同

内經知要 同

《蠹海集》王遠

《画墁录》张舜民

《本草备要》汪讱庵

《锦囊秘录》冯兆张

《素问直解》高世栻

《素问集注》张思聪

《医宗金鉴》乾隆帝御纂

《经络全书》尤乘

《脏腑性鉴》同

《医学原始》王惠源

蠹海集 王遠

画墁録 張舜民

本草備要 汪訒庵

錦囊秘録 馮兆張

素問直解 高世栻

素問集註 張思聰

醫宗金鑑 乾隆帝御纂

經絡全書 尤乘

藏府性鑑 同

醫学原始 王惠源

経 穴 纂 要 一四七
日本文化七年刻本

《医经原旨》薛雪

《医级》董西园

《难经经释》徐灵胎

《沈氏释骨》沈彤

《十四经合参》张权

《吴医汇讲》唐大烈

　　　　上通计九十五部

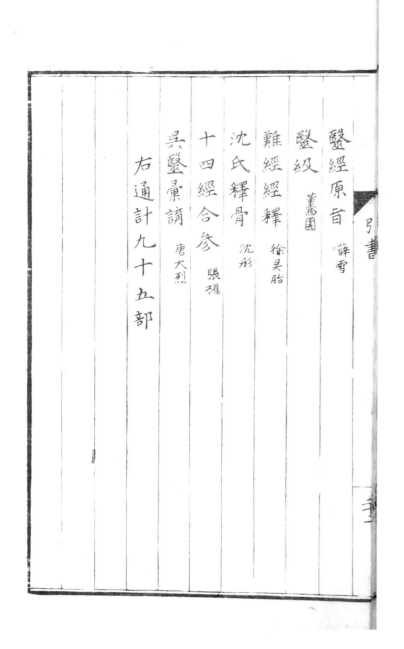

骨度

《医统》曰：人有大小长短不等，惟同身寸可以取之。人长则寸长，人短则寸短，婴孺老幼皆然。又曰：今世之医惟取中指中节，谓之同身寸，凡取诸穴悉依之，其亦未之思耳。殊不知同身之义，随身之大小、肥瘦、长短，随处分折而取之，则自无此彼短之弊，而庶几乎同身之义有准矣。若以中指为法，如瘦人指长而身小，则背腹之横寸岂不太阔邪；如肥人指短而身大，则背腹之横寸岂不太狭邪。古人所以特谓同身寸法者，盖必同其身体，随在而折之，固无肥瘦、长短之差讹也。

头之大骨围二尺六寸《铜人经》六作八，非。

胸围四尺五寸两乳间。

腰围四尺二寸平脐周围曰腰。

发所覆者颅至项一尺二寸《甲乙经》尺字上有一字。《类经》曰：发所覆者，谓发际也。前发际为额颅，后发际以下为项。前自颅，后至项，长一尺二寸。《明堂灸经》曰：《定发际法》曰如是患人先因疾患后脱落尽发际，或性本额项无发，难凭取穴，今定患人两眉中心直上三寸为发际，后取大椎直上三寸为发际，以此为准。《医统》曰：前发际至后发际折作十二节，为一尺二寸。前发际不明者，取眉心直上三寸，后发际不明发以下至颐长一尺，男子终折。《甲乙经》男作君，终作参。注：又作三折。马氏曰：君子终折，言士君子之面部三停齐等，可以始中终而三折之也，众人未必然耳。

结喉以下至缺盆中长四寸。营昇按：因头之俯仰也，仰则其寸长，俯则其寸短，且自结喉尖头量之，则其寸长；自结喉之下端量之，则其寸短也。今详之，结喉下大骨，两突骨之中间是穴。

缺盆以下至髑骬长九寸，过则肺大，不满则肺小。《本脏》篇曰：无髑骬者，心高；髑骬举者，心下。髑骬长者，心下坚；髑骬弱小以薄者，心脆。髑骬直下不举者，心端正；髑骬倚一方者，心偏倾也。《类经》曰：髑骬一名尾翳，亦鸠尾蔽骨也。

髑骬以下至天枢长八寸，过则胃大，不及则胃小。《铜人经》曰：髑骬下至脐长八寸。《神应经》曰：人若无心蔽骨者，取歧骨下至脐心，共折九寸取之。《针方六集》曰：上取歧骨下至脐心，共折作九寸取之。

者取大椎上行三寸前后共不明者折作一尺八寸頭部直寸並依此法

髪以下至頣長一尺男子終折　甲乙經男作君終作參注又作三折馬氏曰君子終折言士君子之面部三停齊等可以始中終而三折之也眾人未必然耳

結喉以下至缺盆中長四寸　營昇按因頭之俯仰也仰則其寸長俯則其寸短且自結喉尖頭量之則其寸長自結喉之下端量之則其寸短也今詳之結喉下大骨兩突骨之中間是穴

缺盆以下至髑骬長九寸過則肺大不滿則肺小　本臟篇曰無髑骬者心高髑骬舉者心下髑骬長者心下堅髑骬弱小以薄者心脆髑骬直下不舉者心端正髑骬倚一方者心偏傾也類經曰髑骬一名尾翳亦鳩尾蔽骨也

髑骬以下至天樞長八寸過則胃大不及則胃小　銅人經曰髑骬下至臍長八寸神應經曰人若無心蔽骨者取歧骨下至臍心共折九寸取之針方六集曰上取歧骨下至臍心共折作九寸取之

天枢以下至横骨长六寸半，过则回肠广长，不满则狭短，横骨长六寸半。《甲乙经》：阴交，脐下一寸；气海，脐下一寸五分；石门，脐下二寸；关元，脐下三寸；中极，脐下四寸；曲骨，横骨上中极下毛际陷者中，凡五寸。《类经》《医统》《神应经》《针方六集》《金鉴》等脐心下至毛际横骨穴折作五寸为是。

横骨上廉以下至内辅之上廉长一尺八寸。《图翼》曰：骨际曰廉；脐旁之骨突出者曰辅骨，内曰内辅，外曰外辅。

内辅之上廉以下至下廉长三寸半。

内辅下廉下至内踝长一尺三寸。

踝以下至地长三寸。

膝腘以下至跗属长一尺六寸。

《类经》曰：膝后曲处曰腘，凡两踝前后，胫掌所交之处，皆为跗之属也。张志聪曰：属者概足面而言也。

跗属以下至地长三寸。

角以下至柱骨长一尺。《铜人经》曰：脑角下至柱骨长一尺。《类经》曰：角头侧大骨，耳上高角也。柱骨、肩骨之颈项之根也。

行腋中不见者长四寸。《注证》曰：自柱骨行于腋下之隐处长四寸。

腋以下至季胁长一尺二寸。

季胁以下至髀枢长六寸。

髀枢以下至膝中长一尺九寸。

膝以下至外踝长一尺六寸。

類經曰膝後曲處曰腘凡兩踝前後胫掌所交之處皆為跗之屬也張志聰曰屬者概足面而言也

跗屬以下至地長三寸

角以下至柱骨長一尺
銅人經曰腦角與側大骨耳上高角也柱骨肩骨之頸項之根也

行腋中不見者長四寸
註證曰自柱骨行于腋下之隱處長四寸

腋以下至季脇長一尺二寸

季脇以下至髀樞長六寸

髀樞以下至膝中長一尺九寸

膝以下至外踝長一尺六寸

外踝以下至京骨长三寸。

京骨以下至地长一寸。

耳后当完骨者，广九寸。

耳前当耳门者，广一尺三寸。

两颧之间相去七寸。《注证》曰：目下高骨为颧。

两乳之间，广九寸半。营昇按：《甲乙经》曰：自气户侠输府两旁各二寸，下行至乳根。凡十二穴，广八寸。滑氏《发挥》曰：自膻中横至神封二寸，神封至乳中二寸，左右合而得八寸也。《图翼》《医统》《针方六集》《金鉴》等俱常折八寸为当矣。

两髀之间广六寸半。

足长一尺二寸，广四寸半。

肩至肘长一尺七寸。营昇按：古人此骨度之说尤多。菊池、玄藏、安井、元越等，自腋下横纹至曲池为一尺。宫本春仙、中岛元春等，自腋下至肘通计为一尺一寸。浅井赖毋借自至肘至腕一尺二寸半之法用之，皆不可为准。则村上宗占《骨度正误》曰：夫以《骨度》篇所谓人长七尺五寸者，横直等谓也。如张氏之说自肩端量则中乎脊骨而相舍，两肩之间恶合骨度乎？可谓张氏千虑之失也。介宾既如此，况后学乎？肩至肘一尺七寸，度之者举臂伸手于左右，而自大椎下脊中至肘尖可为一尺七寸也。今人肩端、肩髃至曲池为一尺七寸误也。予谓宗占所谓人长七尺五寸，虽言横直等谓是亦不合也。又宗占所谓人长七尺五寸，谓横直等。自大椎至肘一尺七寸，肘至腕一尺二寸半，自腕至中指本节长四寸，自本节至末四寸半，通计七尺六寸也。是亦不合于七尺五寸，故宗占私以为自本节至末四寸半，半字为衍文，遂削去之为七尺五寸，是亦无据，但宗占一家之说已矣。惜哉宗占未尝见《针灸腧穴铜人图经》欤！《针灸腧穴铜人图经》正面长七尺五寸，伏人长七尺五寸，侧人长七尺五寸，横直阔狭相去远近，骨骼三折各长七尺五寸，据之横直等谓也。然与《骨度》篇参考则亦有异同，而合于通计七尺五寸之法。乃知宗占自大椎至肘为一尺七寸横直等谓者甚误也。又《针灸腧穴铜人图经》两肩相去二尺一寸，肩下至肘一尺七寸，因肩下二字观之，自大椎至肘非一尺七寸明矣。故张氏之言肩者即肩端也，自肩髃至曲池为一尺七寸可从张氏之说。

肘至腕长一尺二寸半。

腕至中指本节长四寸。本节至末长四寸半。《类经》曰：末指端也。

项发以下至背骨长二寸半，《图翼》曰：自后发际以至大椎项骨三节处也。

脊骨以下至尾骶二十一节，长三尺，上节长一寸四分分之一，奇分在下，故上七节至于脊骨，九寸八分分之七。《图翼》曰：背部折法自大椎至尾骶通折三尺，上七节各长一寸四分一厘，共九寸八分七厘，中七节各一寸六分一厘，共一尺一寸二分七厘，第十四节与脐平，下七节各一寸二分六厘，共八寸八分二厘，总共二尺九寸九分六厘，不足四厘者有零未尽也。《六书精温》曰：吕，力莒切，脊骨也。凡二十一部如珠气行，一起一伏也，象上下相贯形。凡脏腑皆系于吕，心系于五椎，自十七椎至二十为腰监骨所弇。心之前有蔽骨，天然之妙也。或从肉作脊，脊之重在骨不在肉也。

腕至中指本節長四寸本節至末長四寸半

類經曰末指端也

項髮以下至背骨長二寸半

圖翼曰自後髮際以至大椎項骨三節處也

脊骨以下至尾骶二十一節長三尺上節長一寸四分分之一奇分在下故上七節至於脊骨九寸八分分之七

圖翼曰背部折法自大椎至尾骶通折三尺上七節各長一寸四分一釐共九寸八分七釐中七節各一寸六分一釐共一尺一寸二分七釐第十四節與臍平下七節各一寸二分六釐共八寸八分二釐總共二尺九寸九分六釐不足四釐者有零未盡也六書精蘊曰吕力莒切脊骨也凡二十一部如珠氣行一起一伏也象上下相貫形凡藏府皆系于吕心系于五椎自十七椎至二十為腰監骨所弇心之前有蔽骨天然之妙也或從肉作脊脊之重在骨不在肉也

二十六

經穴纂要卷之一

丹州龜山　鍪官　小阪營昇元祐　纂輯

門人

土浦　鍪官　松田貞庵

水府　鍪官　西村元春　全校
　　　　　　大橋德泉

手太陰肺經《內經知要》曰首言肺者肺朝百脉也循序相傳盡於肝經終而復始又傳於肺是爲一周

雲門　馬氏《分寸歌》曰雲門璇璣旁六寸

經脉篇馬註曰挨穴之法由天突起至璇璣由璇璣至雲門其法甚簡

经穴纂要卷之一

丹州 龟山医官 小坂营昇元祐 纂辑

门人
水府 医官 大桥德泉
　　　　西村元春 同校
土浦 医官 松田贞庵

手太阴肺经 《内经知要》曰：首言肺者，肺朝百脉也。循序相传，尽于肝经，终而复始，又传于肺，是为一周。

云门：马氏《分寸歌》曰：云门，璇玑旁六寸。

《经脉》篇马注曰：挨穴之法由天突起至璇玑，由璇玑至云门，其法甚简。

营昇按：诸书以为本经之穴始于中府，而《标幽赋》曰：穴出云门抵期门。又《蠡海集》曰：人身经络始于云门，终入于期门，又《锦囊秘录》曰：人之气血周行无间，始于手太阴出云门穴，归于足厥阴肝经，入于期门穴，今考其经行之循序，则以云门为始者是近。

中府：云门下一寸，乳上三肋间，动脉应手陷中。

天府：《十四经合参》曰：腋下三寸动脉中，以鼻取之。

营昇按：《针方六集》曰：一法以手伸直，用鼻尖点到处是穴。又法垂手与乳相平是穴。又《医学原始》曰：取法用鼻尖点臂上到处是穴。虽有此等之说，于腋下三寸动脉中取之为是。

侠白：天府下去肘五寸动脉中。

营昇按：《寿世保元》曰：先于乳头上涂墨，令两手直伸夹之染墨处，即是穴。虽有此说于去肘五寸动脉中取之为是。

卷之

行之循序則以雲門為始者是近

营昇按諸書以為本經之穴始
扵中府而標幽賦曰穴出雲門
抵期門又蠡海集曰人身經絡始
扵雲門終入扵期門又錦囊秘録曰
人之氣血周行無間始扵手太
陰出雲門穴歸扵足厥陰肝經入
扵期門穴今考其經行之循序則
以雲門為始者是近

中府 雲門下一寸乳上三肋間動脉應手陷中

天府 十四經合參曰腋下三寸動脉中以鼻取之

营昇按針方六集曰一法以手伸直用鼻
尖點到處是穴又法垂手與乳
相平是穴又醫學原始曰取法用鼻
尖點臂上到處是穴雖有此等之說扵腋下
三寸動脉中取之為是

侠白 天府下去肘五寸動脉中

营昇按寿世保元曰先扵乳頭上涂墨令兩手直伸夾
之染墨處即是穴雖有此說扵去肘五寸
動脉中取之為是

尺泽：《医学原始》曰：在肘中约纹上，与曲池相近动脉中。

孔最：去腕上七寸。

列缺：《医学原始》曰：在腕骨上侧一寸五分，取法以手交叉，食指点处是穴，两骨罅中。

吴崑《方考·脉语》曰：反关者，不行于寸口，由列缺络入臂后手阳明大肠经也。以其不顺行于关上，故名曰反关。有一手反关者，有两手反关者，此得于有生之初已然，非为病也。《古今医统》曰：人有寸关尺三部脉不见，自列

缺至陽谿見者俗謂反關脉此經脉虛而絡
脉满
李士材診家正眼曰脉不行于寸口由列缺
絡入臂後于陽明太腸經也以其不正行關
上故曰反關必反其手而診之乃可見也左
手得之主貴右手得之主冨左右俱反冨而
且貴男女皆然

經渠
醫学原始曰在手寸口脉陷中一法用食指
交又列缺為准次取食指爪甲角下是穴也

大渊
神應經曰在掌後内側横紋頭動脉

缺至阳溪见者，俗谓反关脉。此经脉虚，而络脉满。

李士材《诊家正眼》曰：脉不行于寸口，由列缺络入臂后手阳明大肠经也。以其不正行关上，故曰反关。必反其手而诊之，乃可见也。左手得之主贵，右手得之主富。左右俱反，富而且贵，男女皆然。

经渠：《医学原始》曰：在手寸口脉陷中，一法用食指交叉，列缺为准。次取食指爪甲角下是穴也。

太渊：《神应经》曰：在掌后内侧横纹头动脉。

鱼际：大指本节后内侧散脉中。

营昇按：张介宾曰：手腕之前大指本节之间，其起肉隆起，形如鱼者，统谓之鱼。寸口之前，鱼之后曰鱼际穴也，此说为是。又张志聪曰：鱼际者，手足之白肉际之隆起所，有如鱼腹，而穴在其际也。手之鱼际，肺之脉气所发，足之鱼际，脾之脉气所发也。又堀元厚曰：凡手足分肉隆起而似卧鱼之腹者，通呼谓之鱼，又谓之鱼腹，其四边分际总谓之鱼际。

少商：大指端内侧去爪甲如韭叶，白肉宛宛中。

营昇按：韭叶者，言少许也。手太阳小肠经少泽穴，去爪甲角一分下，皆仿此。

魚際　大指本節後內側散脈中

營昇按張介賓曰手腕之前大指本節之間其起肉隆起形如魚者統謂之魚寸口之前魚之後曰魚際穴也此説為是又張志聰曰魚際者手足之白肉際之隆起所有如魚腹而穴在其際也手之魚際肺之脉氣所發足之魚際脾之脉氣所發也又堀元厚曰凡手足分肉隆起而似卧魚之腹者通呼謂之魚又謂之魚腹其四邊分際總謂之魚際

少商　大指端內側去爪甲如韭葉白肉宛々中

營昇按韭葉者言少許也手太陽小腸經少澤穴去爪甲角一分下皆倣此

手太陰肺經圖

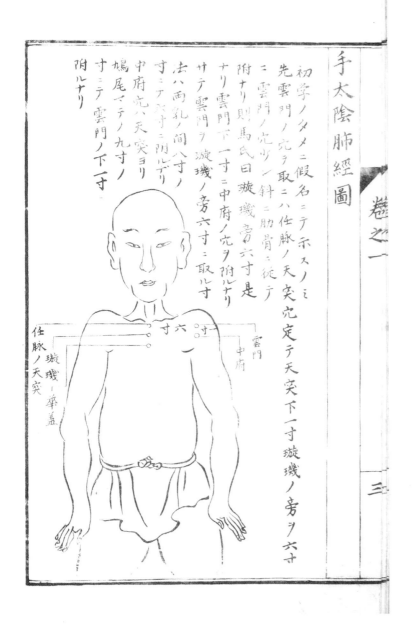

初学ノタメニ假名ニテ示スノミ
先雲門ノ穴ヲ取ニハ任脉ノ天突穴定テ天突下一寸璇璣ノ旁ヲ六寸
二雲門ノ穴シ一針ニ肋骨ニ從テ
附ナリ則馬氏曰璇璣骨六寸ニ是
ナリ雲門下一寸ニ中府ノ穴ヲ附ルナリ
サテ雲門ヲ璇璣ノ旁六寸ニ取ル寸
去ハ両乳ノ間八寸ノ
寸ニテ交叉ニ阿ルナリ
中府穴六天突ヨリ
鳩尾マテノ九寸ノ
寸ニテ雲門ノ下寸
阿ルナリ

卷之一

六寸　一寸

雲門
中府

璇璣 華盖

任脉ノ天突

三

手太阴肺经图（图见左）

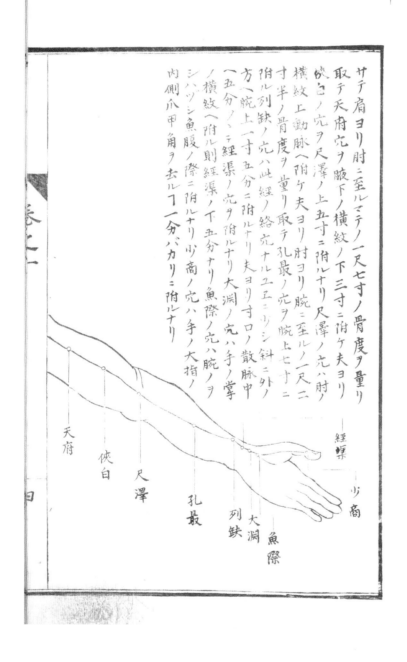

サテ肩ヨリ肘ニ至ルマテノ一尺七寸ノ骨度ヲ量リ
取テ天府穴ヲ腋下ノ横紋ノ下三寸ニ附ケ夫ヨリ
彼ノ穴ヲ尺澤ノ上五寸ニ附ケナリ尺澤ノ穴ハ肘ノ
横紋ノ上ノ動脉（附ケ夫ヨリ腕ニ至ルノ一尺二
寸半ノ骨度ヲ量リ取テ肘ヨリ腕上七寸ニ
附ル列缺ノ穴ハ此経ノ絡穴ナルユヘニシ斜ニ外
方ニ腕上一寸五分ニ附ルナリ夫ヨリ口ノ散脉中
（一五分ヘテ経渠ノ穴ヲ附ケナリ大淵ノ穴ハ掌ノ
ノ横紋（附ル則チ経渠ノ下五分ナリ少商ノ穴ハ手ノ大指ノ
シハツシ魚腹ノ際（附ルナリ魚際ノ穴ハ手ノ掌ノ
内側爪甲角ヲ去ルコ一分バカリニ附ルナリ

天府

侠白

尺澤

孔最

列缺

大淵

魚際

経渠

少商

列缺取穴图（图见左）

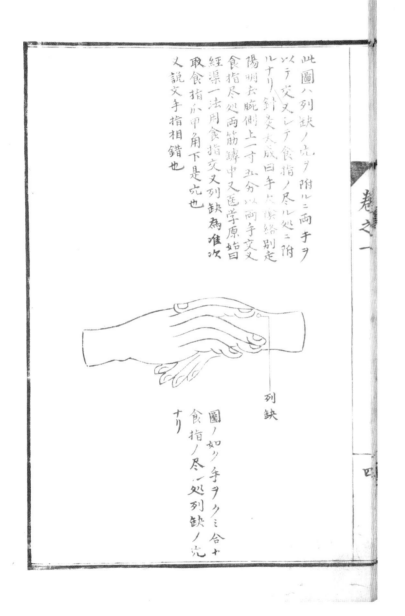

此圖ハ列缺ノ穴ヲ附スルニ両手ヲ
以テ交叉シテ食指ノ尽ル処ニ附
スルナリ針灸大成曰手太陰絡別走
陽明去腕側上一寸五分以両手交叉
食指尽処両筋罅中又医学原始曰
経渠一法用食指交叉列缺為准次
取食指尻甲角下是穴也
又説文手指相錯也

卷之一

列缺

圖ノ如ク手ヲクミ合セテ
食指ノ尽ル処ヲ列缺ノ穴
ナリ

四

少商、鱼际图（图见左）

张介宾曰：寸口之前，鱼之后。又《医彀》曰：节后散脉里。此二说为是也。

吴崑曰：手足黑白肉分之处，如鱼腹色，皆曰鱼际。又张志聪曰：鱼际者，谓手足之白肉隆起所，有如鱼腹，而穴在其际。

营昇按：《神应经》鱼际穴奇俞，大骨空在手大指第二节前，尖上屈指当骨节中，恐《神应经》鱼际穴此类欤。

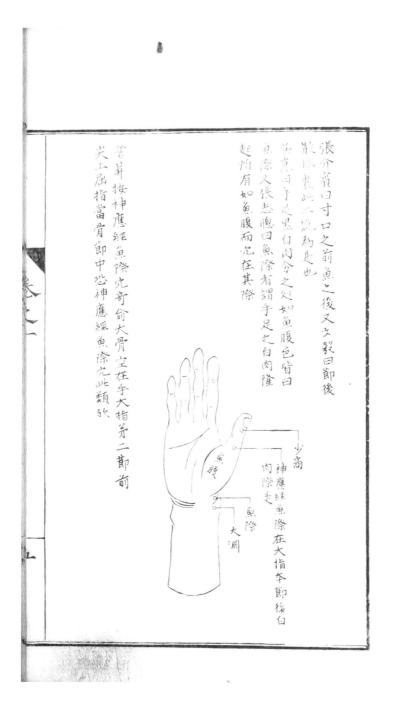

滑氏曰：手太阴起于中焦，受足厥阴之交也。由是循任脉之外，足少阴经脉之里，以次下行当脐上一寸水分穴之分，绕络大肠。其支者，从肺系出而横行循胸部第四行之中府、云门，以出腋下循臑内，历天府、侠白行手少阴、手心主之前，下入肘中抵尺泽穴也。既下肘中，乃循臂内上骨之下廉，历孔最、列缺入寸口之经渠、太渊，以上鱼循鱼际出大指之端至少商穴而终也。其支者，从腕后列缺穴，达次指内廉出其端而交于手阳明。

其支者従腕後列缺達次指内廉出其端而交於手陽明

滑氏曰手太陰起於中焦受足厥陰之
交也由是循任脉之外足少陰経脉之裏
以次下行當臍上一寸水分穴之分繞絡
大腸

其支者従肺系出而
横行循胸部第四行
之中府雲門以出腋
下循臑内歴天府侠
白行手少陰手心主
之前下入肘中抵尺泽穴也
既下肘中乃循臂内上骨之下廉歴孔最
列缺入寸口之経渠大淵以上魚循魚際出大指
之端至少商穴而終也

卷之一

膻中
中脘
水分

五

列缺穴于次
指ノ内廉ノ端
手陽明ノ商
陽ノ穴ニ相交

《入门》曰：卯时自少商穴交与商阳，循肘上行至鼻旁迎香穴止。

商阳：手大指次指内侧去爪甲角如韭叶。

营昇按：《甲乙经》《脉经》《子午经》手阳明大肠之脉起于大指次指之端，外侧其穴。则《甲乙经》在手大指次指内侧去爪甲如韭叶。诸书皆有内侧二字，故虽阳明经姑从《甲乙》。

二间：手大指次指本节前内侧陷中。

《医学原始》曰：在次指本节前内侧横纹尖尽处陷中。

三间：手大指次指本节后内侧陷中。

《医学原始》曰：在次指本节后内侧横纹尖尽处陷中。

手陽明太腸經 入門曰卯時自少商穴交與商陽循肘上行至鼻傍迎香穴止

商陽 手大指次指內側去爪甲角如韭葉

營昇按甲乙經脈經子午經手陽明太腸之脈起於大指次指之端外側則甲乙經在手大指次指內側去爪甲如韭葉諸書皆有內側二字故雖陽明經姑從甲乙

二間 手大指次指本節前內側陷中

醫學原始曰在次指本節前內側橫紋尖盡

二間 手太指次指本節後內側陷中

醫學原始曰在次指本節後內側橫紋盡處陷中

三間 手太指次指本節後內側橫紋盡處

合谷：手大指次指歧骨陷中。

阳溪：《针方六集》曰：在手腕上侧横纹前两筋间陷中。

偏历：《十四经合参》曰：手阳明络别走太阴，在腕后三寸取之。又曰：两手交叉，以中指尽处是穴。

温溜：徐氏、马氏、《入门》《医骰》等，在腕后五寸。

营昇按：《甲乙经》《千金方》《针方六集》：小士五寸大士六寸。《圣济总录》《铜人经》《聚英》：大士五寸小士六寸。《发挥》曰：小士六寸大士五寸。《圣惠方》：腕后五寸六寸间。《医学纲目》：小士大士乃小儿大人也。大士小士之说，诸书异，未详。小儿臂长指短故曰小士六寸，大人臂短指长故曰大士五寸乎。然以周身寸量之，则不可有大士小士之别。是以考之诸书，或言五寸，或言六寸，又五寸六寸之间。其说区区，无一定之说矣，不可拘大士小士之说，但以

合谷　手太指次指歧骨陷中

陽谿　鍼方六集曰在手腕上側横紋前兩筋間陷中

偏歷　十四經合參曰手陽明絡別走太陰在腕後三寸取之又曰兩手交叉以中指畫處是穴

温溜　徐氏馬氏入門醫骰等在腕後五寸
營昇按甲乙經千金方鍼方六集小士五寸大士六寸聖濟總錄銅人經聚英大士五寸小士六寸發揮曰小士六寸大士五寸聖惠方腕後五寸六寸間醫學綱目小士大士乃小兒大人也大士小士之說諸書異未詳小兒臂長指短故曰小士六寸大人臂短指長故曰大士五寸乎然以周身寸量之則不可有大士小士之別是以考之諸書或言五寸又言六寸又五寸六寸之間其說區區無一定之說矣不可拘大士小士之說但以

腕後五寸為是。亦握手視之有分肉，如蛇頭之形，此地肌肉隆起，象似蛇頭，故以名此，即溫溜穴是也，一名蛇頭。

下廉　圖翼曰曲池下四寸

上廉　圖翼曰曲池下三寸

三里　曲池下二寸按之肉起

曲池　太平聖惠方曰在肘外輔骨曲肘橫文頭宛宛中陷者是其穴

營昇按徐氏大全醫學入門肘外輔屈肘兩骨中紋頭盡處明堂灸經神應經針灸大成醫宗金鑑千金方肘外輔骨曲肘橫文頭陷中本事方曰臂相連處紋盡處是穴此等說亦為是

肘髎　圖翼曰在肘大骨外廉陷中與天井相並相

腕后五寸为是。亦握手视之有分肉，如蛇头之形，此地肌肉隆起，象似蛇头，故以名此，即温溜穴是也，一名蛇头。

下廉：《图翼》曰：曲池下四寸。

上廉：《图翼》曰：曲池下三寸。

三里：曲池下二寸，按之肉起。

曲池：《太平圣惠方》曰：在肘外辅骨曲肘横纹头，宛宛中陷者是其穴。

营昇按：徐氏《大全》《医学入门》：肘外辅屈肘两骨中纹头尽处。《明堂灸经》《神应经》《针灸大成》《医宗金鉴》《千金方》，肘外辅骨曲肘横纹头陷中。《本事方》曰：臂相连处，纹尽处是穴，此等说亦为是。

肘髎：《图翼》曰：在肘大骨外廉陷中与天井相并，相去一寸四分。

五里：《医学原始》曰：在肘上三寸，行向里大脉中央。一法：在曲池横纹尖尽上二寸是穴。

营昇按：五里穴，《气穴论》曰：大禁二十五，在天府下五寸。王注曰：五里穴也。中岛玄俊以五里穴移入于手太阴肺经，然不可从。

臂臑：肘上七寸。

肩髃：肩端两骨间陷者宛宛中，举臂有空。

《骨空论》曰：举臂肩上陷者灸之。王注曰：谓肩髃。

巨骨：肩端上行，两叉骨间陷中。

天鼎：《医宗金鉴》曰：颈缺盆上直行，扶突下一寸。

天鼎　醫宗金鑑曰頸缺盆上直行扶突下一寸

巨骨　肩端上行兩叉骨間陷中

肩髃　肩端兩骨間陷者宛々中舉臂有空　骨空論曰舉臂肩上陷者灸之王注曰謂肩髃

臂臑　肘上七寸

五里　醫學原始曰在肘上三寸行向裏大脈中央　一法在曲池横紋尖盡上二寸是穴　營昇按五里穴氣穴論曰大禁二十五在天府下五寸王注曰五里穴也中島玄俊以五里穴移入于手太陰肺經然不可徒

去一寸四分

卷之一　七

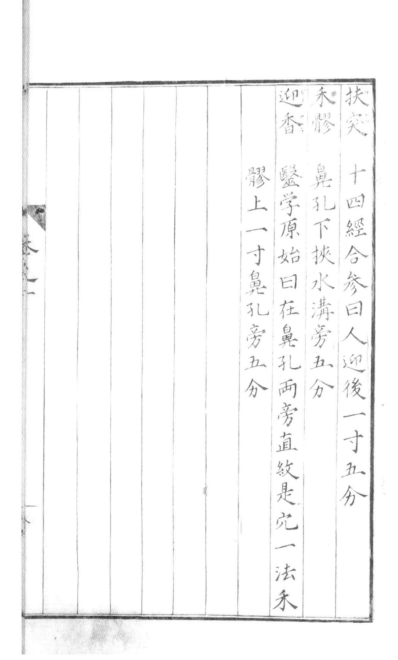

扶突：《十四经合参》曰：人迎后一寸五分。

禾髎：鼻孔下挟水沟旁五分。

迎香：《医学原始》曰：在鼻孔两旁直纹是穴。一法：禾髎上一寸，鼻孔旁五分。

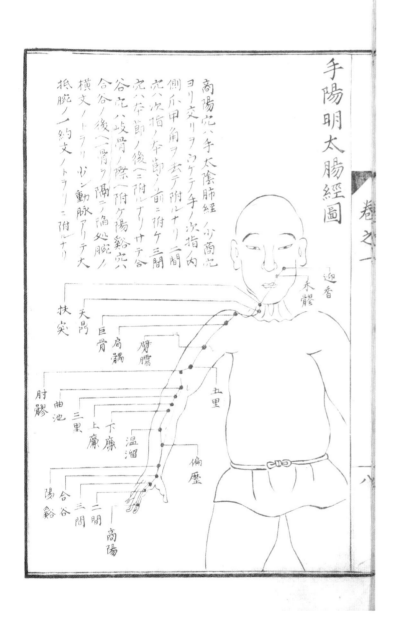

手陽明太腸經圖

商陽穴ハ手太陰肺經ニ分ル商陽穴
ヨリ交リヲツケテ手ノ次指内
側爪甲角ヲ去テ附ルナリ二間
穴ハ次指ノ本節ノ前ニ附ケ三間
穴ハ本節ノ後ニ附ケリ廿テ合
谷穴ハ岐骨ノ際ニ附ケ陽谿穴
合谷ノ後ニ附ル陽谿ノ處腕ノ
横文ノトヲリ少シ動脉アリテ大
抵腕ノ約文ノトヲリニ附ルナリ

迎香
禾髎
扶突
天鼎
巨骨
肩髃
臑臑
肘髎
曲池
三里
上廉
下廉
五里
温溜
偏歴
陽谿
合谷
三間
二間
商陽

卷之一

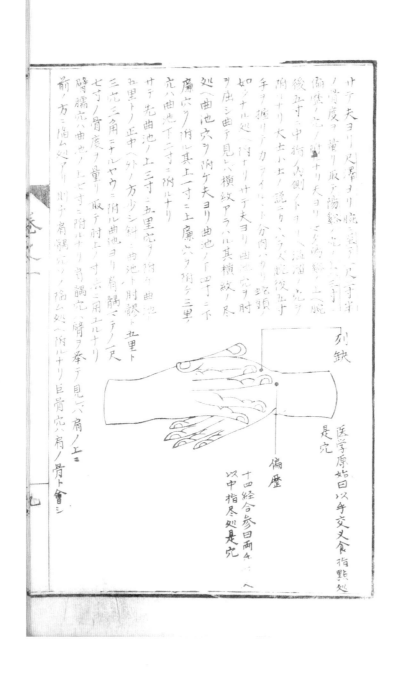

列缺
是穴
医学原始曰以手交叉食指點処

偏歴
十四経合参曰両穴
以中指尽処是穴

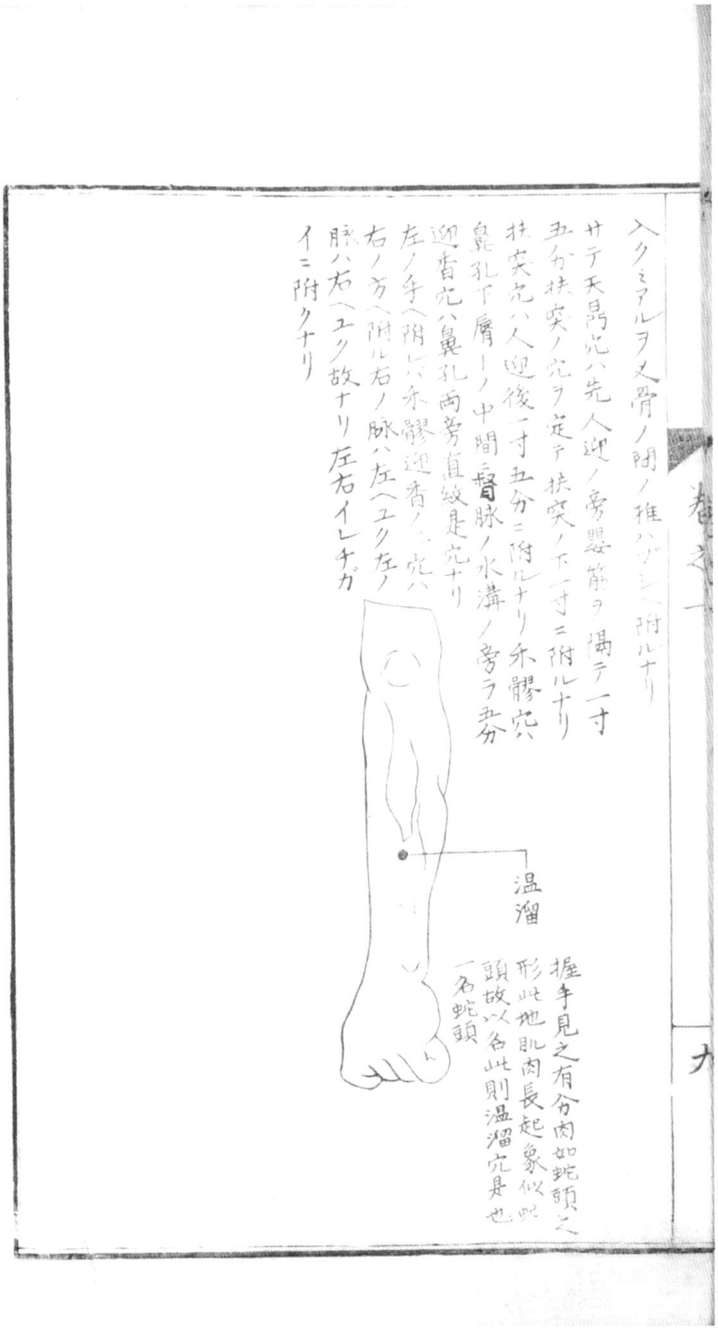

温溜取穴图（图见左）

握手见之，有分肉如蛇头之形。此地肌肉长起，象似蛇头，故以名。此则温溜穴是也。一名蛇头。

巨骨、大椎图 （图见左）

　　滑氏曰：受手太阴之交行于阳之分也。由是循指上廉历二间、三间，以出合谷两骨之间，复上入阳溪两筋之中，自阳溪而循臂上廉之偏历、温溜、下廉、上廉、三里入肘外廉之曲池，循臑外廉，历肘髎、五里、臂臑，络臑会，上肩至肩髃穴也，循巨骨穴上出柱骨之会，上会于大椎。

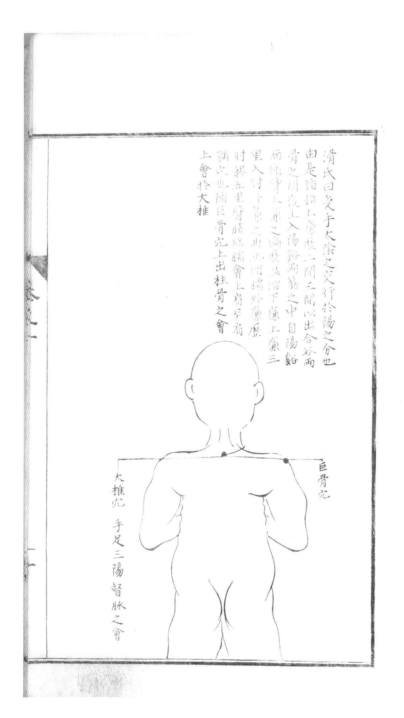

滑氏曰炎手太陰之交行扵陽之分也
由是循指上廉歴二間三間以出合谷両
骨之間復上入陽谿両筋之中自陽谿
而循臂上廉之偏歴温溜下廉上廉三
里入肘外廉之曲池循臑外廉歴肘髎
五里臂臑絡臑會上肩至肩髃
穴也循巨骨穴上出柱骨之會
上會扵大椎

巨骨穴

大椎穴 手足三陽督脉之會

滑氏曰：自大椎而下入缺盆，循足阳明经脉，外络绕肺脏，复下膈当天枢之分，会属于大肠。

又曰：其支别者，自缺盆上行于颈，循天鼎、扶突上贯于颊，入下齿缝中。复出夹两口吻相交于人中之分，左脉之右，右脉之左，夹鼻孔循禾髎、迎香而终，以交于足阳明也。

《图翼》曰：缺盆为五脏六腑之道。

《华佗内照图》曰：膻中名气海，在两乳之间为气之海也，所属焉能分布阴阳气者，主源乃命之主。

《针方六集》曰：膻中居两乳间，是为气之所会。

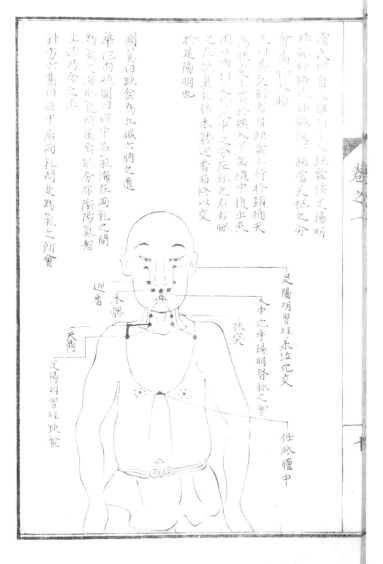

足陽明胃經 醫學入門云辰時自迎香交與兼泣穴上行至頭維對人迎循胸腹下至足指屬兌穴止

至真要大論曰帝曰陽明何謂也岐伯曰兩陽合明也類注曰陽之盛也

兼泣 目下七分直瞳子

王惟一銅人腧穴鍼灸圖經徐三友銅人俞穴鍼灸圖經鍼灸大成施沛々然經穴指掌圖醫學原始頭維下關頰車兼泣循序醫學入門程氏醫彀自迎香交與兼泣穴上行至頭維對人迎循胸腹至足屬兌穴止圖穴起自頭維行氣實自兼泣始也

四白 目下一寸直瞳子

足阳明胃经《医学入门》云：辰时自迎香交与承泣穴，上行至头维对人迎，循胸腹下至足指历兑穴止。

《至真要大论》曰：帝曰：阳明何谓也？岐伯曰：两阳合明也。《类》注曰：阳之盛也。

承泣：目下七分直瞳子。

王惟一《铜人腧穴针灸图经》、徐三友《铜人俞穴针灸图经》《针灸大成》、施沛沛然《经穴指掌图》《医学原始》：头维、下关、颊车、承泣循序。《医学入门》、《程氏医彀》自迎香交与承泣穴，上行至头维对人迎，循胸腹至足历兑穴止。《图穴》起自头维，行气实，自承泣始也。

四白：目下一寸直瞳子。

巨髎：鼻孔旁八分直瞳子。

地仓：挟口吻旁四分。

大迎：曲颔前一寸三分骨陷中动脉。

颊车：耳下曲颊端陷中。

下关：客主人下耳前动脉下廉，合口有空，开口则闭。

头维：额角发际本神旁一寸五分，神庭旁四寸五分。

人迎：颈大动脉应手，挟结喉旁一寸五分。

《寒热病》篇曰：颈侧之动脉人迎。人迎，足阳明也，在婴筋之前。

滑氏曰：古以夹喉两旁为气口人迎。至晋王叔和直以左右手寸口为人迎气口。

《千金方》《外台秘要》《针灸大成》：颈大脉动应手，夹结喉两旁一寸五分，仰而取之，以候五脏气。

水突：《医学入门》云：直人迎下气舍上二穴之中。

气舍：颈直人迎下挟天突陷中。

缺盆：《针方六集》云：在肩上横骨陷中，挟天突两旁各四寸。

也在婴筋之前

滑氏曰古以夾喉兩旁為氣口人迎至晉王叔和直以左右手寸口為人迎氣口

十金方外臺秘要鍼灸大成頸大脉動應手夾結喉兩旁一寸五分仰而取之以候五藏氣

水突醫學入門云直人迎下挾天突陷中

氣舍頸直人迎下挾天突陷中

缺盆鍼方六集云在肩上橫骨陷中挾天突兩傍各四寸

《图翼》曰：为五脏六腑之道。

气户：巨骨下俞府旁二寸陷中。

库房：气户下一寸六分陷中。

营昇按：滑氏《发挥》曰：气户下一寸六分陷中。《明堂灸经》所谓输府下一寸，即华盖旁二寸也，华盖穴。《甲乙经》《千金方》《铜人经》《外台秘要》《资生经》《针方六集》《古今医统》《医学原始》《十四经合参》诸书为璇玑下一寸陷中，据于任脉观之，六分二字宜削去。

屋翳：《医学纲目》云：库房下一寸。

膺窗：屋翳下一寸六分陷中。

乳中：当乳是。

营昇按：此穴诸说甚多。《圣济总录》《针灸大成》为当乳中是。《古今医统》乳中当乳之中。《医彀》：两乳中心名乳中。《入

門原始乳中即乳頭上此說為是鍼灸聚英云丹溪曰乳房陽明胃所經乳頭厥陰肝所属

乳根

乳下一寸六分陷中

醫學正傳曰婦人在乳房下起肉處陷中

壽世保元曰在正直乳下容一指許骨間陷中婦人則屈乳頭度之乳頭齊處是穴

經絡全書曰虛里乳根穴分也俗謂之氣眼

甲乙經曰胃之大絡名曰虛里貫膈絡肺出于左乳下其動應手脉之宗氣也

類註曰宗氣不固而大泄於外中虛之候也

虛里跳動最為虛損病本故凡患陰虛勞怯

门》《原始》：乳中即乳头上，此说为是。《针灸聚英》云：丹溪曰乳房阳明胃所经，乳头厥阴肝所属。

乳根：乳下一寸六分陷中。

《医学正传》曰：妇人在乳房下起肉处陷中。

《寿世保元》曰：在正直乳下容一指许骨间陷中，妇人则屈乳头，度之乳头齐处是穴。

《经络全书》曰：虚里，乳根穴分也。俗谓之气眼。

《甲乙经》曰：胃之大络，名曰虚里。贯膈络肺，出于左乳下，其动应手，脉之宗气也。

《类注》曰：宗气不固而大泄于外，中虚之候也。虚里跳动，最为虚损，病本。故凡患阴虚劳怯，则心下多有跳动及为惊悸慌怅者，即此证。人只知其心跳而不知虚里之动也，但动之微者，病尚微，动之甚者，病则甚也。

不容：幽门旁相去各一寸五分。

营昇按：自不容至归来，去腹中行广狭，诸贤之说不同。《十四经发挥》、徐三友《铜人经》《千金方》《外台》《资生经》、石本《铜人经》《金鉴》：自不容至气冲去腹中行二寸。《甲乙经》《聚英》《医统》《大成》：自不容至滑肉门去腹中行三寸，自天枢至气冲去中行二寸。《针方六集》：自不容至滑肉门二寸五分，自天枢至气冲夹脐各二寸。《千金方·脾脏》云：长谷夹脐相去五寸。《明堂灸经》《圣惠方》：上管两旁一寸。《医学原始》：自不容至滑肉门去腹中行二寸，自天枢至气冲去腹中行三寸。《入门》：不容穴平巨阙旁三寸，天枢平脐旁三寸。诸说纷纷不能无疑矣。《十四经》《千金方》《外台》《圣济总录》《铜人经》《资生经》《金鉴》所说为是。

承满：不容下一寸。

承满
不容下一寸

不容
营昇按自不容至归来去腹中行广狭诸贤之说不同十四经发挥徐三友铜人经千金方外台资生经石本铜人经金鉴自不容至气冲去腹中行二寸甲乙经聚英医统大成自不容至滑肉门去腹中行三寸自天枢至气冲去中行二寸针方六集自不容至滑肉门二寸五分自天枢至气冲夹脐各二寸千金方脾脏云长谷夹脐相去五寸明堂灸经圣惠方上管两旁一寸医学原始自不容至滑肉门去腹中行二寸自天枢至气冲去腹中行三寸入门不容穴平巨阙旁三寸天枢平脐旁三寸诸说纷纷不能无疑矣十四经千金方外台圣济总录铜人经资生经金鉴所说为是

幽门旁相去各一寸五分

微者病尚微动之甚者病则甚也

人止知其心跳而不知虚里之动也但动之

则心下多有跳动及为惊悸慌怅者即此证

卷之一

梁门：承满下一寸。

关门：梁门下一寸。

太乙：关门下一寸。

滑肉门：太乙下一寸。

天枢：夹脐两寸。

外陵：天枢下一寸。

大巨：外陵下一寸。

水道：《针灸聚英》《十四经合参》等，在大巨下二寸。

　　《注证》《分寸歌》曰：枢下四寸。

归来：徐氏《大全》曰：水道下一寸。

梁門　兼滿下一寸

關門　梁門下一寸

太乙　關門下一寸

滑肉門　太乙下一寸

天樞　狹臍二寸

外陵　天樞下一寸

大巨　外陵下一寸

水道　鍼灸聚英十四經合參等在大巨下二寸　註證分寸歌曰樞下四寸

歸來　徐氏大全曰水道下一寸

卷之一

气冲：《医学纲目》曰：脐下两旁阴毛际，横骨端宛宛中，有动脉是也。

《西方子明堂》曰：引《刺热论》注曰：在腹脐下横骨两端鼠蹊上一寸，动脉应手。

《骨空论》曰：毛际动脉。《人镜经》《医学原始》等，曲骨旁三寸来。施沛沛然《经穴指掌图》：气冲，曲骨旁三寸求。《程氏医彀》曰：曲骨旁，三寸为是也。

髀关：《图翼》《马氏歌》等：膝上一尺二寸。

伏兔：膝上六寸起肉，正跪坐而取之。

氣衝　醫學綱目曰臍下兩旁陰毛際橫骨端宛々中有動脈是也
西方子明堂曰引刺熱論註曰在腹臍下橫骨兩端鼠䪒上一寸動脈應手
骨空論曰毛際動脈人鏡經醫學原始等曲骨旁三寸來施沛々然經穴指掌圖氣衝曲骨旁三寸求程氏醫彀曰曲骨旁三寸為是也

髀關　圖翼馬氏歌等膝上一尺二寸

伏兔　膝上六寸起肉正跪坐而取之

阴市：膝上三寸。

梁丘：膝上二寸。

犊鼻：《医学入门》曰：在膝头眼外侧大筋陷中。

《医宗金鉴》曰：从梁丘下行过①膝盖骨，骺骨上陷中，俗名膝眼，此处陷中。两旁有空，状如牛鼻在外侧者。

三里：膝眼下三寸，又曰极重。按之则跌上动脉止矣。

《得效方》曰：以手约膝取中指稍尽处是穴。

巨虚：三里下三寸，举足取之。

①过：原作"遇"，据《医宗金鉴》卷八十一改。

条口：下廉上一寸，举足取之。

巨虚下廉：上廉下三寸，举足取之。

　《入门》曰：三里下六寸。

丰隆：《铜人针灸图经》曰：外踝上八寸。《甲乙经》《千金方》《圣惠方》《资生经》《外台秘要》《圣济总录》等，外踝上八寸。

解溪：《医学原始》曰：在足腕上冲阳后寸半，系鞋处。一法：去内庭上六寸半。

　营昇按：此穴《刺疟论》注在冲阳后三寸半，《气穴论》注二寸半。《甲乙经》《图翼》《发挥》《医学原始》以冲阳后一寸五分，去内庭上六寸半，为是。

條口　下廉上一寸舉足取之

巨虚下廉　上廉下三寸舉足取之

入門曰三里下六寸

豐隆　銅人鍼灸圖經曰外踝上八寸甲乙經千金方聖惠方資生經外臺秘要聖

濟總錄等外踝上八寸

解谿　醫學原始曰在足腕上衝陽後寸半繫鞋處

一法去內庭上六寸半

營昇按此穴刺瘧論注在衝陽後三寸半氣穴論注二寸半甲乙經圖翼發揮醫學原始以衝陽後一寸五分去內庭上六寸半為是

卷之一

二五

冲阳：足跌上五寸骨间动脉，去陷谷三寸。

营昇按：《医宗全鉴》曰足跌上脚面，高骨间动脉。张氏曰：即仲景所谓跌阳脉是也。《铜人经》《发挥》等：去陷谷三寸。《针灸大全》《医学入门》：去内庭五寸，俱为是。

陷谷：《针灸大成》曰：足大指次指外间本节后陷中，去内庭二寸。

营昇按：《甲乙经》《千金方》《外台秘要》《圣济总录》《针灸聚英》《针灸资生经》《神应经》《针方六集》《医学入门》等皆云：去内庭二寸，此说为是。《医学原始》曰：在足二指内侧本节后陷中，去内庭一寸，此说非也，内侧二字恐误。何则足阳明胃经阳经也，取之内侧则属阴经，谬误可知也。《针灸大成》曰：足大指次指外间本节后去内庭二寸，此说尤为得之。

内庭：足大指次指外间。

历兑：《针方六集》曰：在足大指次指之端外侧向中

指边，去爪甲如韭叶。

足阳明胃经图 （图见左）

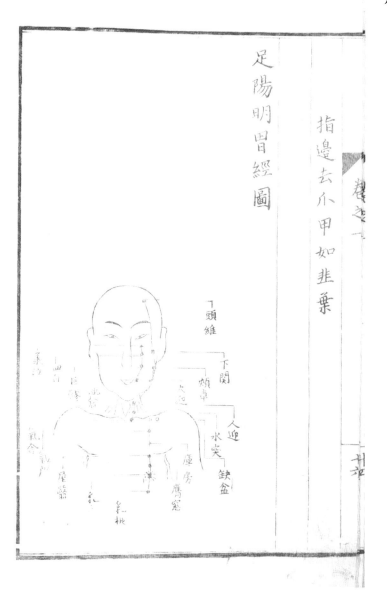

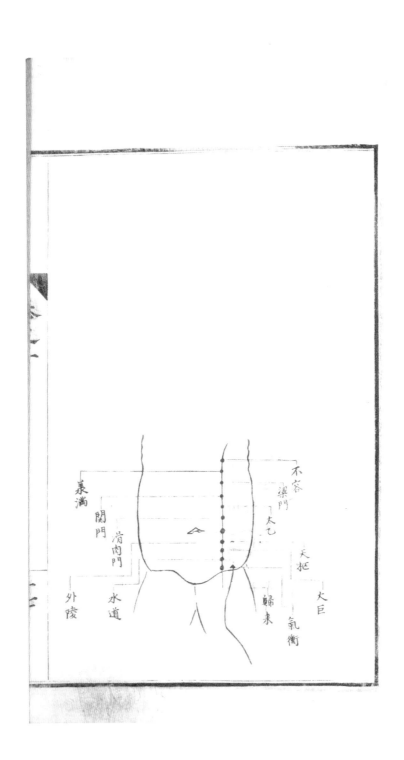

兼立ノ穴手陽明大腸経迎香ヨリ交リ受テ目下七分直瞳子ニ附ルナリ四白ハ目
下一寸ノ附ケ窩容骨者孔ノ旁ハ分直瞳子ニ附ル地倉ハ口吻ノ旁四分ニ附ル夫ヨリ大迎ハ
曲頷コリ一寸三分直頷ヨリ頷ノ旁（探リ見レバ骨ノ端ニ動脉アリ此骨ノ陥キ動脉ニ
付ル頬車ハ耳下ノ曲頷ニ付ル下関（胆経ノ客主人トゥ骨ヲ隔テ下タカト附ル
址モ骨室アリ頭維ニ採リテ取（胆経ノ客主人ノ傍四寸五分ニ附ル缺盆ハ天
突ノ旁四寸乳頭ノトヲリ缺盆骨ノ骨空（附ナリ夫ヨリ氣戸ハ任脉ノ璇璣ノ旁
二寸ニ附ル缺盆ノ傍ノ腹ノ中行ヲ去ル丁四寸ニ附ル庫房ハ氣戸ノ下一寸
ニ附ケ屋翳ハ庫房ノ下一寸六分ニ附ル膺窓ハ屋翳ノ下一寸六明年乳
頭（附ル乳状ハ乳中ノ下一寸六分ニ附ルナリ乳中ハ乳頭ニ附ルナリ兼馬
梁門ハ幽門ノ左肯肉門天枢外陵大巨ノ下一寸ツ、下ニ附ルナリ氣断ハ
参ニ大巨ノ下一寸三附ケ故来モ大全ニ水道ノ下一寸此説ニ従ヒテ氣断ハ
任脉ノ曲骨ノ傍三寸陰毛際横骨端ノ動脉有ル処ニテ氣衝ノ直上一寸ニ附ルナリ
廿丁髀関穴ヲ取ニ横骨ヨリ内輔ノ上廉マテノ一尺八寸ノ骨度ヲ量リ取テ正坐
シテ膝益ノ内ノ角ヨリ一尺二寸分肉ノトヲリ（附ル伏兎ハ膝益ノ正中ヨリ六寸ニ附ル
陰市ハ膝益ノ外角ヨリ三寸ニ附ル梁兵陰市ノ下一寸ニ附ルナリ

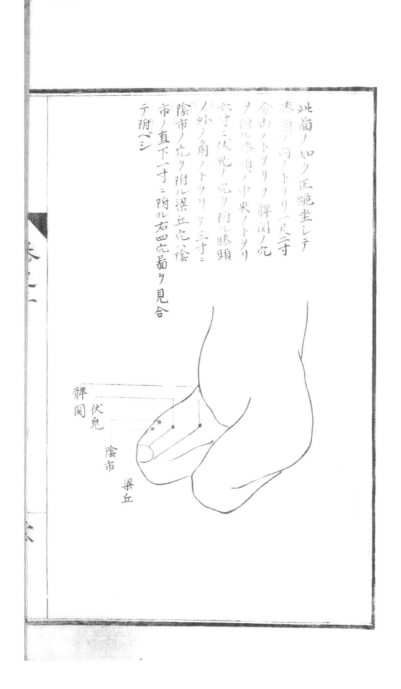

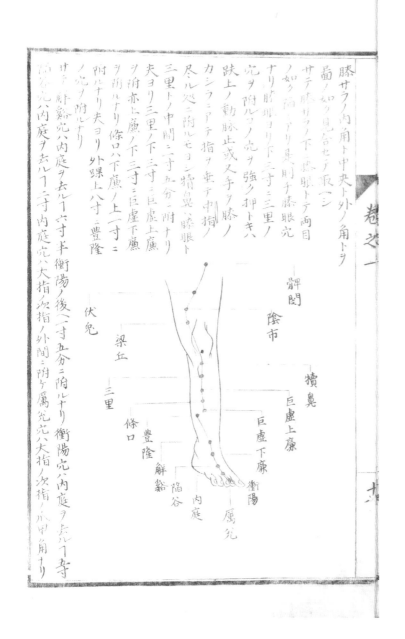

膝サラノ内角ト中央ト外ノ角トヲ
量ノ如ク目允合セノ辰ニ
サテ膝サラノ下ニ赤眼トテ両目
ノ如ク陥ミアリ是則チ膝眼穴
ナリ臍邪ヨリ下三寸三里ノ
穴ヲ附ルノ穴ヲ強ク押トキ
跌上ノ動脈止或又手ヲ膝ノ
カシラニアテ指ヲ垂テ中指ノ
尽ル処ニ陥ルモコニ指晃ヲ膝眼ト
三里トノ中間ニ二寸五分ニ附ナリ
夫ヨリ三里ノ下三寸ニ巨虚上廉
ヲ附赤上廉ノ下三寸ニ巨虚下廉
ヲ附ルナリ夫ヨリ條口ヲ下廉
ノ上一寸ニ附ルナリ
附ルナリ夫ヨリ外踝上八寸ニ豐隆
ノ穴ヲ附ルナリ
サテ肝谿穴ハ内庭ヲ去ルコ六寸半衝陽ノ後一寸五分ニ陥ルナリ衝陽穴ハ内庭ヲ去ルコ寸
而豁穴ハ内庭ヲ去ルコ二寸内庭穴ハ大指次指ノ外間ニ附ケ属ス穴穴ハ大指ノ次指ノ爪甲角ナリ

足阳明胃经支别与交会图（图见左）

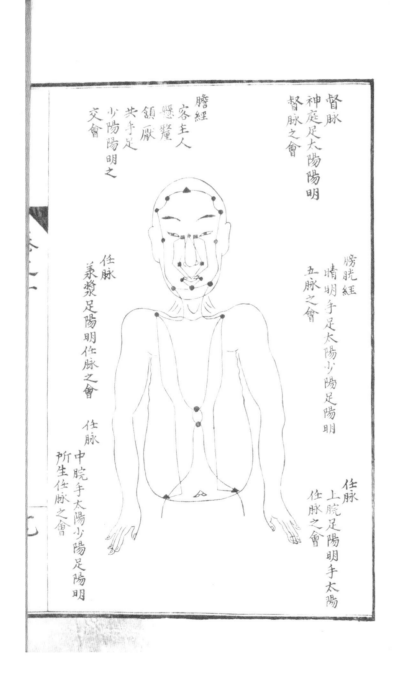

足阳明起于鼻两旁迎香穴，由是而上左右相交于頞中，过睛明之分，下循鼻外，历承泣、四白、巨髎入上齿中，复出循地仓夹两口吻，环绕唇下，左右相交于承浆之分也。自承浆却循颐后下廉，出大迎循颊车上耳前，历下关过客主人，循发际，行悬厘、颔厌之分，经头维会于额颅之神庭。

其支别者，从大迎前下人迎，从喉咙历水突、气舍入缺盆，行足少阴俞府之外，下膈当上脘中脘之分，属胃络脾。

其直行者从缺盆而下，下乳内廉循气户、库房、屋翳、膺窗、乳中、乳根、不容、承满、梁门、关门、太乙、滑肉门下夹脐，历天枢、外陵、大巨、水道、归来诸穴而入气冲中也。自属胃处起，胃下口循腹里，过足少阴肓俞之外，本经之里，下至气冲与前之入气冲者合。

足陽明起於鼻兩傍迎香穴由是而上左右相交於頞中過睛明之分下循鼻外歷承泣四白巨髎入上齒中復出循地倉夾兩口吻環繞脣下左右相交於承漿之分也自承漿卻循頤後下廉出大迎循頰車上耳前歷下關過客主人循髮際行懸釐頷厭之分經頭維會於額顱之神庭

其支別者從大迎前下人迎從喉嚨歷水突氣舍入缺盆行足少陰俞府之外下膈當上脘中脘之分屬胃絡脾

其直行者從缺盆而下下乳內廉循氣戶庫房屋翳膺窗乳中乳根不容承滿梁門關門太乙滑肉門下夾臍歷天樞外陵大巨水道歸來諸穴而入氣衝中也自屬胃處起胃下口循腹裏過足少陰肓俞之外本經之裏下至氣衝與前之入氣衝者合

卷之一

足阳明之别名曰丰隆，去踝八寸，别走太阴，据此则本经自丰隆别出者，不入中指外间者明矣。

其支者，自跗上冲阳穴，别行入大指间，斜出足厥阴行间穴之外，循大指下出其端，以交于足太阴。

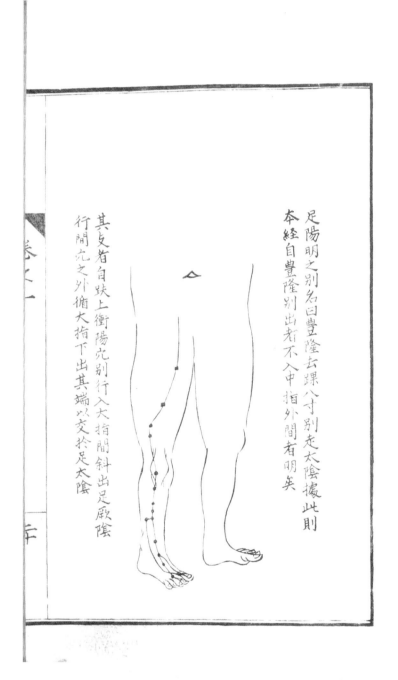

本经自豐隆別出者不入中指外間者明矣

足陽明之別名曰豐隆去踝八寸別走太陰據此則

其支者自跗上衝陽穴別行入大指間斜出足厥陰行間穴之外循大指下出其端以交於足太陰

既相合气冲中，乃下髀关抵伏兔，历阴市、梁丘，下入膝膑中，经挟鼻下循胻外廉之三里、巨虚上廉、条口、巨虚下廉、丰隆、解溪，下足跗之冲阳、陷谷，入中指外间之内庭，至历兑而终也。

其支者，自跗上冲阳穴，别行入大指间，斜出足厥阴行间穴之外，循大指下出其端，以交于足太阴。

既相合氣衝中乃下髀關抵伏兔歷陰市梁丘下入膝臏中經挟鼻下循胻外廉之三里巨虚上廉條口巨虚下廉豐隆解谿下足跗之衝陽陷谷入中指外間之内庭至歷兑而終也

其支者自跗上衝陽穴別行入大指間斜出足厥陰行間穴之外循大指下出其端以交於足太陰

足大陰脾經 醫字入門曰巳時自衝陽過交與足指隱白循腿腹上

行至腋下大包穴止

隱白 足大指內側端去爪甲角如韭葉

大都 足大指本節後陷中

大白 足內側核骨下陷中

神應經曰在足大指內側大都後一寸下一寸

公孫 徐氏大全曰在大指內側去本節後一寸

醫學入門曰太白後一寸陷中

商丘 圖翼曰內踝下微前陷中前有中封後有照

海此穴居中 神應經針灸大成共同

足太阴脾经《医学入门》曰：巳时自冲阳过，交与足指隐白，循腿腹上行至腋下大包穴止。

隐白：足大指内侧端去爪甲角如韭叶。

大都：足大指本节后陷中。

太白：足内侧核骨下陷中。

《神应经》曰：在足大指内侧，大都后一寸下一寸。

公孙：徐氏《大全》曰：在大指内侧去本节后一寸。

《医学入门》曰：太白后一寸陷中。

商丘：《图翼》曰：内踝下微前陷中，前有中封后有照海，此穴居中。

《神应经》《针灸大成》共同。

三阴交：内踝上三寸骨下陷中。

营昇按：《神农黄帝针灸图》《甲乙经》《外台秘要》《圣济总录》《铜人腧穴针灸图经》《针灸资生经》《针灸聚英》《医学入门》《针灸大成》《医学原始》《医宗金鉴》等，皆云内踝上三寸骨下。《千金方》《圣惠方》《明堂灸经》俱为内踝上八寸。《神应经》《图翼》《针灸经》《验方》为内踝上除踝三寸骨下陷中。此穴《千金翼方》所谓内踝上一夫，名三阴交者。而今世俗称手一束者是也。

漏谷：内踝上六寸骨下陷中。

地机：《医学入门》曰：膝下五寸大骨后。

阴陵泉：膝下内侧辅骨下陷中，伸足取之。

血海：《医学原始》曰：在膝髌上内廉，赤白际二寸，用手按于膝上，大指向内廉，中指向外廉，指头尽处是穴。

箕门：《针灸聚英》《医学入门》《医学原始》《经穴指掌图》等，皆云血海上六寸阴股内，动脉应手筋间。

冲门：上去大横五寸，在府舍下横骨端约中动脉。

府舍：腹结下三寸。《医宗金鉴》曰：冲门上七分。

腹结：大横下一寸三分。

大横：《医学入门》曰：平脐旁四寸半。

营昇按：《甲乙经》《铜人经》《千金方》《外台》《金鉴》皆曰：去腹中行三寸半。《注证发微》《十四经》《针灸聚英》《古今医统》《大成》《入门》《资生经》：去腹中行四寸半。《针方六集》：去腹中行四寸。《甲乙经》《外台》《针方六集》：腹哀下三寸。《铜人经》《圣济总录》《聚英》《发挥》《大成》《原始》《合参》：腹哀下三寸半。《医学纲目》：腹哀下二寸五分。《千金方》：腹哀下二寸。《八脉考》：腹哀下一寸五分。《古今医统》：腹哀下一寸三分。以上诸说皆不同。腹哀穴在期门下二寸，期门下二寸

箕門
鍼灸聚英醫學入門醫學原始經穴指掌圖
等皆云血海上六寸陰股內動脉應手筋間

衝門
上去大橫五寸在府舍下橫骨端約中動脉

府舍
腹結下三寸
醫宗金鑑曰衝門上七分

腹結
大橫下一寸三分

大橫
醫學入門曰平臍傍四寸半
營昇按甲乙經銅人經千金方外臺金鑑皆曰去腹中行三寸半注證發微十四經針灸聚英古今醫統大成入門資生經去腹中行四寸半醫學綱目腹哀下……針方六集去腹中行四寸甲乙經外臺針方六集腹哀下三寸銅人經聖濟總錄聚英發揮大成原始合參腹哀下三寸半醫學綱目腹哀下二寸五分千金方腹哀下二寸……八脈考腹哀下一寸五分古今醫統腹哀下一寸三分以上諸說皆不同腹哀完在期門下二寸期門下二寸

即当脐上四寸也。或云腹哀下三寸五分为大横穴。又云三寸，又云二寸五分，又云二寸，又云一寸五分，又云一寸三分。以上之说俱不合骨度，不可拘拘，今取《入门》所说，定为平脐旁四寸半。

腹哀：日月下一寸五分。

营昇按：日月穴，期门下五分。期门，巨阙旁四寸半。巨阙，脐上六寸也。《分寸歌》曰：腹哀，期下方二寸。

食窦：《针灸大成》曰：天溪下一寸六分，去胸中行各六寸。

天溪：胸乡下一寸六分，仰而取之，对膻中。

胸乡：周荣下一寸六分，仰而取之。

周荣：中府下一寸六分，仰而取之。

大包：渊腋下三寸。

即當臍上四寸也或云腹哀下三寸五分為大橫穴又云三寸又云二寸五分又云二寸又云一寸五分又云一寸三分以上之說俱不合骨度不可拘々今取入門所說定為平臍傍四寸半

腹哀 日月下一寸五分

營昇按日月穴期門下五分期門巨闕旁四寸半巨闕臍上六寸也分寸歌曰腹哀期下方二寸

食竇 鍼灸大成曰天谿下一寸六分去胸中行各六寸

天谿 胸鄉下一寸六分仰而取之對膻中

胸鄉 周榮下一寸六分仰而取之

周榮 中府下一寸六分仰而取之

大包 淵腋下三寸

足太阴脾经图（图见左）

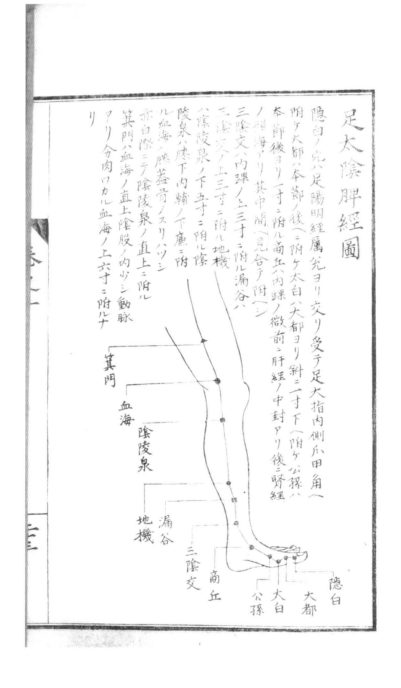

足太陰脾經圖

隱白ノ穴ハ足陽明經ニ屬ス兊ヨリ交リ受テ足大指ノ内側ニ爪甲角ノ
附ケ大都ハ本節ノ後ニ(二附ケ太白ハ(大都ヨリ斜二寸ノ下(陌ケ公孫ハ
本節後ヨリ一寸ニ附ク商丘ハ内踝ノ微前ニ肝經ノ中封アリ後ニ腎經
ノ循海アリ其中間(見合テ附ニ)
三陰交ハ内踝ノ上三寸ニ附ク漏谷ハ
三陰交ノ上三寸ニ附ル地機
ハ陰陵泉ノ下五寸三附ニ陰
陵泉ハ膝下内輔ノ下廉ニ附
ル血海ハ膝蓋骨ノスリハツシ
赤白際ニ陰陵泉ノ直上三附ル
箕門ハ血海ノ直上陰股ノ内ニ少シ動脈
アリ分肉ノカカル血海ノ上六寸三附ルナ
リ

箕門
血海
陰陵泉
地機
漏谷
三陰交
商丘
公孫
大白
大都
隱白

足太阴脾经腹部穴位图 （图见左）

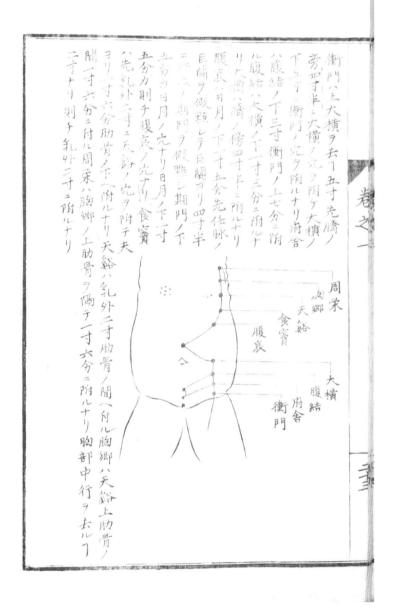

周栄
胸郷
天谿
食竇
腹哀
大横
腹結
府舎
衝門

衝門ハ上ニ大横ヲ去ル一五寸先臍ノ
旁四寸上ニ大横ノ穴ヲ去ケ大横ノ
下十三寸衝門ノ穴ヲ附ルナリ府舎
ハ腹結ノ下三寸衝門ノ上七分ニ附
ル腹結ハ大横ノ下一寸三分ニ附ル
リ大横ハ臍ノ傍四寸上ニ附ルナリ
腹哀ハ大横ノ下十五分先ニ任脉ノ
巨闕ヲ傚點レテ巨闕ヨリ四半
二寸ニ期門ヲ傚點ニ期門ノ下
五分ニ付日月ノ穴ナリ日月ノ下
五分力則チ腹哀ノ穴ナリ食竇
ハ乳外ニ寸ニ天谿ノ穴ヲ附テ夫
ヨリ寸六分ニ肋骨ノ下（附ルナリ天谿ハ乳外二寸肋骨ノ間ニ付ル胸郷ハ天谿上肋骨ノ
間一寸六分ニ付ル周栄ハ胸郷ノ上肋骨ヲ傚テ一寸六分ニ附ルナリ胸部中行ヲ去ル
二寸ナリ則チ乳外三寸ニ附ルナリ

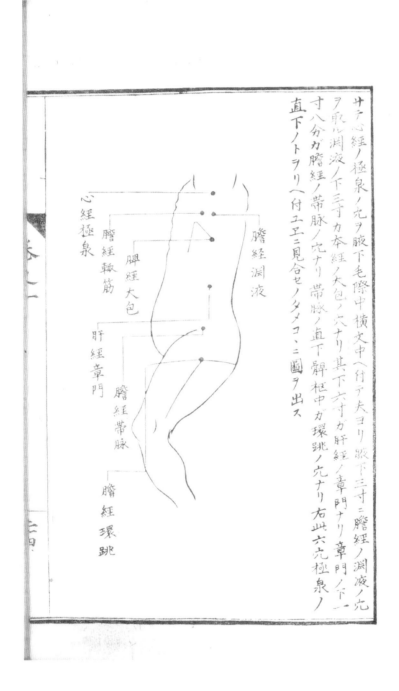

膽経淵液

心経極泉

脾経大包

脾経輒筋

肝経章門

膽経帯脈

膽経環跳

廿五心経ノ極泉ノ穴ヲ腋下毛際中横文中ニ付テ夫ヨリ腋下三寸ニ膽経ノ淵液ノ穴

ヲ取ル淵液ノ下三寸カ本経ノ大包ノ穴ナリ其ノ下六寸カ肝経ノ章門ナリ不一

寸八分カ膽経ノ帯脈ノ穴ナリ帯脈ノ直下髀枢中カ環跳ノ穴ナリ右此六穴極泉ノ

直下ノトヲリニ付ユエニ見合セノタメニ図ヲ出ス

足太阴脾经足部穴位图（图见左）

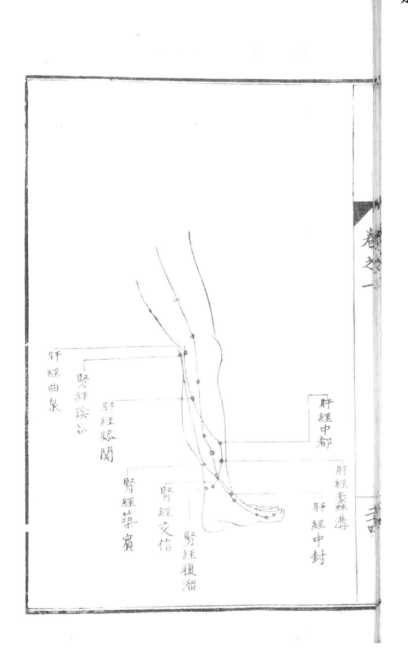

足太阴脾经支别及交会图（图见左）

中极、关元，皆三阴、任脉之会；

下脘，足太阴、任脉之会；

日月，足太阴、少阳、阳维之会；

期门，足太阴、任脉之会；

中府，足太阴之会。

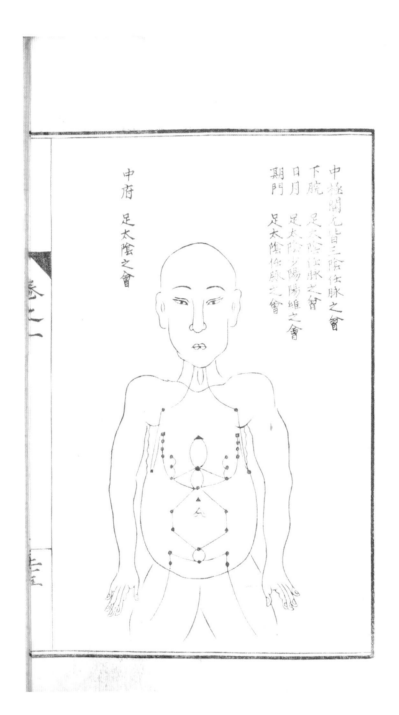

足太阴起大指之端隐白穴，受足阳明之交也。由是循大指内侧白肉际大都穴，过核骨后，历太白、公孙、商丘，上内踝前廉之三阴交也。由三阴交上腨内，循骱骨后之漏谷上行二寸，交出足厥阴经之前至地机、阴陵泉。自阴陵泉上循膝股内前廉之血海、箕门，经冲门、府舍，会中极、关元，复循腹结、大横，会下脘，历腹哀，过日月、期门之分。循本经之里、下至中脘、下脘之际，以属脾络胃也。

由腹哀上膈循食窦、天溪、胸乡、周荣，由周荣外曲折向下至大包，又自大包外曲折向上会中府，上行，行人迎之里，夹咽连舌本，散舌本而终也。

其支者由腹哀别行，再从胃部中脘穴之外上膈，注于膻中之里心之分，以交于手少阴。

足太陰起大指之端隱白穴受足陽明之交也由是循大指內側白肉際大都穴過核骨後歷太白公孫商丘上內踝前廉之三陰交也由三陰交上腨內循骱骨後之漏谷上行二寸交出足厥陰經之前至地機陰陵泉自陰陵泉上循膝股內前廉之血海箕門經衝門府舍會中極關元復循腹結大橫會下脘歷腹哀過日月期門之分循本經之里下至中脘下脘之際以屬脾絡胃也由腹哀上膈循食竇天溪胸鄉周榮由周榮外曲折向下至大包又自大包外曲折向上會中府上行行人迎之里夾咽連舌本散舌本而終也其支者由腹哀別行再從胃部中脘穴之外上膈注於膻中之里心之分以交於手少陰

手少阴心经《医学入门》曰：午时自大包交与腋下极泉，循臂行至小指少冲穴止。

极泉： 臂内腋下筋间动脉。

《医学入门》《十四经合参》等，无臂内二字。

青灵：《医学原始》曰：在肘上三寸，伸肘举臂取之。

《甲乙经》《千金方》《外台秘要》阙此穴。

少海：《医学入门》《医学原始》等，肘内廉横纹头尽处陷中。

灵道： 掌后一寸五分。

通里： 腕后一寸。

阴郄： 掌后脉中去腕五分。

手少陰心經 医學入門曰午時自大包交与腋下極泉循臂行至小

極泉 臂內腋下筋間動脈

青靈 醫學原始曰在肘上三寸伸肘舉臂取之 甲乙經千金方外臺秘要闕此穴

醫學入門十四經合參等無臂內二字

少海 醫學入門醫學原始等肘內廉橫紋頭盡處 陷中

靈道 掌後一寸五分

通里 腕後一寸

陰郄 掌後脉中去腕五分

《医学原始》曰：在神门后半分。

神门：掌后锐骨之端。

少府：《大全》曰：掌内手小指本节后。

《医统大成》《聚英》等：手小指本节后骨缝陷中。

少冲：手小指内廉端，去爪甲角如韭叶。

《针方六集》《医学入门》《针灸大成》《医学原始》等：手小指内侧去爪甲角如韭叶。

少衝　手小指内廉端去爪甲角如韭葉

鍼方六集醫学入門鍼灸大成醫学原始等

手小指内側去爪甲角如韭葉

少府　大全曰掌内手小指本節後

醫統大成聚英等手小指本節後骨縫陷中

神門　掌後鋭骨之端

醫学原始曰在神門後半分

卷之一

手少阴心经图（图见左）

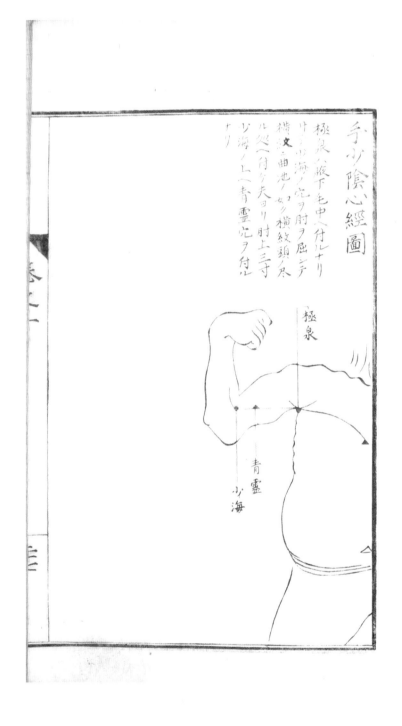

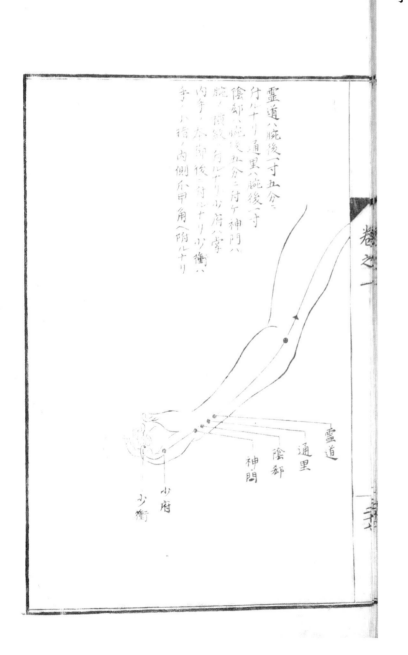

靈道ハ腕後一寸五分ニ

付ケ十リ其腕後一寸

陰郄ハ腕後五分ニ付ケ神門ハ

腕ノ横紋行ルナリ少府ハ掌

肉ノ本郄後ニ付キ十リ少衝ハ

手ノ小指ノ内側爪甲角ハ附ルナリ

靈道
通里
陰郄
神門
少府
少衝

手少阴经起于心，循任脉，属心系，下膈当脐上二寸之分，络小肠。其直者，复从心系却上肺，出腋下。

其支者，从心系上挟咽，系目系。

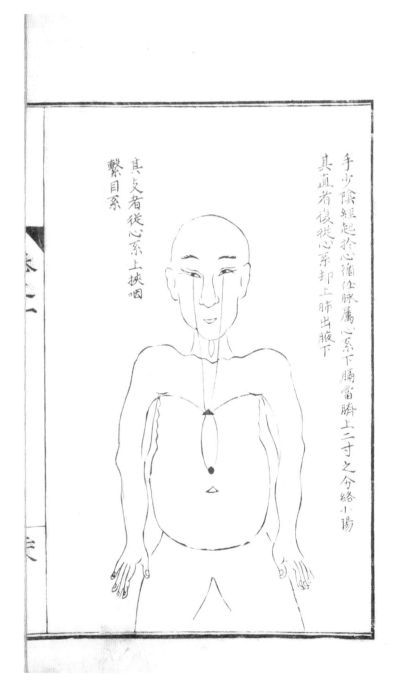

手少阴经起于心，循任脉之外，属心系，下膈，当脐上二寸之分，络小肠。其支者，从心系，出任脉之外，上行，挟咽，系目系。

其直者，复从心系，直上至肺脏之分，出循腋下于极泉也。自极泉下，循臑内后廉，行太阴、心主两经之后，历青灵穴，下肘内廉抵少海，自少海而下，循臂内后内廉神门，入掌内廉至少府循小指端之少冲，而终以交于手太阳也。

心为君主之官，示尊于它脏，故其交经授受不假于支别云。

经穴纂要卷之一终

经穴纂要卷之二

丹州　龟山医官　小坂营昇元祐　纂辑

门人
　　若州小滨医官　河毛松秀
　　信州松代医官　立田玄杏
　　　　　　　　　　　　　同校

手太阳小肠经《入门》曰：未时自少冲交与小指少泽，循肘上行至面听宫穴止。

少泽：手小指外侧端去爪甲角一分陷中。

前谷：手小指外侧本节前陷中。

后溪：手小指外侧本节后陷中。

《儒门事亲》曰：屈小指握纹尽处是穴。

《医学原始》曰：屈掌外侧横纹尖尽处是穴。

《图翼》《大成》《聚英》《入门》：
手小指外侧本节后陷中，握掌取之。《大
全》：节后横纹尖上。

腕骨：《入门》曰：掌后外侧高骨
下陷中，握掌向内取之。

阳骨：手外侧腕中锐骨下陷中。

《医学原始》曰：一取法大筋
上，大骨下纹尖当中是穴。

养老：手髁骨上一空，仰手探之则
有。髁骨上一空即当腕后一寸。

支正：腕后五寸。

小海：《大成》曰：肘外大骨外，
去肘端五分陷中，屈手

腕骨　　《图翼》《大成》《聚英》《入门》手
小指外侧本节后陷中握掌取之
《大全》节后横纹尖上

腕骨　　《入门》曰掌后外侧高骨下陷中握掌向内取
之

阳谷　　手外侧腕中兑骨下陷中

《医学原始》曰一取法大筋上大骨下纹尖当
中是穴

养老　　手髁骨上一空仰手探之则有髁骨上一空
即当腕后一寸

支正　　腕后五寸

小海　　《大成》曰肘外大骨外去肘端五分陷中屈手

卷之二

一

向头取之。

《经筋篇》曰：弹之应小指之上。

《类注》：但于肘尖下两骨罅中，以指捺其筋，则痠麻应于小指之上，是其验也。

肩贞：《医学原始》曰：肩髃后两骨罅间髃恐当作髎。

《入门》曰：肩髃后两骨罅陷是穴。

臑俞：挟肩髎后大骨下胛上廉陷中。

天宗：秉风后大骨下陷中。

秉风：天髎外肩上小髃后，举臂有空。

营昇按：此穴诸书未言寸法，先胆经肩井后一寸，三焦经取天髎穴，天髎后一寸，隔骨间取之。

卷之二

向頭取之

《經筋篇》曰彈之應小指之上

頹註但於肘尖下兩骨罅中以指捺其筋則痠麻應於小指之上是其驗也

肩貞 《醫學原始》曰肩髃後兩骨罅間 髃恐當作髎

《入門》曰肩髃後兩骨罅陷是穴

臑俞 挾肩髎後大骨下胛上廉陷中

天宗 秉風後大骨下陷中

秉風 天髎外肩上小髃後舉臂有空

營昇按此穴諸書未言寸法先胆經肩井後一寸三焦經取天髎穴天髎後一寸隔骨間取之

曲垣：肩中央曲胛陷中，按之应手
痛。

肩外俞：肩胛上廉去脊中三寸陷中。

肩中俞：肩胛内廉去脊中二寸陷中。

《神照集》《分寸歌》，肩中大
椎旁。

天窗：颈大筋前曲颊下扶突后，动
脉应手陷中。

天容：耳曲颊后。

颧髎：面颀骨下廉锐骨端陷中。

听宫：《入门》曰：耳前珠子旁。

营昇按：三焦经于胆经之听会中间
取之。

聽宮　　入門曰耳前珠子傍

　　　　營昇按三焦経与胆経之聽會中間取之

顴髎　　面頖骨下廉兑骨端陷中

天容　　耳曲頰後

天窻　　頸大筋前曲頰下扶突後動脉應手陷中

　　　　神照集分寸歌肩中大椎傍

肩中俞　肩胛内廉去脊中二寸陷中

肩外俞　肩胛上廉去脊中三寸陷中

曲垣　　肩中央曲胛陷中按之應手痛

卷之二

二

手太阳小肠经图（图见左）

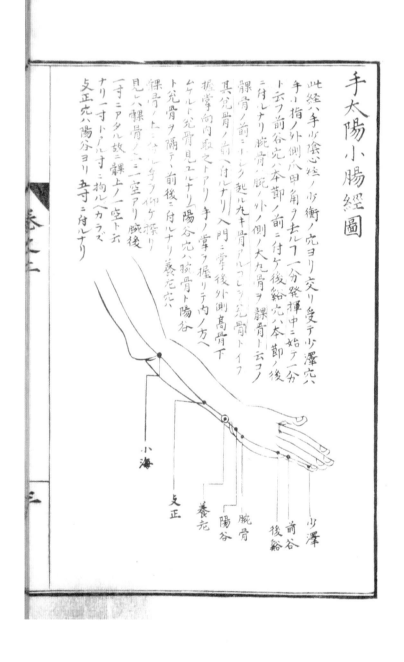

手太陽小腸經圖

此経ハ手少陰ノ経ノ少衝ノ穴ヨリ交リ受テ少澤穴
手ノ小指ノ外側ハ甲角ヲ去ルコト一分発揮中ニ始テ一分
ト云フ前谷穴ハ本節ノ前ニ付ヶ後谿穴ハ本節ノ後
ニ付ナリ腕骨ニ腕ノ外側ノ大九骨ヲ踝骨ト云コノ
踝骨ノ前ニシテ起ル九十骨アルコレヲ先骨トイフ
其先骨ノ前ニ付ルナリ陽谷穴ハ腕骨ト陽谷
ト先骨ヲ隔テ前後ニ付ルナリ養老穴
握掌向内取之トアリ手ノ掌ヲ握リテ内ノ方へ
ムケル卜先骨見ユ卜ナリ入門ニ掌後外側高骨下
ト先骨ヲ隔テ前後ニ付ク陽谷穴ハ腕骨ト陽谷
踝骨ニ兑骨見ユ卜ナリ前後ニ付ヶ腕後
見ヘ六踝骨ノ上ニ空アリ此空アリ腕後
ナリ一寸トナルハ拘ニカラズ
一寸ニアタル故ニ踝上ノ一寸卜云
又正穴陽谷ヨリ　五寸ニ付ルナリ

卷之二

小海

支正

養老

陽谷

腕骨

後谿

前谷

少澤

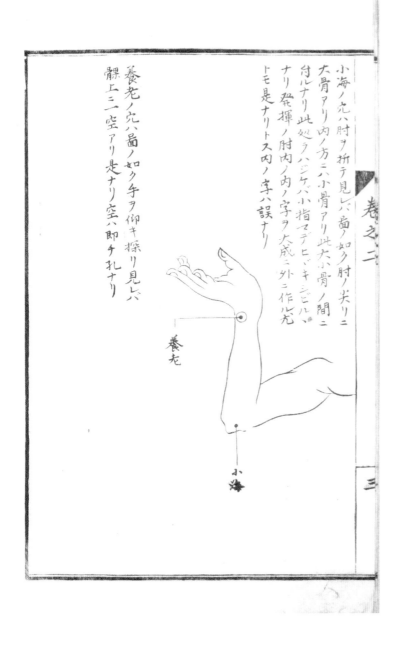

小海ノ穴ハ肘ヲ折テ見レバ窩ノ如ク肘ノ尖リニ
大骨アリ内ノ方ニハ小骨アリ此大小骨ノ間ニ
付ルナリ此処ヲハジケバ小指マデヒビキシビル
ナリ發揮ノ肘内ノ内ノ字ヲ大成ニ外ニ作ル尤
トモ是ナリトス内ノ字ハ誤ナリ

養老ノ穴ハ踝ノ如ク手ヲ仰キ探リ見レバ
踝上ニ一空アリ是ナリ空ハ即チ孔ナリ

手太阳小肠经肩部穴位图（图见左）

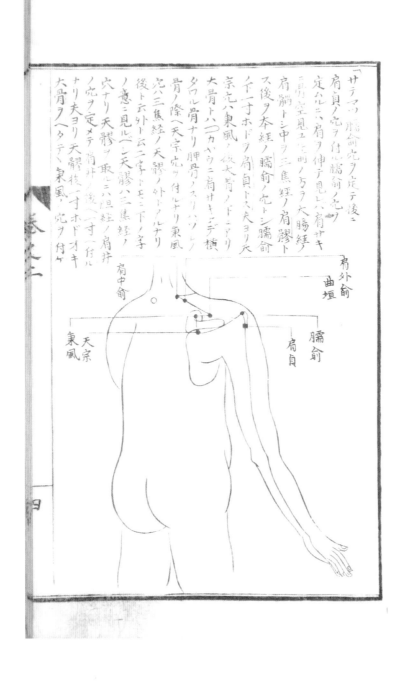

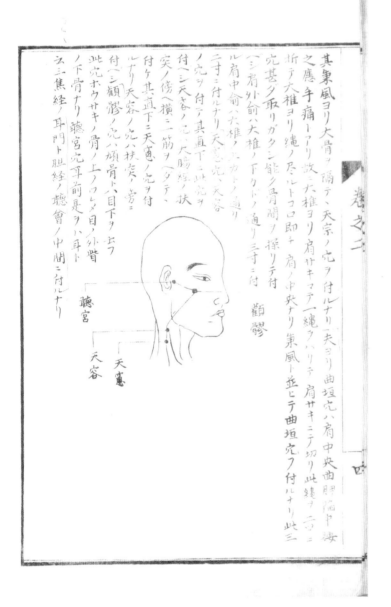

巻之二

其集風ヨリ大骨ヲ隔テ、天宗ノ穴ヲ付ルナリ天ヨリ曲垣穴ハ肩中央曲胛胂下按
之應手痛ムアリ故ニ大椎ヨリ肩サキマデ一縄ヲハリテ肩サキ三ニ切リ此縄ヲ三ニ
折テ大椎ヨリ縄ヲ尽ルトコロ即チ肩ノ中央ナリ秉風ト並ヒテ曲垣穴ヲ付ルナリ此三
穴甚ク取リガタシ能ク骨間ヲ探リテ付

〔三〕肩外兪ハ大椎ノ下クドノ通リ三寸ニ付
ル肩中兪ハ大椎ノ上クドノ通リ二寸ニ付
二寸ニ付テ其直下ニ天憲穴ヲ付ル天容穴、天容
ノ穴ヲ付テ其直下ニ天憲ノ穴ヲ付
突ノ傍〔横ニ筋ヲ〕タテ
付〔三〕天容ノ穴ハ大腸経ノ状

此穴ホウサキノ骨ノ上ノツレメ目ノ外皆
付〔三〕顴髎ノ穴ハ頬骨ト目下ヲヨフ

ノ下骨ナリ聴宮穴ヲ耳ノ前是ヲハ耳ト
五三焦経ノ耳門ト胆経ノ聴會ノ中間ニ付ルナリ

聴宮
天憲
天容
顴髎

手太阳小肠经支别与交会图 （图见左）

滑氏曰：手太阳小肠经起小指端少泽穴，由是循手外侧之前谷、后溪，上腕出踝中，历腕骨、阳谷、养老穴也。自养老穴直上循臂骨下廉支正穴，出肘内侧两骨之间，历小海穴上循臑外后廉，行手阳明少阳之外，上肩循肩贞、臑俞、天宗、秉风、曲垣、肩外俞、肩中俞，诸穴乃会大椎，因左右相交于两肩之上，自交肩上入缺盆，循肩向腋下行，当膻中之分。络心循胃系，下膈过上脘、中脘，抵胃，下行任脉之外，当脐上二寸之分，属小肠。

其支者，别从缺盆循颈之天窗、天容，上颊抵颧髎，上至目锐眦过瞳子髎，却入耳中，循听宫而终。

其支者，别颊上頔抵鼻，至目内眦睛明穴，以交于足太阳也。

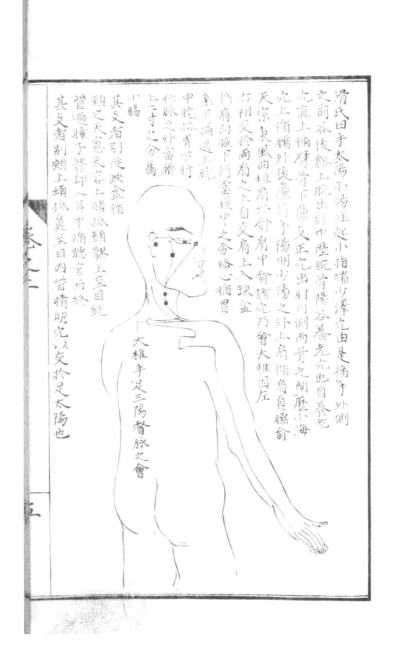

手太阳小肠经支别与交会图 （图见左）

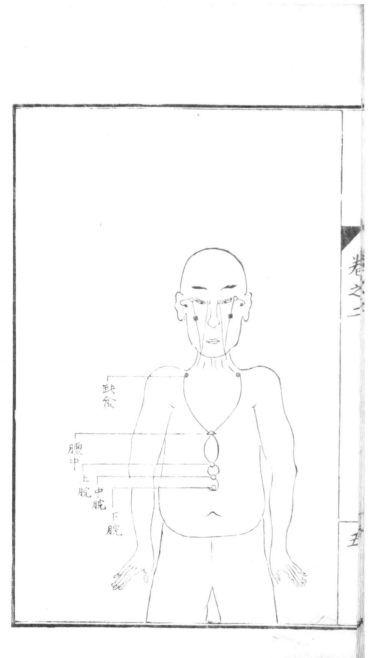

足太阳膀胱经 《入门》曰：申时自听宫
交与睛明，循头颈下，皆腰臀腿至足小指
至阴穴止。

睛明： 《明堂灸经》曰：目内眦头
外一分。

《医学原始》曰：目内眦直纹中
是穴。

攒竹： 眉头陷中。

《气府论》《医统》：两眉头少陷。

眉冲： 《入门》曰：直眉头上神庭、
曲差间。

营昇按：《入门》《原始》共此穴，
属于膀胱之经部，今据而补焉。

曲差： 《针方六集》曰：侠神庭两
旁开一寸五分，在发际正头取之。

五处： 《针方六集》曰：在上星穴
两旁，各开一寸五分，

足太陽膀胱經《入門曰申時府自聽宮交與睛明循頭頸下皆腰臀腿至

晴明 明堂灸經曰目內眥頭外一分

醫學原始曰目內眥直紋中是穴

攢竹 氣府論醫統兩眉頭少陷

眉頭陷中

眉冲 入門曰直眉頭上神庭曲差間

營昇按入門原始共此穴屬于膀胱之經部今攄而補焉

曲差 鍼方六集曰侠神庭兩傍開一寸五分在髮

際正頭取之

五處 鍼方六集曰在上星穴兩傍各開一寸五分

上曲差一寸。

承光：五处后一寸五分。

　马氏曰：承光，发上二寸半。

通天：承光后一寸五分。

络却：通天后一寸五分。

玉枕：络却后一寸五分，挟脑户旁一寸三分，枕骨上入发际三寸。

　营昇按：《甲乙经》云：络却后七分。《千金方》并《圣惠方》：络却后七分半。《铜人经》《圣济总录》《针方六集》《入门》《大成》《发挥》《原始》《聚英》：络却后一寸五分。又云：入发际三寸，或二寸，自曲差至络却五寸半。玉枕穴，络却后一寸五分，取之于前发际，则其间通计七寸也。脑户穴自神庭至百会五寸，自百会至脑户四寸五分，即为自前发际，通计九寸五分，是无挟脑户旁之理。若从挟脑户之说，则入发际二寸五分为是。或云：入发际三寸非是。

天柱：《原始》曰：在项后发际大筋外廉陷中。

大杼：《神照集》曰：在项后第一椎下，两旁各开一寸五分陷中，正坐取之。

营昇按：《八脉考》《释音》曰：椎音槌，脊之骨节也。《背腧》篇、《类注》曰：集即椎之义，指脊骨之节间也。古谓之焦，亦谓之颠，后世作椎。去脊中行说甚多矣。《甲乙经》《千金方》《外台》《圣济总录》《发挥》《铜人经》《大全》《大成》：背部第二行相去脊中一寸五分，第三行相去脊中为三寸。《医统》《资生经》《聚英》《类经》《金鉴》《入门》：背二行除脊一寸半，相去脊中二寸；背三行相去脊中三寸半，诸说不同。背二行相去脊中一寸半，背三行相去脊中三寸为是。滑氏曰：自大杼至白环诸穴，并第二行相去脊中各一寸五分。歌曰：自大杼至白环相去脊中三寸间，夫既曰：脊中则自脊骨中间量取，而非骨外量取明矣。《图翼》曰：脊骨内阔一寸。凡云第二行夹脊一寸半，三行夹脊三寸者，除脊一寸外，故在二行当为二寸，在三行当为三寸半。《聚英》曰：当除去脊骨一寸外量取之，此说不可从。

風門：第二椎下。

肺俞：第三椎下。

厥阴俞：第四椎下。

心俞：第五椎下。

督俞：《入门》曰：第六节下外一寸半。

　　《大成》《金鉴》《入门》《原始》共此穴，属于膀胱之经部，今据而补焉。

膈俞：第七椎下。

肝俞：第九椎下。

胆俞：第十椎下。

脾俞：第十一椎下。

胃俞：第十二椎下。

三焦俞：第十三椎下。

肾俞：第十四椎下。

《聚英》《医统》《图翼》：自大杼至肾俞，凡十三穴，皆有正坐取之四字。

《千金方》曰：以杖量至脐，及当脊骨，然后相去各一寸半，肾俞也。按之虽然肥人腹垂则抵，瘦人腹平则脐平。今不论肥瘦均以杖量之未有准。

《针灸大全》曰：令患人平身垂手，正立于平正木石之上，目无斜视、无偏倚，去上衣服，用切直杖子从地以至脐中央，截断，却回杖子于背上，当脊骨中，杖尽处即十四柱命门穴也。以墨记却用稗心取同身寸三寸，折作一寸五分，两头是肾俞穴也。

气海俞：第十五椎下。

《大成》《入门》《金鉴》《原始》共属于膀胱之经部，今据而补焉。

大肠俞：第十六椎下。

大肠俞 第十六椎下

攄而補焉

大成入門金鑑原始共屬于膀胱之經部今

氣海俞 第十五椎下

五分兩頭是腎俞穴也

以墨記却用稗心取同身寸三寸摺作一寸

背上當脊骨中杖盡處即十四柱命門穴也

直杖子從地以至臍中央截斷却回杖子于

木石之上目無斜視無偏倚去上衣服用切

鍼灸大全曰令患人平身垂手正立於平正

关元俞：第十七椎下。

《大成》《入门》《金鉴》《原始》共此穴属于膀胱经部，今据而补焉。

小肠俞：第十八椎下。

膀胱俞：第十九椎下。

中膂内俞：第二十椎下。

白环俞：第二十一椎下，伏而取之。

《聚英》《医统》《图翼》，自大肠俞至白环俞，凡五穴，皆伏而取之。

上髎：《入门》曰：腰髁骨下第一空，侠脊两旁陷中，余

关元俞 第十七椎下

大成入門金鑑原始共此穴屬于膀胱經部

今攄而補焉

小腸俞 第十八椎下

膀胱俞 第十九椎下

中膂内俞 第二十椎下

白環俞 第二十一椎下伏而取之

聚英醫統圖翼自大腸俞至白環俞凡五穴

皆伏而取之

上髎 入門曰腰髁骨下第一空侠脊兩傍陷中餘

中针
国灸 | 大成 二三八

三髎少斜，上阔下狭是也。

次髎：第二空夹脊陷中。

中髎：第三空夹脊陷中。

下髎：第四空夹脊陷中。

营昇按：《甲乙经》：上髎在第一空腰髁下一寸，夹脊陷者中，足太阳、少阳之络也。《释骨》曰：骶之上夹脊十七节至二十一节起骨曰腰髁骨。《图翼》曰：腰髁、腰髊自十六椎而夹脊，附着之处也。《甲乙经》所谓在上髎腰髁下一寸是，则自十七椎、二十椎之间，左右夹脊者各上阔下狭有四孔，即为八髎穴既明矣。又《金鉴》曰：腰骨即脊骨十四椎下，十五、十六椎间，尻上之骨也。尻骨者，腰骨下十七椎、十八椎、十九椎、二十椎、二十一椎，五节之骨也。上四节纹之旁左右各四孔，骨形凹如瓦，长四五寸许，上宽下窄，末节更小，如人参芦形，名尾闾，一名骶端，一名撅骨，一名穷骨。又《刺腰痛论》王注曰：髁下尻骨两旁四骨空左右八穴，俗呼此骨为八髎骨也。又《东医宝鉴》曰：尝见死人骸，腰脊骨尽处，有一骨广如人面大，四空分两行，了然通透，乃是八髎骨也。又《刺腰痛论》王注曰：上髎当髁骨下陷中，余三髎少斜下陷中是也。宽政庚戌冬，予得刑人骸，解而视之，腰髁左右果有上阔下狭有骨空者，与《刺腰痛论》《医学入门》《东医宝鉴》所说符矣，因从其说云。

髋骨与髎骨接之图（图见左）

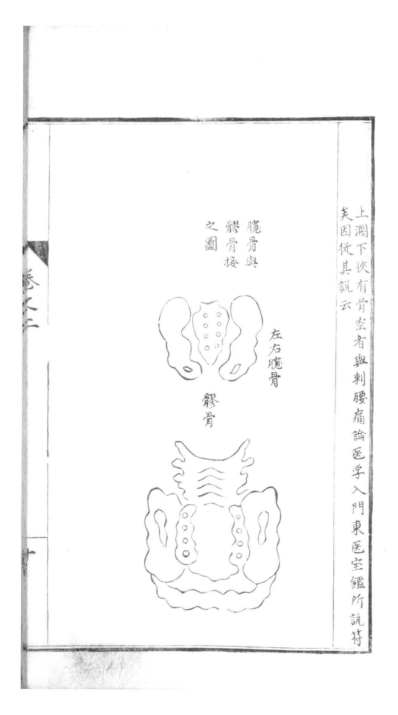

会阳：尾髎骨两旁。《铜人经》尾髎骨作尾骶，《甲乙经》作阴毛骨。

营昇按：《甲乙经》曰：在阴毛骨两旁，督脉气所发。故堀元厚、安井元越因谓此穴移入于督脉。《气府论》《甲乙经》：本经穴虽系督脉，然至《铜人经》系之足太阳经也。盖二十一椎下腰俞而非长强也。尾髎骨即脊椎最下一骨，而更在二十一椎下，长强亦在其下端耳。《图翼》曰：男子尖，女子圆而平。《神照集》曰：在阴尻骨两旁，去长强一分。

承扶：尻臀下股阴上纹中。

殷门：《图翼》曰：承扶下六寸，腘上两筋之间。

浮郄：委阳上一寸，展膝得之。

委阳：《入门》曰：膝腕横纹外廉，两筋间委中外二寸。

营昇按：村上宗占所谓滑氏注《十四经》之时，直从《甲乙经》用承扶下六寸屈身取之九字，加于委阳之注者，可谓疏漏耳。承扶下六寸屈身取之九字衍文，可削去矣。承扶下六寸，则此当股之中央，安有屈身之理乎？不可不辨焉。楼英《医学纲目》详言委阳之尺寸，今以经文考之，当曰一尺六寸。《铜人经》：委阳在承扶下六寸。《铜人经》盖祖《甲乙经》，《甲乙经》元脱一尺二字耳。余私以为《医学纲目》承扶下有一尺二字，则当定为承扶下一尺六寸无疑矣。委阳穴一说，足太阳之前、少阳之后，腘中外廉两筋之间，屈膝取之是也。此说为尤得之。由是视之，委中即腘中央，委阳即腘之阳分，约纹尽处两筋之间是也。又按《医学原始》曰：委阳穴在膝腕横脉尖外廉两筋间委中外二寸，屈身取之。又《针方六集》曰：膝后约纹中尖两筋间动脉，其穴伏卧取之。其他《入门》《神照集》诸书并宜参考焉。

委中：腘中央约纹中动脉。

《神照集》曰：膝后约纹中央两筋间动脉是穴，伏卧取之。

营昇按：足太阳膀胱经自睛明而始，上巅顶，下天柱、大杼，挟脊为第二行，历诸穴循尻臀下委中也，是谓膀胱之本经也。第三行从天柱别而下附分，从附分至秩边，历诸穴，下行而下委中，合于本经也。是谓膀胱之大络脉也。盖此经从附分而下秩边，

従秩邊又横行於環跳下行於髀外側合委中

魄戸
第三椎下

膏肓
圖翼曰此穴自晋以前所未有乃後人之所增也千金方以後有此屬奇俞諸家屬膀胱

附分
神照集曰在第二椎下附項廉去脊兩傍各開三寸正坐取之

營昇按甲乙經千金翼發揮為四椎下五椎上圖翼五椎上四椎下各三寸半大成四椎下一分五椎上二分大全四椎下二分微多五椎上一分微少醫學原始四椎下二分五椎上二分神照集四椎下微帶五椎骨上兩傍各開三寸正坐開肩取之入門四椎微下一分五椎微上二分諸說紛紛不能歸定於一矣明堂灸經銅人經姜希銅人聖濟總錄資生經綱目萬病回春莊綽膏肓灸法叶元善等為四椎下兩傍同身寸各三寸似穩當焉今從之

从秩边又横行于环跳，下行于髀外侧合委中。

附分：《神照集》曰：在第二椎下，附项廉去脊两旁各开三寸，正坐取之。

魄户：第三椎下。

膏肓：《图翼》曰：此穴自晋以前所未有，乃后人之所增也。《千金方》以后有此，属奇俞，诸家属膀胱。

营昇按：《甲乙经》《千金翼》《发挥》为四椎下、五椎上。《图翼》：五椎上、四椎下各三寸半。《大成》：四椎下一分，五椎上二分。《大全》：四椎下二分微多，五椎上一分微少。《医学原始》：四椎下二分，五椎上二分。《神照集》：四椎下微带五椎骨上两旁各开三寸，正坐开肩取之。《入门》：四椎微下一分，五椎微上二分。诸说纷纷不能归定于一矣。《明堂灸经》《铜人经》、姜希《铜人》《圣济总录》《资生经》《纲目》《万病回春》、庄绰《膏肓灸法》、叶元善等，为四椎下两旁同身寸各三寸，似稳当焉，今从之。

神堂：第五椎下。

噫嘻：第六椎下。

膈关：第七椎下，正坐阔肩取之。

营昇按：《甲乙经》：阔作开，肘与肘并合，则肩胛开阔，膏肓、神堂、噫嘻又如此。不然则胛骨覆经，不得其穴也。

魂门：第九椎下。

阳纲：第十椎下。

意舍：第十一椎下。

胃仓：第十二椎下。

肓门：第十三椎下。

《医统》曰：在十三椎下两旁相去脊中各三寸

神堂 第五椎下

譩譆 第六椎下

膈關 筋七椎下正坐闊肩取之 营昇按甲乙經闊作開肘与肘並合則肩胛開闊膏肓神堂譩譆又如此不然則胛骨覆經不得其穴也

魂門 第九椎下

陽綱 第十椎下

意舍 第十一椎下

胃倉 第十二椎下

肓門 第十三椎下 醫統曰在十三椎下兩旁相去脊中各三寸

陷中。叉肋间与鸠尾相直，正坐取之。

志室：第十四椎下，并正坐取之。

　自附分至此，皆正坐取之，故曰并。

胞肓：第十九椎下。

　《十四经合参》曰：十九椎下两旁相去三寸，伏取之。

秩边：《甲乙经》曰：第二十一椎下两旁各三寸陷者中。

　营昇按：《明堂灸经》《铜人经》《纲目》《发挥》《大成》，以二十椎为秩边，非也。《甲乙》《原始》《资生经》、王冰注以二十一椎为秩边为是。

合阳：《甲乙经》在膝约纹中央下二寸。

陷中义肋間與鳩尾相直正坐取之

志室　第十四椎下正正坐取之

自附分至此皆正坐取之故曰並

胞肓　第十九椎下

十四經合參曰十九椎下兩傍相去三寸伏取之

秩邊　甲乙經曰第二十一椎下兩傍各三寸陷者中

營昇按明堂灸經銅人經綱目發揮大成以二十椎為秩邊非也甲乙原始資生經王冰注以二十一椎為秩邊為是

合陽　甲乙經在膝約文中央下二寸

《千金方》《聚英》、马氏、《发挥》《金鉴》《原始》：膝约纹中央下三寸。《医学入门》、徐氏《大全》《歌》：委中下一寸。《甲乙经》《外台》《圣济总录》《铜人经》《医统》《纲目》《图翼》《神照集》《十四经合参》：膝腘约纹下二寸。以二寸为是。

承筋：《外台秘要》曰：引《救急》云：以绳从脚心下度至脚踵便截断，度则乃此。度从脚踵，纵量向上尽度头，当腨下际宛宛中是穴。

营昇按：《医统》曰：腨肠中央陷中，胫后从脚跟上七寸。又《医学原始》：胫后腨股中央，从脚跟上七寸。《医统》《原始》共脚跟上七寸非也。腨股中央，凡委中下至跟一尺六寸，在于其中央承筋穴，自跟者为八寸也，七寸不合，故《外台》之说为是。

承山：《医学原始》曰：腨肠下分肉间陷中，贴脚见人字影取之。

《神照集》曰：在足兑腨肠下分肉间陷中，伏卧用两足大指坚挺乃取之。

飞扬：《入门》《原始》曰：外踝上七寸骨后。

跗阳：《铜人经》：外踝上三寸飞扬下。

《甲乙经》《神照集》：足外踝上三寸，太阳前、少阳后筋骨间。

昆仑：《医统》曰：足外踝后五分，跟骨上陷中，细脉动应手。

仆参：《明堂经》曰：足跟骨下白肉际陷中，拱足取之。

申脉：《大成》曰：外踝下五分。

《神应经》曰：在外踝下陷中，容爪甲白肉际，前后有筋，上有踝骨，下有软骨，其穴居中。

金门：《神应经》曰：有外踝下少后，丘墟后，申脉前。

《八脉考》曰：外踝下一寸五分。

京骨：《聚英》《大成》：足小指本节后大骨，名京骨，其穴在骨中。

束骨：足小指外侧本节后陷中。

通谷：足小指外侧本节前陷中。

至阴：足小指外侧去爪甲角如韭叶。

金門　神應經曰有外踝下少後丘墟後申脈前

八脈攷曰外踝下一寸五分

京骨　聚英大成足小指本節後大骨名京骨其穴

在骨中

束骨　足小指外側本節後陷中

通谷　足小指外側本節前陷中

至陰　足小指外側去爪甲角如韭葉

後有筋上有踝骨下有軟骨其穴居中

足太阳膀胱经图（图见左）

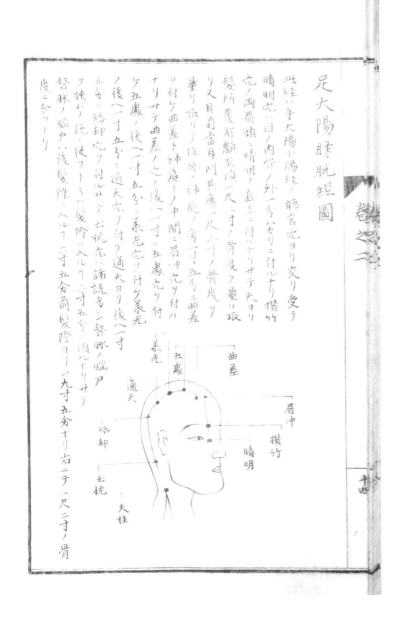

足太阳膀胱经图（图见左）

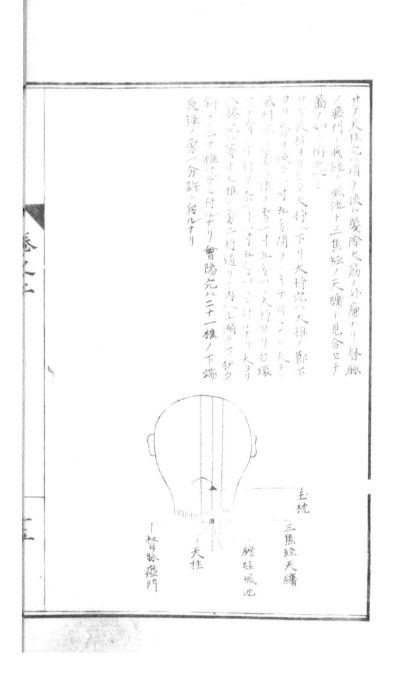

足太阳膀胱经背部穴位图（图见左）

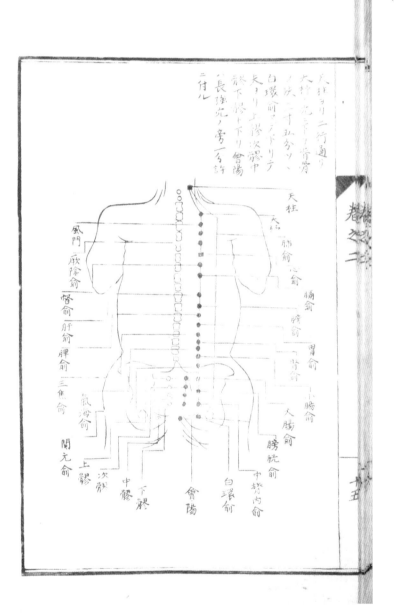

八髎穴取穴图（图见左）

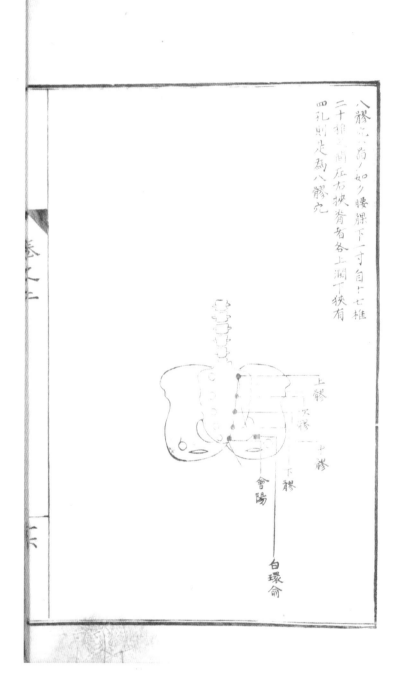

八髎二穴屬太傷如夕腰髁下一寸自十七椎
二十椎夾間壓方挾脊骨各上濶下狹有
四孔則足為八髎穴

足太阳膀胱经臀部、股部穴位图

（图见左）

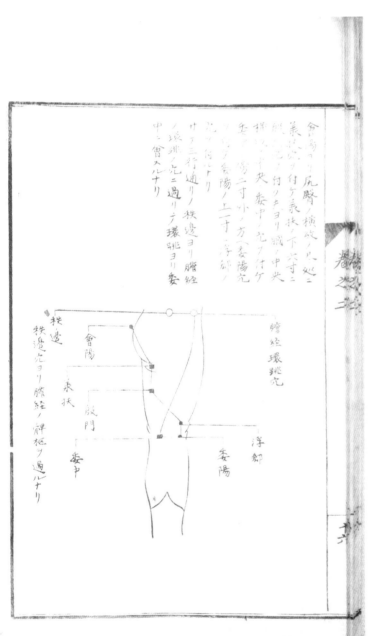

足太阳膀胱经背部分支穴位图

（图见左）

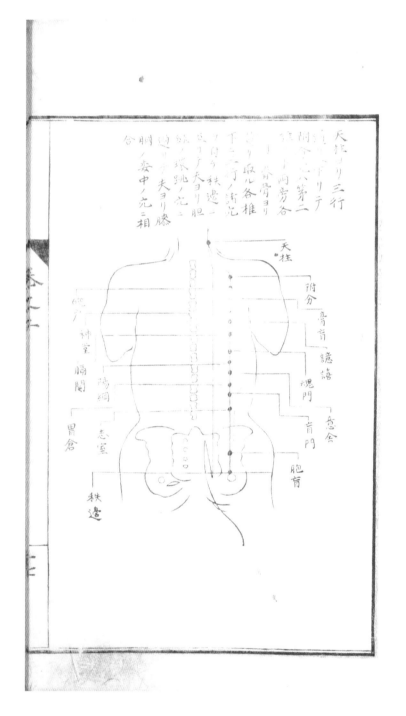

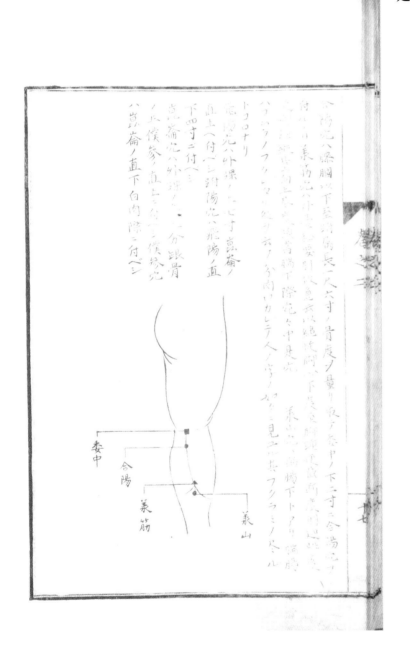

足太阳膀胱经足部穴位图（图见左）

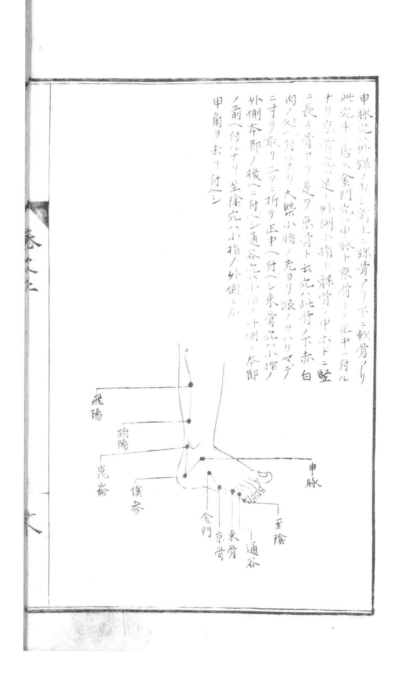

足太阳膀胱经支别交会图（图见左）

滑氏曰：足太阳起目内眦睛明穴，上额，循攒竹，过神庭，历曲差、五处、承光、通天，自通天斜行，左右相交于巅上之百会也。

支别者，从巅之百会抵耳上角，过率谷、浮白、窍阴三穴。

直行者，由通天穴后，循络却、玉枕入络脑后，出下顶抵天柱也。

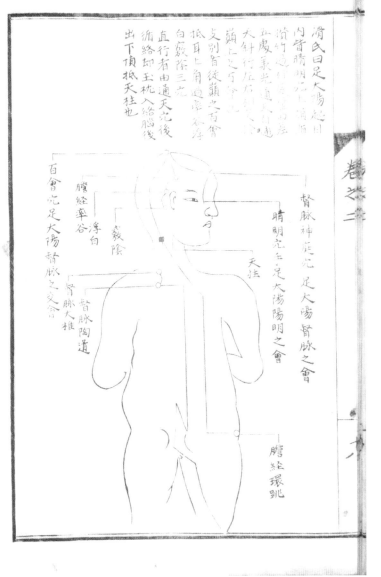

环跳穴取穴图 （图见左）

　　自天柱而下过大椎、陶道，却循肩膊内，挟脊两旁下行历大杼、风门、肺俞、厥阴俞、心俞、膈俞、肝俞、胆俞、脾俞、胃俞、三焦俞、肾俞、大肠俞、小肠俞、膀胱俞、中膂内俞、白环俞，由是抵腰中，入循膂络肾，下属膀胱也。

　　支别者，循腰中从腰髁下，挟脊，历上髎、次髎、中髎、下髎，下贯臀至承扶、殷门、浮郄、委阳，入腘中之委中穴也。

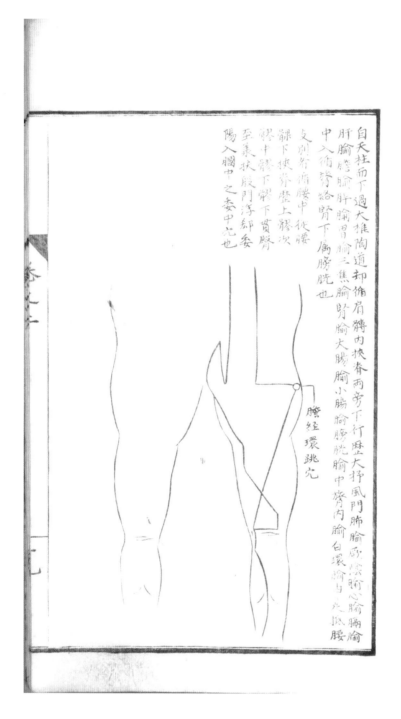

膀经環跳穴

支者为挟脊两旁第三行，相去各三寸之诸穴。自天柱而下，从膊内左右别行下贯胛膂，历附分、魄户、膏肓、神堂、噫嘻、膈关、魂门、阳纲、意舍、胃仓、肓门、志室、胞肓、秩边，下历尻臀，循髀外里髀枢之里，承扶之外一寸五分之间，而下与前之入腘中者相合，下行循合阳穴，下贯腨内，历承筋、承山、飞扬、跗阳，出外踝后之昆仑、仆参、申脉、金门，循京骨、束骨、通谷，至小指外侧端之至阴穴，以交于足少阴也。

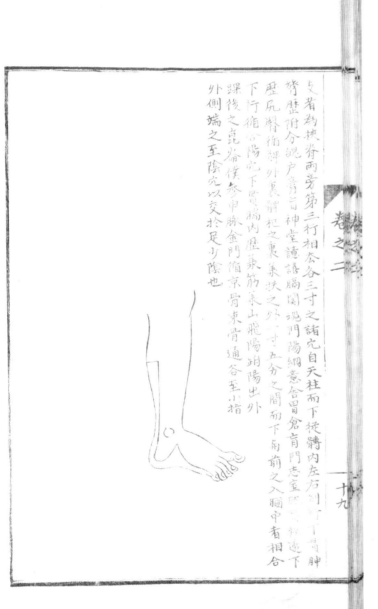

足少阴肾经《入门》云：酉时自至阴交于足心涌泉，循膝腹上行至胸俞府穴止。

涌泉：足心陷中，屈足卷指宛宛中。

《神照集》一方曰：蹻足第三缝中与大指本节平等。

然谷：足内踝前大骨下陷中。

照海：足内踝下。

《大成》曰：足内踝下四分，前后有筋，上有踝骨，下有软骨，其穴居中，阴蹻脉所生。

营昇按：照海以下四穴，不同经行举于诸说，经行异已矣。《甲乙经》《发挥》《外台秘要》《铜人·卷一》《聚英》：太溪、大钟、照海、水泉。《千金方》《圣济总录》《铜人·卷三》《资生经》《金鉴》《医毂》《大全》《纲目》《入门》《医学原始》：太溪、大钟、水泉、照海。《铜人·卷四》：太溪、水泉、大钟、照海。《神照集》：太溪、照海、大钟、水泉，诸说纷纷。今从于《图翼》涌泉、然谷、照海、太溪、水泉、大钟为是。

太溪：《图翼》《原始》《大成》等，足内踝后五分，跟骨上动脉陷中。

《聚英》《大成》等，男子妇人病有此脉则生，无则死。

《类注》曰：经脉十二，而三经独多动脉，而三经之脉则手太阴之太渊，足少阴之太溪，足阳明上则人迎，下则冲阳，皆动之尤甚者。

《赤水玄珠》曰：肾者，乃人身之命带，真气之所生，太溪脉不动而死。

太谿

卷之二

纷々今從于圖翼湧泉然谷照海太谿水泉太鍾爲是

圖翼原始大成等足內踝後五分跟骨上動脉陷中

聚英大成等男子婦人病有此脉則生無則死

類註曰經脉十二而三經獨多動脉而三經之脉則手大陰之大淵足少陰之大谿足陽明上則人迎下則衝陽皆動之尤甚者

赤水玄珠曰腎者乃人身之命帶眞氣之所生太谿脉不動而死

《诊家正眼》曰：太溪者，肾脉也。凡病势危笃当候太溪，以验其肾气之有无，盖水为天一之元，资始之本，故经曰：太溪绝，死不治。

水泉：太溪下一寸内踝下。

大钟：《图翼》曰：足跟后冲中大骨上两筋间。

复溜：足内踝上二寸，动脉陷中。

交信：《入门》曰：复溜前，三阴交后筋骨间。

《神照集》曰：在内踝上二寸，少阴前太阴后筋骨间，居复溜之后二穴，相平前旁骨是。复溜后旁筋是交信，二穴止隔一筋。

筑宾：《圣济总录》《聚英》《医统》：内踝上五寸腨分中。

阴谷：《入门》曰：膝内附骨后，大筋下、小筋上动脉，屈膝取之。

营昇按：肝经曲泉穴，在膝横纹头是也。阴谷穴与曲泉隔一筋，大筋下、小筋上，屈膝取之。

横骨：大赫下一寸。

营昇按：腹中行之寸法诸说多。《十四经》《医统》《聚英》、马氏：自幽门至肓俞，去腹中行五分；自中注至横骨，腹去中行一寸五分。《大成》：自幽门至商曲，去腹中行一寸五分。自肓俞至横骨，去腹中行一寸。《入门》：自幽门至横骨，去腹中行一寸半。《气府论》《甲乙经》《千金方》《圣济总录》《外台》《六集》《图翼》《金鉴》《八脉考》《原始》：自横骨至幽门，去腹中行各五分。其广狭不同，曰五分，或曰一寸，或曰一寸五分，而无一定也。《气府论》曰：冲脉气之所发者，二十二穴。夹鸠尾外各半寸至脐，寸一腹脉法也。盖二十二穴者，自幽门至横骨十一穴，左右共二十二穴也。寸一者，谓每寸一穴也，由此视之，冲脉、肾经相并明矣。去腹中行以五分为是。

大赫　氣穴下一寸

氣穴　四滿下一寸

四滿　中注下一寸

中注　肓俞下一寸　甲乙經曰肓俞下五分水穴論註曰臍下五分共非

肓俞　商曲下一寸去臍旁五分

營昇按此穴村上宗占所謂圖翼肓俞在商曲下一寸當作二寸直臍去臍中五分張氏之說實是也然氣府論衝脈氣所發有二十二夾鳩尾外各半分至臍每寸一夾臍下傍各五分至橫骨每寸一云云如此則張氏商曲下二寸者不合也滑氏之說以一寸為是

商曲　石關下一寸

石關　陰都下一寸

陰都　通谷下一寸

大赫：气穴下一寸。

气穴：四满下一寸。

四满：中注下一寸。

中注：肓俞下一寸。《甲乙经》曰：肓俞下五分。《水穴论》注曰：脐下五分，共非。

肓俞：商曲下一寸，去脐旁五分。

营昇按：此穴村上宗占所谓《图翼》肓俞在商曲下一寸，当作二寸，直脐去脐中五分。张氏之说实是也。然《气府论》冲脉气所发者二十二穴，夹鸠尾外各半分至脐每寸一。夹脐下旁各五分至横骨每寸一，云云。如此则张氏商曲下二寸者不合也。滑氏之说以一寸为是。

商曲：石关下一寸。

石关：阴都下一寸。

阴都：通谷下一寸。

通谷：幽门下一寸。

幽门：《铜人经》：在巨阙旁五分。

营昇按：诸书幽门夹巨阙旁五分。滑氏：上脘在巨阙下一寸，当一寸五分，去蔽骨三寸。因是考之巨阙，脐上六寸五分。幽门亦脐上六寸五分。马氏曰：巨阙言脐上六寸五分，此等之说皆上脘者，因于巨阙下一寸五分之说。《气府论》言每寸各一，则幽门脐上五寸上脘旁当焉，姑从此。

步廊：神封下一寸六分，去中行二寸，仰卧取之。

神封：灵墟下一寸六分。

灵墟：神藏下一寸六分。

神藏：或中下一寸六分。

营昇按：此穴任脉紫宫旁二寸。《明堂灸经》：紫宫在华盖下一寸，因于此视之，六分二字可削去。

彧中：俞府下一寸六分。

营昇按：此穴任脉华盖旁二寸。《资生经》：华盖在璇玑下一寸。《明堂经》：在俞府下一寸。由是视之，六分二字可削去。

俞府：巨骨下，璇玑旁二寸。

廉泉：《根结篇》曰：足少阴根于涌泉结廉泉。

《气府论》曰：足少阴舌下各一。王注：足少阴舌下二，在人迎前陷中动脉。前是曰舌本，左右二也。足少阴脉气所发。

《口齿类要》曰：舌下廉泉，此属少阴。《刺疟论》曰：舌下两脉者，廉泉也，一名舌下。

彧中　俞府下一寸六分

営昇按此穴任脉华盖傍二寸資生經華蓋在璇璣下一寸明堂經在

翰府　俞府下一寸由是視之六分二字可削去

巨骨下璇璣旁二寸

廉泉　根結篇曰足少陰根於湧泉結廉泉

氣府論曰足少陰舌下各一王註足少陰舌下二在人迎前陷中動脉前是曰舌本左右二也足少陰脉氣所發

口齒類要曰舌下廉泉此屬少陰

刺瘧論曰舌下兩脉者廉泉也一名舌下

足少陰腎經圖

此經ハ足太陽膀胱經ノ至陰穴
ヨリ交リヲ受テ湧泉穴ハ足心
足ヲ屈シ指ヲ巻テ大指ノ本節
平等ニ付ケルナリ然谷穴ハ即チ然
骨ノ下（スリ）ツケテ付ルナリ内踝
ノ前キ節ノ後ノトアリニ突出ノ
骨アリ是ヲ然骨ノ直下ニ付ルナ
リ照海穴ハ内踝ノ下四分ホド上
踝骨アリ下ニ軟骨アリ其穴中
ニ居ス大谿穴ハ内クルブシノ後一眼
ノ上ニシテ動脉アリ其動脉ノ正
中ニ付ル水泉穴ハ内踝ノ下大谿
ノ直下一寸ニ付ルナリ大鍾穴ハ
水泉ノ直下赤白肉ノ際ニ付ルナリ

卷之二

三十三

湧泉

足少阴肾经图（图见左）

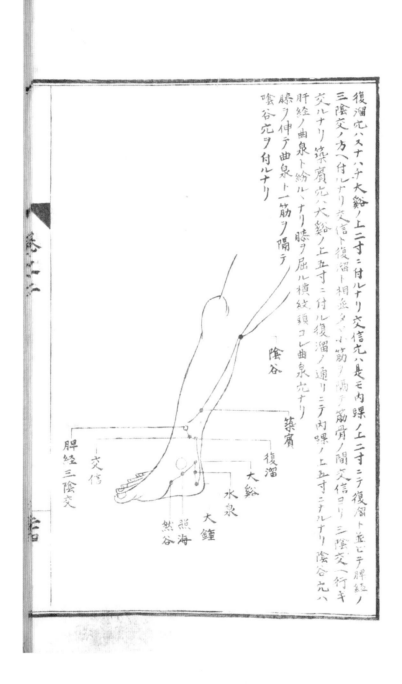

復溜穴ハ又ハ八十大谿ノ上二寸ニ付ルナリ交信穴ハ是モ内踝ノ上二寸ニテ復溜ト並ビテ脾経ノ

三陰交ノ方ハ付ルナリ交信ト復溜ト相並タル小筋ノ間テ筋骨ノ間交信ヨリ三陰交ハ行キ

交ルナリ築賓穴ハ大谿ノ上五寸ニ付ル復溜ノ通リニテ内踝ノ上五寸ニナルナリ陰谷穴ハ

肝経ノ曲泉ト紛ルヽナリ膝ヲ屈ル横紋頭コレ曲泉穴ナリ

膝ヲ伸テ曲泉ト一筋ヲ隔テ

陰谷穴ヲ付ルナリ

陰谷　築賓　復溜　大谿　水泉　大鍾　照海　然谷　交信　脾経三陰交

卷之六

足少阴肾经图（图见左）

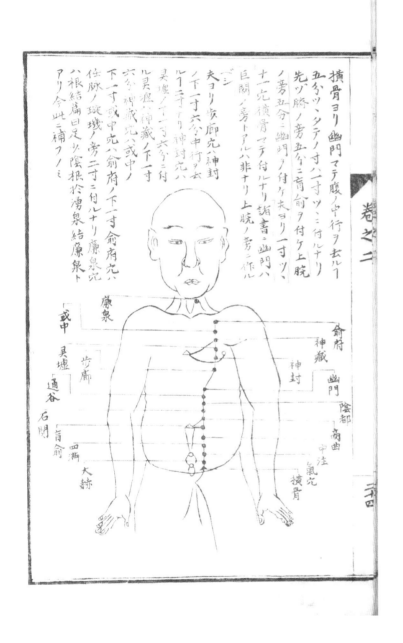

横骨ヨリ幽門マテ腹ノ中行ヲ去ル
五分ヅツシテ一寸ノ一寸ニ三ツニ行ルナリ
先ヅ縢ノ旁五分ニ肓俞ヲ付ケ上脘
ノ旁五分ニ幽門ヲ付ケ
十一俞横骨マテ付ルナリ諸書ニ幽門ハ
巨闕ノ旁トアルハ非ナリ上脘ノ旁ニ作ル

夫ヨリ上中央ニ俞府穴神封
六寸或中央ニ神藏穴或中ノ
六寸ヘ神封穴ヲ付ケ去
ルト寺ヨリ神封穴
ル寺或中央ニ二寸六分ヨリ
上一寸或中央ニ俞府穴
任脈ノ璇璣ノ旁二寸ニ付ルナリ廉泉穴
八根結篇ニ曰ク足少陰根於湧泉結廉泉ト
アリ今此ニ補ノミ

廉泉
或中   俞府
霊墟   神藏
歩廊   神封
通谷   幽門 陰都
石関   商曲
         中注
肓俞   四满 気穴
        大赫   横骨

足少阴肾经支别及交会图（图见左）

滑氏曰：足少阴起小指下，斜向足心之涌泉穴。由涌泉转出足内踝然谷穴，下循内踝后太溪穴，别入根中之大钟、照海、水泉，乃折自大钟之外上循内踝行厥阴、太阴之后，经复溜、交信过三阴交上腨内。循筑宾出腘内廉，抵阴谷也。由阴谷上股内后廉，贯脊会于脊之长强穴，还出于前循横骨大赫、气穴、四满、中注、肓俞之所。脐之左右属肾，下脐下过关元、中极而络膀胱也。

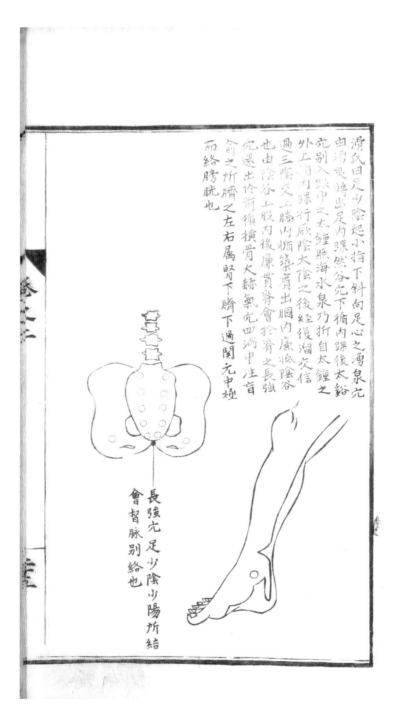

長強穴足少陰少陽所結

會督脉別絡也

其直行者从肓俞属肾处，上行循商曲、石关、阴都、通谷诸穴。贯肝上，循幽门上膈，历步廊入肺中，循神封、灵墟、神藏、彧中、俞府而上循喉咙，并人迎挟舌本而终也。

其支者，自神藏别出绕心，注胸之膻中以交于手厥阴也。

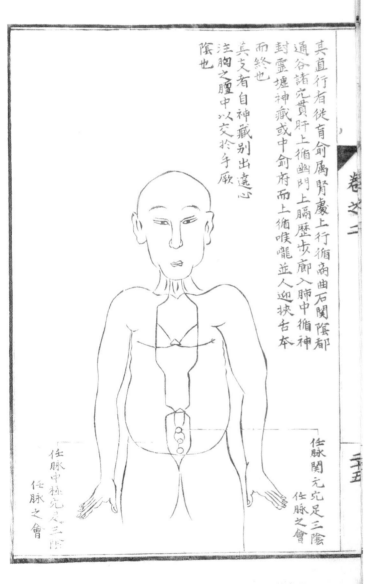

手厥阴心包经 《入门》曰：戌时自俞府交与乳后天池，循手臂下行至中指中冲穴止。

天池：腋下三寸，乳后一寸。

天泉：《千金方》曰：腋下二寸，举腋取之。

营昇按：《圣济总录》《铜人经》卷之三、《资生经》《聚英》《医统》《入门》《原始》《合参》：曲腋下二寸，举臂取之。《铜人经》卷之一、《甲乙经》《发挥》：曲腋下去臂二寸，举臂取之。《铜人经》卷之四，曲腋下去肩二寸。村上宗占谓去臂二字者即曲泽上二寸，为天泉无疑也。诸说由腋下二寸者何由然哉。曲泽上不二寸，则又去臂二寸无由也，宗占说为是。《千金方》《外台》《圣济总录》《医统》《资生经》《聚英》《入门》《原始》《合参》无去臂二字，唯《铜人经》四，去肩二字，而非去臂者明矣。

曲泽：《神应经》曰：肘内廉陷中，屈肘得之，大筋内侧横纹中动脉。

郄门：掌后去腕五寸。

間使　入門曰太陵後三寸

内關　入門曰太陵後二寸

太陵　千金方曰掌後第一横紋後兩筋間

勞宮　掌中屈無名指取之

　　徐歌曰勞宮横紋在掌中

　　資生經一名掌中

中衝　大全曰手中指端内廉去小甲如韭葉

间使：《入门》曰：大陵后三寸。

内关：《入门》曰：大陵后二寸。

大陵：《千金方》曰：掌后第一横纹后两筋间。

劳宫：掌中屈无名指取之。

　徐《歌》曰：劳宫横纹在掌中。

　《资生经》：一名掌中。

中冲：《大全》曰：手中指端内廉去爪甲如韭叶。

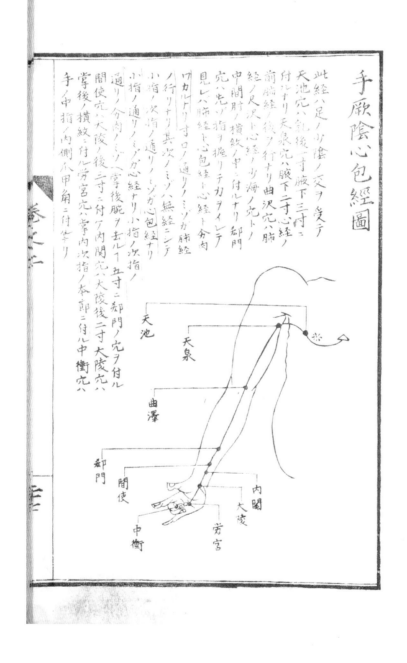

手厥陰心包經圖

此經ハ足ノ少陰ノ交ヲ受テ
天池穴ヲ乳後一寸腋下三寸ニ
付ヨリ天泉穴ハ腋下二寸心経ノ
前膊経ノ後ヲ行ナリ曲沢穴ハ肺
経ノ足ノ上心経ノ少海ノ穴ト同
中間肘ノ横紋ノ中ニ付ルナリ郄門
穴ハ先ノ指ヲ掘リテカヲイレテ
見レバ肺経ト心包経ト分句
ワカルトリ寸口ノ通リノミゾガ肺経
ノ行ナリ其次ノミゾハ無経ニテ
小指ノ次指ノ通リノミゾガ心包経ナリ
小指ノ通リノミゾガ心経ナリ
通リノ通リノミゾ（掌後腕ヲ去ルト五寸ニ
間使穴ハ大陵ノ後三寸ニ付テ内関穴ハ大陵後二寸
掌後ノ横紋ニ付ル労宮穴ハ掌内次指ノ本節ニ住ル中
手ノ中指ノ内側ハ甲角ニ付ナリ

天池
天泉
曲澤
郄門
間使
中衝
勞宮
大陵
内關

手厥阴心包经支别及交会图（图见左）

滑氏曰：手厥阴受足少阴之交起于胸中，出属心包。由是下膈历络于三焦之上脘、中脘及脐下一寸，下焦之分。

支者自属心包，上循胸出胁下腋三寸天池穴，上行抵腋下，下循臑内之天泉穴，以介手手太阴、少阴两筋之中间，入肘中之曲泽也。由肘中下臂，行臂两筋之间，循郄门、间使、内关、大陵入掌中劳宫穴。循中指出其端之中冲云。

支别者，自掌中劳宫穴，别行循小指次指出其端，而交于手少阳也。

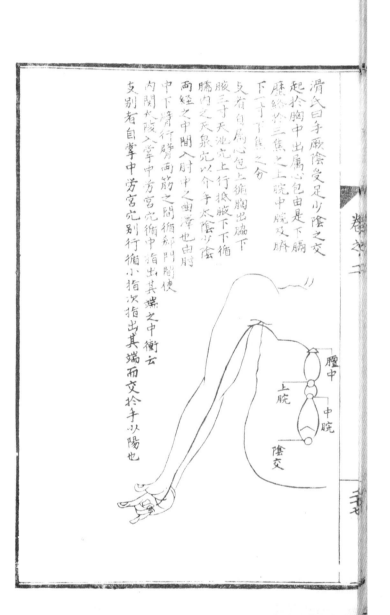

手少陽三焦經 《入門曰亥時自中衝交與手四指關衝循臂上行至面耳門穴止》

關衝　大成曰小指次指外側去爪甲角如韭葉
入門曰手四指端外側去爪甲角如韭葉
大全無名指外端

液門　入門大全小指次指本節前

中渚　手小指次指本節後間陷中
醫統大成手小指次指本節後陷中在腋門下一寸
神應經入門大成握掌取之

陽池　入門曰手掌背橫紋陷中

手少阳三焦经 《入门》曰：亥时自中冲交与手四指关冲，循臂上行至面耳门穴止。

关冲：《大成》曰：小指次指外侧去爪甲角如韭叶。

《入门》曰：手四指端外侧，去爪甲角如韭叶。

《大全》：无名指外端。

液门：《入门》《大全》：小指次指本节前。

中渚：手小指次指本节后间陷中。

《医统》《大成》：手小指、次指本节后陷中，在液门下一寸。

《神应经》《入门》《大成》：握掌取之。

阳池：《入门》曰：手掌背横纹陷中。

外关：《入门》曰：阳池后二寸。

支沟：《入门》曰：阳池后三寸，两筋骨间。

会宗：《入门》曰：支沟外旁一寸空中。

《神照集》曰：在腕后三寸如外五分。

营昇按：《外台》《标注》、程敬通曰：腕后三寸空中，腕后空唯两骨陷中耳，别无有空也。又，支沟、会宗腕后三寸，两穴相并会宗，去支沟旁一寸，其间隔一筋。支沟在大指之方，会宗在小指之方。会宗近于手阳明，支沟近于手太阳。

三阳络：《入门》曰：阳池后四寸。

《大成》《原始》：支沟上一寸。

徐氏、马氏：腕后四寸。

四渎：肘前五寸外廉陷中。

天井　肘外大骨後上一寸兩筋間陷中屈肘取之

清冷淵　金鑑曰天井上行一寸

營昇按甲乙經肘上一寸外臺銅人資生經俱肘上二寸千金大全綱目入門三寸以肘上二寸直天井上一寸為是

消濼　肩下臂外間腋斜肘分下行

營昇按此穴諸書未謂寸法難得其穴先清冷淵與臑會當以其二穴正中為本穴也

臑會　肩前廉去肩頭三寸

肩髎　肩端臑上舉臂取之

營昇按此穴大腸經肩髃與小腸經臑俞之中間是穴

天髎　大成曰肩缺盆中上缺骨際陷中須缺盆陷處上有穴起肉上是穴缺骨氣府論王注作伏骨即肩井後軟骨是也

天井：肘外大骨后上一寸，两筋间陷中，屈肘取之。

清冷渊：《金鉴》曰：天井上行一寸。

营昇按：《甲乙经》：肘上一寸。《外台》《铜人》《资生经》俱肘上二寸。《千金方》《大全》《纲目》《入门》：三寸。以肘上二寸直天井上一寸为是。

消泺：肩下臂外间腋斜肘分下行。

营昇按：此穴诸书未谓寸法，难得其穴。先清冷渊与臑会，当以其二穴正中为本穴也。

臑会：肩前廉去肩头三寸。

肩髎：肩端臑上，举臂取之。

营昇按：此穴大肠经肩髃与小肠经臑俞之中间是穴。

天髎：《大成》曰：肩缺盆中上缺骨际陷中，须缺盆陷处上有穴，起肉上是穴。缺骨，《气府论》王注作伏骨，即肩井后软骨是也。

《图翼》曰：直肩井后一寸。

天牖：《十四经合参》曰：颈筋缺盆上天容后，天柱前，完骨下，入发际四分。

营昇按：小肠经天容后，胆经风池前，完骨下发际。督脉哑门，膀胱经天柱，胆经风池，三焦经天牖，四穴相并取之。

翳风：耳后尖角陷中，按之耳中痛。

瘛脉：耳本后鸡足青脉中。

《大成》《合参》：耳本后鸡足青络脉。营昇按：瘛脉、颅息之二穴，诸书未谓寸法，难求正穴。先定翳风、角孙二穴，而后得之其法，取一绳当翳风穴，自耳后斜上至角孙穴，截断之，复以其绳三折之，第一折处瘛脉，第二折处颅息是也。

颅息：《大成》《合参》：在耳后青络脉。

圖翼曰直肩井後一寸

天牖

完骨下入髮際四分

十四經合參曰頸筋缺盆上天容後天柱前

營昇按小腸經天容後膽經風池前完骨下發際督脈哑門膀胱經天柱膽經風池三焦經天牖四穴相並取之

翳風

耳後尖角陷中按之耳中痛

瘛脈

耳本後雞足青脈中

大成合參耳本後雞足青絡脈

營昇按瘛脈顱息之二穴諸書未謂寸法難求正穴先定翳風角孫二穴而後得之其法取一繩當翳風穴自耳後斜上至角孫穴截斷之復以其繩三折之第一折

顱息

大成合參在耳後青絡脈

角孫　耳郭中間上開口有空

原始曰在耳郭上中間髮際下閉口有空

營昇按大成原始合參絲竹空和髎耳門為循序姑從于發揮經行巳矣

耳門　耳前起肉當耳缺中

和髎　耳前兌髮下橫動脈

絲竹空　眉後陷中

卷二十二

角孙：耳郭中间上开口有空。

《原始》曰：在耳郭上中间发际下，闭口有空。

营昇按：《大成》《原始》《合参》：丝竹空、和髎、耳门为循序，姑从于《发挥》，经行已矣。

耳门：耳前起肉当耳缺中。

和髎：耳前锐发下横动脉。

丝竹空：眉后陷中。

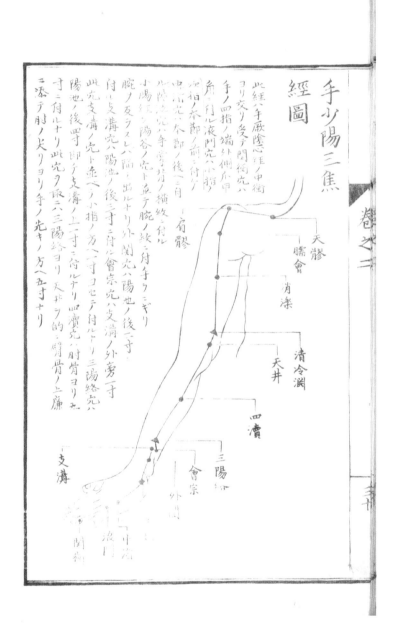

経圖

手少陽三焦

天髎
臑會
肖楽
清冷淵
天井
四瀆
三陽絡
會宗
外關
支溝

天井穴ハ肘ノ如ク肘ノ大骨ヨリ上ヘ一寸三付ルナリ清冷淵穴ハ天井ノ上ヘ行テ一寸ニ月ル

消濼穴ハ諸書ニ皆三寸法ヲ言ヘ共其穴得ガタシ先清冷淵ト臑會トノ間ヲハカリ取テ

三ツニ折リ其正中ニ肉ノワカル処ヘ付ルナリ臑會穴ハ肩髃ノ下三寸ニ付ル肩髃穴ニ

大腸経ノ端ト小腸経ノ臑俞トノ中間ニ付ルナリ

天髎穴ハ胆経ノ肩井ノ穴ノ後一寸ニ付レナリ

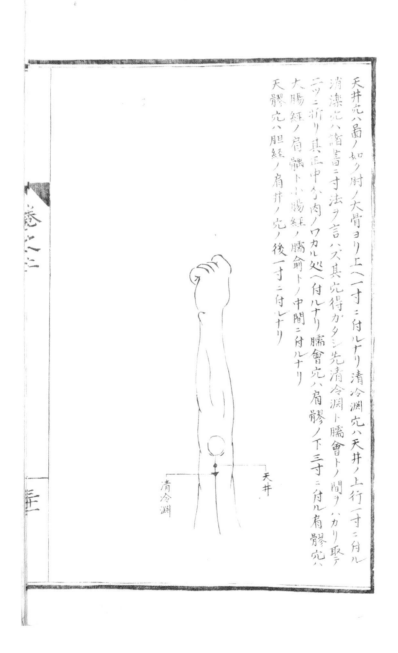

清冷淵

天井

天牖穴ハ督脉ノ瘂門膀胱経ノ天柱
胆経ノ風池ト三焦経天牖ト四穴相並
ブ故ニ見合ヒテ付ク又翳風穴ヲ百夕
ブノ処ヲ通リ次用ト六耳穴ヲ百夕
ノ尖ヒルヲ云ナリ即チ耳クブノ尖ノ
髮際（付ルナリ夫レヨリ先ゲ角孫ノ
穴ヲ耳ノ直上髮際ノ直際ニ付ケ
稍稈ヲ翳風ヨリ角孫ノ穴ニ至テ
第一ノ折ノ処ヲ顱息トス第二ノ折
ノ処ヲ瘈脉トス耳ノ目門穴ハ目前起肉
ニアリ兌髪ト耳ノ前兌髪下
ヲ云ハ正サガリノ処ニ小動脉アリ其
処ハ付ルナリ絲竹空穴ハ眉後ニ付ル
ナリ

角孫
顱息
瘈脉
翳風
天牖
絲竹空
和髎
耳門

手少阳三焦经支别及交会图（图见左）

滑氏曰：手少阳起小指次指端关冲穴，上出次指之间，历液门、中渚，循手表腕之阳池，出臂外两骨之间，循外关、支沟、会宗、三阳络、四渎，乃上贯肘抵天井穴也。从天井上行循臂臑之外，历清冷渊、消泺，行手太阳之里、阳明之外，上肩循臑会、肩髎、天髎交出足少阳之后，过秉风、肩井。下入缺盆，复由足阳明之外而交会于膻中，散布络绕于心包乃下膈，当胃上口以属上焦，于中脘以属中焦，于阴交以属下焦也。

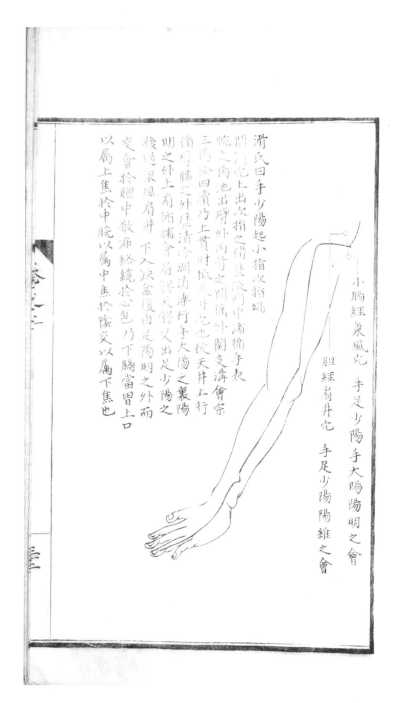

支者从膻中而上出缺盆之外，上项过大椎循天牖，上挟耳后经翳风、瘈脉、颅息直上出耳上角至角孙，过悬厘、颔厌及过阳白、晴明，屈曲下颊至颔会颧髎之分也。

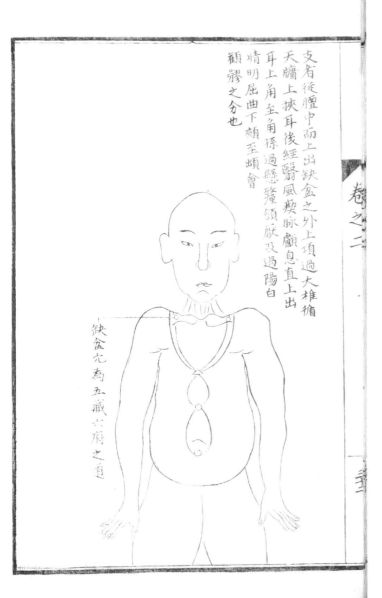

支者从耳后翳风穴入耳中，过听宫，历耳门、和髎却出至目锐眦，会瞳子髎，循丝竹空而交于足少阳也。

支者從耳後翳風穴入耳中過聽宮歷耳門和髎却出至目鋭眥會瞳子髎循絲竹空而交於足少陽也

大椎　手足三陽督脉之會

经穴纂要卷之二终

经穴纂要卷之三

丹州　龟山医官　小坂营昇元祐　纂辑

门人
　　武州忍医官　铃木玄机
　　　　　　　　　　　　　　同校
　　丹州龟山医官　香月长陆

足少阳胆经《入门》曰：子时自耳门交与目眦瞳子髎，循头耳侧胁下行至足小指窍阴穴止。

瞳子髎：目外眦五分。

《医学原始》曰：在眉梢头尖下尽处。

听会：《大成》曰：在耳微前陷中。

《明下经》曰：在耳微前陷者中，张口有穴。

《图翼》曰：去耳珠下开口有空，侧卧张口取之。

客主人：耳前起骨上廉，开口有空，动脉宛宛中。

颔厌：《入门》曰：对耳额角外。

悬颅：《入门》曰：斜上额角中在悬厘间。

悬厘：《入门》曰：从额斜上头角下陷。

营昇按：此三穴诸书未言寸法，欲求其穴，则先定胃经头维穴与曲鬓穴，而后得之，即以一绳当头维穴、曲鬓穴截断之，复以其绳四折之。第一折处是颔厌，第二折处是悬颅，第三折处是悬厘。

曲鬓：《入门》《原始》俱曰：耳上入发际曲隅陷中，鼓颔有空，以耳掩前尖处是穴。《经穴指掌图》《孔穴歌》曰：掩耳正尖上。

率谷：《原始》曰：在耳尖上入发际一寸五分。

率谷　原始曰在耳尖上入髮際一寸五分

曲鬢　入門原始俱曰耳上入髮際曲隅陷中鼓頷有空以耳掩前尖處是穴　經穴指掌圖孔穴歌曰掩耳正尖上

懸釐　入門曰從額斜上頭角下陷　其繩四折之第一折處是頷厭第二折處是懸顱第三折處是懸釐

懸顱　入門曰斜上額角中在懸釐間

頷厭　入門曰對耳額角外　營昇按此三穴諸書未言寸法欲求其穴則先定胃經頭維穴與曲鬢穴而後得之即以一繩當頭維穴曲鬢穴截斷之復以

客主人　耳前起骨上廉開口有空動脉宛々中

《银海精微》曰：将耳折转尖上比寸半尽处，是率谷穴。

率谷穴

天衝　銅人經耳後入髮際二寸

浮白　耳後入髮際一寸

竅陰　完骨上枕骨下搖動有空

營昇按天衝浮白竅陰三穴雖有分寸難得而取故欲求其穴則先以一繩當率谷穴向後斜行至完骨中央截斷再以其繩為四折求三穴率谷後第一折入髮際二寸是天衝穴也天衝後第二折入髮際一寸是浮白穴也浮白後第三折是完骨上完骨謂耳後之高骨也枕骨謂腦後之橫骨也骨空論頭橫骨為枕者是也言搖動有空非謂俯仰鼓頷完骨旁所動搖之謂也

完骨　耳後入髮際四分

本神　原始曰神庭各開三寸曲差旁一寸五分

卷之三

《银海精微》曰：将耳折转尖上比寸半尽处，是率谷穴。

天冲：《铜人经》：耳后入发际二寸。

浮白：耳后入发际一寸。

窍阴：完骨上枕骨下，摇动有空。

营昇按：天冲、浮白、窍阴三穴，虽有分寸，难得而取。故欲求其穴，则先以一绳当率谷穴，向后斜行至完骨中央截断，再以其绳为四折求三穴，率谷后第一折入发际二寸是天冲穴也；天冲后第二折入发际一寸是浮白穴也；浮白后第三折是完骨。上完骨谓耳后之高骨也，枕骨谓脑后之横骨也。《骨空论》：头横骨为枕者是也，言摇动有空，非谓俯仰，鼓颔、完骨旁所动摇之谓也。

完骨：耳后入发际四分。

本神：《原始》曰：神庭各开三寸，曲差旁一寸五分。

阳白：眉上一寸直瞳子。

临泣：《医统》曰：目上直入发际五分陷中，令患人正睛取穴。

营昇按：本神与曲差之中间，神庭旁二寸二分五厘为是。

目窗：临泣后一寸。

正荣：目窗后一寸。

承灵：正荣后一寸五分。

脑空：承灵后一寸五分。

风池：《十四经合参》曰：在脑空后发际陷中。

营昇按：三焦经天牖与膀胱经天柱之中间是穴也。

陽白 眉上一寸直瞳子

臨泣 醫統曰目上直入髮際五分陷中令患人正睛取穴

營昇按本神与曲差之中間神庭傍二寸二分五厘為是

目窻 臨泣後一寸

正栄 目窻後一寸

兼靈 正栄後一寸五分

腦空 兼靈後一寸五分

風池 十四経合参曰在腦空後髮際陷中

營昇按三焦経天牖与膀胱経天柱之中間是穴也

肩井

肩上陷中缺盆上大骨前一寸半，以三指按取之，当中指下陷中者是。

《神照集》曰：取法肩上陷是，缺盆其上一寸半是柱骨。如取左穴，用本人右手小指按于左肩柱骨尖上，平排三指取中指下第一节中是穴。取右穴亦如是。

《原始》曰：以手小指头节按于巨骨上，取中指第二节横纹是穴。

《兼罗集》曰：此穴五脏真气所聚。

渊腋

腋下三寸宛宛中，举臂取之。

辄筋：《入门》曰：渊腋前一寸。

日月：期门下五分。

京门：《图翼》曰：在脐上五分旁九寸半，季肋本夹脊，侧卧屈上足伸下足，举臂取之。

带脉：《注证》曰：章门下一寸八分。

《图翼》曰：在季肋下一寸八分陷中。一云脐旁八寸半，肥人九寸，瘦人八寸，如带绕身，管束诸筋。

《大成》曰：季肋下一寸八分，脐上二分两旁各七寸半。

五枢：带脉下三寸。

《经脉》篇马注曰：去带脉三寸，季胁下四寸八分。

营昇按：《圣济总录》《圣惠方》《甲乙经》《外台》《千金方》《铜人经》《医统》《资生》《聚英》：带脉下三寸，水道旁一寸五分是。

维道：章门下五寸三分。《甲乙经》《圣济总录》《千金方》《外台》《聚英》《资生经》《医统》《铜人经》《六集》《入门》《金鉴》：章门下五寸三分。

居髎：《气府论》王注曰：在章门下四寸三分，髂骨上。《原始》《神照集》：环跳上一寸。

居髎

氣府論王註曰在章門下四寸三分髂骨上

原始神照集環跳上一寸

維道

分

甲乙經聖濟總錄千金方外臺聚英資生經

醫統銅人經六集入門金鑑章門下五寸三

章門下五寸三分

分

營昇按聖濟總錄聖惠方甲乙經外臺十金方銅人經醫統資生聚英帶脈下三寸水道傍一寸五分是

五樞　帶脉下三寸

經脉篇馬註曰去帶脉三寸季脇下四寸八

分

卷次卷一

環跳　神照集曰在髀樞中側臥屈上足伸下足以左手按穴右手摇撼取之穴在陷中

風市　神照集曰在膝上七寸股外側兩筋間垂手中指點到處是穴神農皇帝鍼灸圖資生經大全入門大成金鑑經穴指掌圖原始共屬于膽經部分攄而補焉

中瀆　神照集曰在髀骨外膝上五寸分肉間陷中

陽關　徐氏大全入門等陽陵泉上二寸
營昇按此穴屈膝於橫文之尖點墨而後伸足其點是穴用此法則大率當陽陵泉上二寸

环跳：《神照集》曰：在髀枢中，侧卧屈上足，伸下足，以左手按穴，右手摇撼取之，穴在陷中。

风市：《神照集》曰：在膝上七寸股外侧两筋间，垂手中指点到处是穴。《神农黄帝针灸图》《资生经》《大全》《入门》《大成》《金鉴》《经穴指掌图》《原始》，共属于胆经部分，据而补焉。

中渎：《神照集》曰：在髀骨外膝上五寸分肉间陷中。

阳关：徐氏《大全》《入门》等，阳陵泉上二寸。

营昇按：此穴屈膝于横纹之尖点墨，而后伸足其点是穴，用此法则大率当阳陵泉上二寸。

阳陵泉：《原始》曰：在膝品骨下一寸，外廉辅骨陷中。

营昇按：与足太阴经阴陵泉相对，伸足取之。

阳交：《原始》曰：在外踝斜七寸。一云与外丘并斜向三阳分肉间。

营昇按：三阳异，本三作二。二阳，足阳明胃经、足太阳膀胱经也。胃经行前出于大指次指端厉兑穴，膀胱经行后出于小指外侧端至阴穴。此胆经行前后两经分肉之间，出于小指次指端窍阴穴。

外丘：《神照集》曰：足外踝上七寸，与阳交平差后一寸。

光明：足外踝上五寸。

阳辅：《入门》曰：外踝上四寸，附骨前，绝骨端。

陽陵泉
原始曰在膝品骨下一寸外廉輔骨陷中
營昇按用足太陰經陰陵泉相對伸足取之

陽交
原始曰在外踝斜七寸一云與外丘並斜向
三陽分肉間
營昇按三陽異本三作二二陽足陽明胃經足太陽膀胱經也胃經行前出於大指次指端厲兑穴膀胱經行後出於小指外側端至陰穴此膽經行前後兩經分肉之間出於小指次指端竅陰穴

外丘
神照集曰足外踝上七寸與陽交平差後一寸

光明
足外踝上五寸

陽輔
入門曰外踝上四寸附骨前絕骨端

一名绝骨《本义》曰：绝骨，一名阳辅。一名绝骨《刺疟论》王注：阳辅一名绝骨。

悬钟： 足外踝上三寸动脉中。

一名绝骨。《千金方》《原始》《聚英》

营昇按：《甲乙经》曰：足外踝上三寸动者中，足三阳络按之阳明脉绝乃取之。又《千金方》曰：悬钟一名绝骨，在外踝上三寸动者中，足三阳络。又《针灸聚英》曰：悬钟一名绝骨，足外踝上三寸动脉中。《千金方》《聚英》《原始》皆悬钟一名绝骨。又《刺疟论》王注：阳辅一名绝骨。又《难经本义》：绝骨一名阳辅。《十四经发挥》滑氏注：外踝以上为绝骨。窦汉卿：外踝上为绝骨是以骨位言也，非言穴名也。又《千金翼》曰：在足外踝上三指，当骨上取。法以草从手指中纹横三指令至两畔齐，将度外踝，从下骨头与度齐向上，当骨点之。又《千金方》：灸脚气绝骨者，以一夫取之是，即脚气八处灸法之绝骨也。世医专治脚气或中风，或水肿，或膝胫疫麻疼痛，皆灸绝骨。予常考索悬钟之主治。《圣济总录》《铜人经》：膝胻筋痪足不收履，坐不能起。又《圣惠方》：心腹胀满，膝胫连腰痛，筋挛急腿胯，膝胫痹麻，屈伸难。《针方六集》：脚气、心腹胀满、水肿、百节痛，左瘫右痪，两足不随。又《聚英》：脚气膝胻痛，筋骨挛痛，足不收，

懸鍾

足外踝上三寸動脉中

一名絕骨 千金方 原始 聚英

營昇按甲乙經曰足外踝上三寸動者中足三陽絡按之陽明脉絕乃取之又千金方曰懸鍾一名絕骨在外踝上三寸動者中足三陽絡又針灸聚英曰懸鍾一名絕骨足外踝上三寸動脉中

千金方聚英原始皆懸鍾一名絕骨又刺瘧論王註陽輔一名絕骨又難經本義絕骨一名陽輔十四經發揮滑氏注外踝以上為絕骨

竇漢卿外踝上為絕骨是以骨位言也非言穴名也又千金翼曰在足外踝上三指當骨上取法以草從手指中紋橫三指令至兩畔齊將度外踝從下骨頭與度齊向上當骨點之

又千金方灸脚氣絕骨者以一夫取之是即脚氣八處灸法之絕骨也世醫專治脚氣或中風或水腫或膝脛疫麻疼痛皆灸絕骨

予常考索懸鍾之主治聖濟總錄銅人經膝䯒筋痪足不收履坐不能起又聖惠方心腹脹滿膝脛連腰痛筋攣急腿胯膝脛痹麻屈伸難

針方六集脚氣心腹脹滿水腫百節痛左癱右痪兩足不隨又聚英脚氣膝䯒痛筋骨攣痛足不收

卷之三

中风手足不随。又《入门》：湿痹流肿，筋急瘦疭。又《医学原始》：脚气红肿，起坐艰难。因是观之，悬钟穴为绝骨可知也。

丘墟：《大成》曰：在足外踝下从前陷中，骨缝中去临泣三寸。又侠溪穴中量上外踝骨前五寸。

临泣：《神照集》曰：在足小指次指本节外侧后筋骨缝陷者，去侠溪穴一寸五分。

地五会：足小指次指本节后陷中。

《铜人经》《资生经》《聚英》《原始》《大全》，足小指次指本节后陷中，去侠溪一寸。

侠溪：足小指次指歧骨间，本节前陷中。

窍阴：《大成》曰：在足小指次指端外侧去爪甲角。

丘墟　大成曰在足外踝下從前陷中骨縫中去臨
泣三寸又侠谿穴中量上外踝骨前五寸
臨泣　神照集曰在足小指次指本節外側後筋骨
縫陷者去侠谿穴一寸五分
地五會　足小指次指本節後陷中
銅人經資生經聚英原始大全足小指次指
本節後陷中去侠谿一寸
侠谿　足小指次指歧骨間本節前陷中
竅陰　大成曰在足小指次指端外側去爪甲角

足少阳胆经图 （图见左）

滑氏此经头部自瞳子髎至风池，凡二十穴作三折。

自瞳子髎至完骨是一折。

又自完骨外折上至阳白会睛明是一折。

又自睛明上行循临泣、风池是一折。

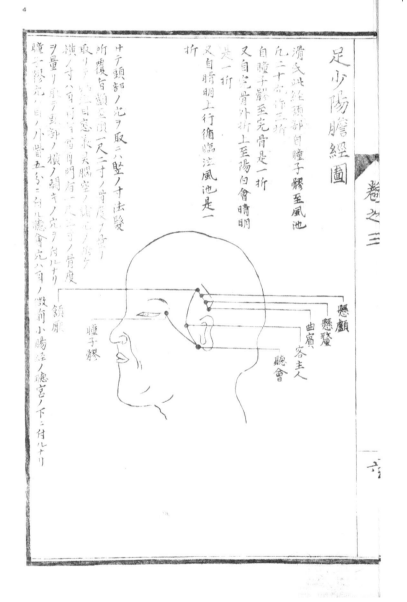

头部全经图（图见左）

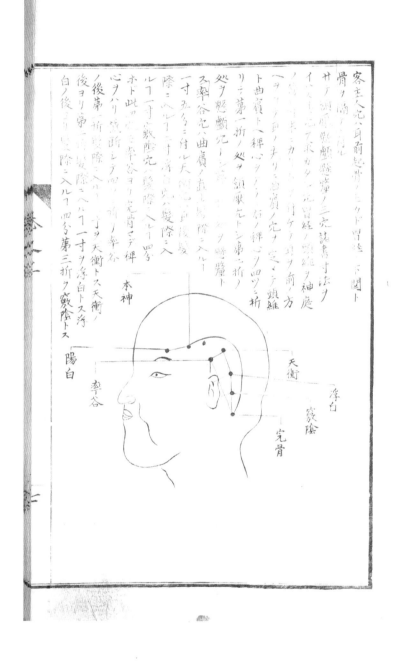

本神

陽白

率谷

窍陰

天衡

浮白

完骨

肩井穴ハ亦ノ小指ヲ以テ巨
骨ノ上ヲ按シ中指ノアタル処
ガ肩井穴ナリ大抵肩ノ缺盆
ノ上缺骨ヨリ一寸半ホドナリ

サテ淵腋穴ハ腋ノ下李脇ヨリ
ノ尺二寸ノ骨度ヲ量リ取リ
テ腋ノ下渊腋ノ直下三寸ニ付
ル輒筋穴ハ渊腋ノ前一寸ニ付
ルナリ日月穴ハ期門ノ下五分
今之ニ付ク期門ノ傍四寸半
ナリ京門穴ハ臍上五寸ノ傍九寸
ヨリシテ然レドモ人ノ肥瘦ニ
半ニ付ルナリ或ハ寸或八寸ノ説モアリ
大抵肥瘦ヲ見テ消息スベシ
門ハ腋ノ直下ニ通ウナリニ章
章門ノ旁一寸ニ取ル帯脈穴ハ
章門ノ下一寸八分ヲ帯脈穴ハ
季脇ヨリ以下髀枢マデノ骨度ヲ
ヲ量リ取リテ六寸トナシ二寸八分

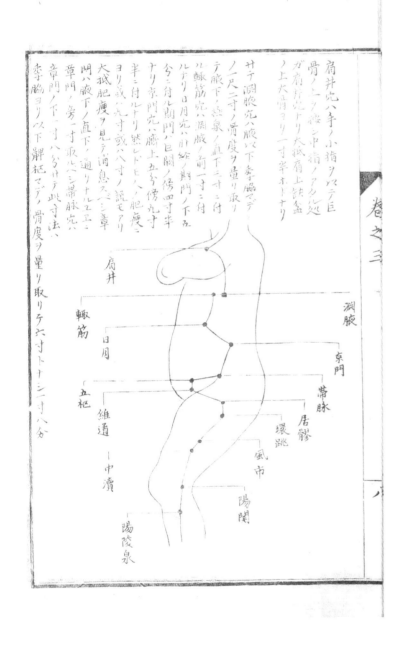

肩井

淵腋

輒筋

京門

日月

帯脈

五枢

居髎

維道

環跳

風市

中瀆

陽関

陽陵泉

足少阳胆经下肢穴位图（图见左）

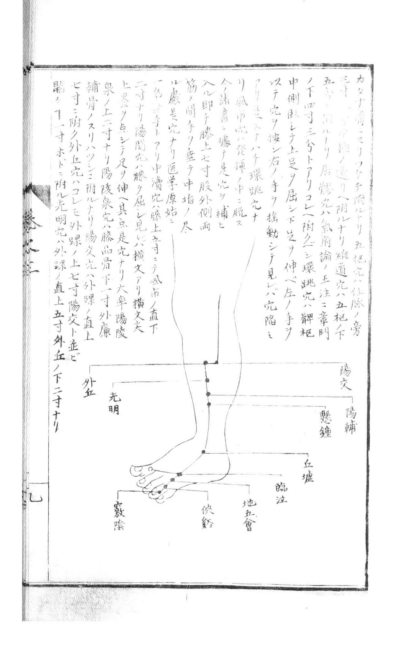

陽交

陽輔

外丘

懸鍾

光明

丘墟

臨泣

地五會

竅陰

俠谿

足少阳胆经支别及交会图 （图见左）

滑氏曰：足少阳经起目锐眦之瞳子髎，于是循听会、客主人上抵头角，循颔厌，下悬颅、悬厘，由悬厘外循耳上发际至曲鬓、率谷，由率谷外折，下耳后，循天冲、浮白、窍阴、完骨。又自完骨外折，

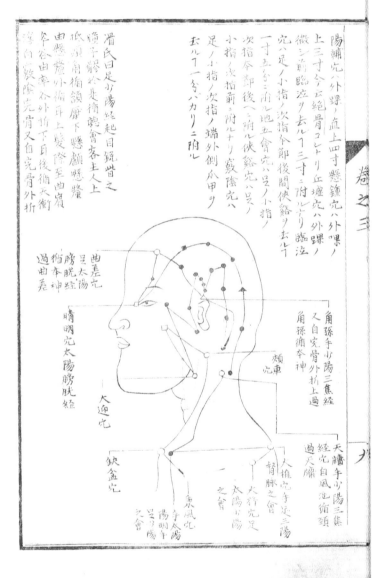

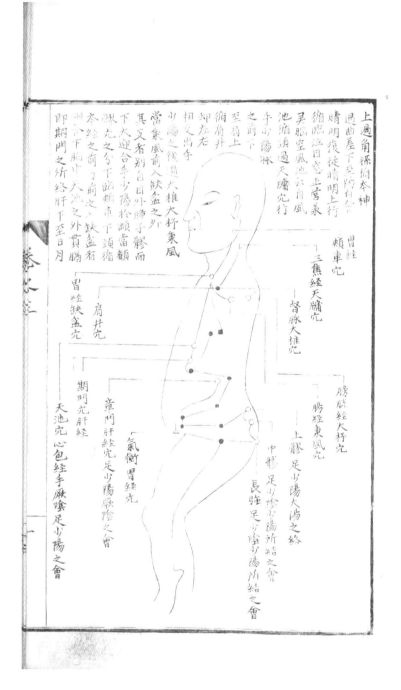

上过角孙。循本神过曲差，下至阳白会睛明，复从睛明上行循临泣、目窗、正营、承灵、脑空、风池，云自风池循颈过天牖穴，行手少阳脉之前，下至肩上。循肩井却左右相交出手少阳之后，过大椎、大杼、秉风，当秉风前入缺盆之外。

其支者，别自目外瞳子髎而下大迎，合手少阳于頔。当颧髎穴之分下临颊车，下颈循本经之前，与前之入缺盆者相合，下胸中天池之外贯膈，即期门之所，络肝下至日月之分属於胆也自属胆处循胁内章门之里出气冲绕毛际遂横入髀厌中之环跳也直者从缺盆直下腋循胸历渊腋辄筋日月穴过季胁循京门带脉五枢维道居髎由居髎入上髎长强而下与前之入髀厌者相合乃下循髀外行太阳阳明之间历中渎阳关出膝外廉抵阳陵泉也自阳陵泉下外辅骨前历阳交外丘光明直下抵绝骨之端循阳辅悬钟而下出外踝之前至丘墟循足面之临泣地五会侠溪乃入小指次指之间至窍阴而终也支者自足跗上临泣穴别行入大指循歧骨内出大指端还贯入爪甲出三毛交於足厥阴也

大敦肝经穴

临泣穴

之分，属于胆也，自属胆处。循胁内章门之里，出气冲绕毛际，遂横入髀厌中之环跳也。直者从缺盆直下腋循胸历渊腋、辄筋、日月穴，过季胁循京门、带脉、五枢、维道、居髎，由居髎入上髎、长强而下，与前之入髀厌者相合，乃下循髀外行太阳、阳明之间，历中渎、阳关，出膝外廉抵阳陵泉也。自阳陵泉下外辅骨前历阳交、外丘、光明，直下抵绝骨之端，循阳辅、悬钟而下，出外踝之前至丘墟，循足面之临泣、地五会、侠溪，乃入小指次指之间至窍阴而终也。支者自足跗上临泣穴，别行入大指，循歧骨内出大指端，还贯入爪甲出三毛交于足厥阴也。

足厥阴肝经《入门》曰：丑时自窍阴交与足大指端大敦，循膝股上行至腹期门穴止，寅时复行于肺经也。

《至真要大论》曰：帝曰：厥阴何也？岐伯曰：两阴交尽也。

《类注》曰：厥，尽也。两阴交尽，阴之极也。

大敦：足大指去爪甲如韭叶及三毛中。

《医统》《聚英》《针灸六要》：内侧为隐白，外侧为大敦。

行间：《入门》《神照集》《原始》共足大指次指歧骨间动脉陷中。

太冲：《图翼》曰：足大指本节后，行间上二寸。

足厥阴肝經

《入門》曰丑時自竅陰交與足大指端大敦循膝股上行至腹期門穴止寅時復行於肺經也

至真要大論曰帝曰厥陰何也岐伯曰兩陰交盡也

《類註》曰厥盡也兩陰交盡陰之極也

大敦

醫統聚英針灸六要內側為隱白外側為大敦

足大指去爪甲如韭葉及三毛中

交盡也

行間

入門神照集原始共足大指次指歧骨間動

脈陷中

太衝

《圖翼》曰足大指本節後行間上二寸

《至真要大论》曰：太冲决，死不治。又云：诊病人太冲脉有无，可以决死生。

中封：《大成》曰：足内踝骨前一寸，筋里宛宛中。

蠡沟：内踝上五寸。

中都：《大成》曰：内踝上七寸胻骨中，与少阴相直。

膝关：《神照集》曰：在膝盖骨下内侧陷中，与犊鼻平，相去二寸。

《大成》曰：犊鼻下二寸旁陷中。

营昇按：此所称犊鼻，非指穴而言，指犊鼻骨。

曲泉：《大成》曰：膝股上内侧，辅骨下，大筋上、小筋下

曲泉
大成曰膝股上內側輔骨下大筋上小筋下

膝關
神照集曰在膝蓋骨下內側陷中與犢鼻平
相去二寸
大成曰犢鼻下二寸旁陷中
營昇按此所稱犢鼻非指穴而言指犢鼻骨

中都
大成曰內踝上七寸胻骨中與少陰相直

蠡溝
內踝上五寸

中封
大成曰足內踝骨前一寸筋裏宛々中

至真要大論曰太衝絕死不治又云診病人
太衝脈有無可以訣死生

卅一

陷中，屈膝横纹头取之。

阴包：膝上四寸，股内廉两筋间。

五里：气冲下三寸，阴股中动脉。

阴廉：《神照集》曰：在羊矢下。羊矢者，肤中有核如羊矢也，去气冲二寸动脉中。

急脉：《气府论》曰：厥阴毛中急脉各一。王注曰：有阴毛中，阴上两旁相去同身寸之二寸半。

　　《图翼》曰：按此穴自《甲乙经》以下诸书皆无，是遗误也。《经脉》篇曰：足厥阴循股阴入毛中过阴器。又曰：其别者，循胫上睾结于茎，然此实厥阴之正脉而会于阳明者也。

章门：《图翼》曰：肘尽处是穴。一云在脐上一寸八分，两旁各八寸半。

营昇按：《医彀》曰：章门脐上二寸，量横取八寸看两旁。《针灸经验方》：脐上二寸，两旁八寸。《神照集》曰：在大横外直季胁端肘尽处是穴，夹下脘两旁九寸。《分寸歌》：章门下脘两旁九寸，肘尖尽处，侧卧取。《聚英》：大横外直季胁端，脐上二寸，两旁九寸。《入门》：脐上二寸，横取六寸，侧胁季肋端。《神应经》：脐上二寸，两旁各六寸。《金鉴》：大横穴外季肋，直脐软骨端。脐上二寸，两旁开六寸，侧卧取肘尖尽处。《原始》：脐上二寸，横取六寸，侧胁季肋端。《圣惠方》：大横外直脐，季肋端是穴，必须侧卧，伸下脚，缩上脚，乃得穴也。《甲乙经》：大横外直脐季肋端。《铜人经》：大横外季肋端。《十四经合参》：季肋端脐上三寸，两旁开九寸，侧卧肘尖尽处。诸说多端，不一定矣。要之因人有肥瘦，不能无少异同。姑以《图翼》所说脐上一寸八分，两旁八寸半，肘尖尽处为是。

期门：《分寸歌》：在巨阙旁四寸五分，无差矣。

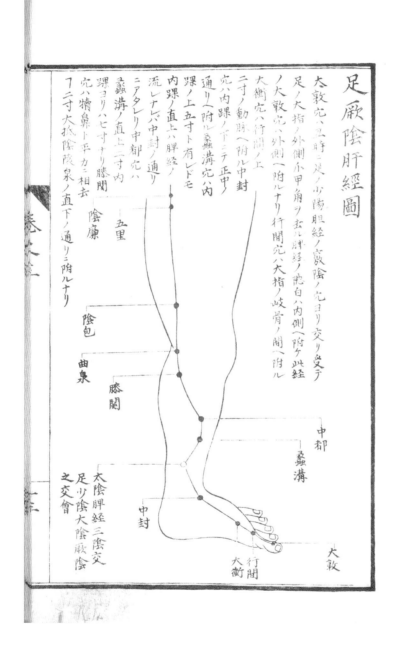

足厥陰肝經圖

太敦穴ハ足ノ大指ニ在リ足ノ少陽膽經ノ竅陰ノ穴ヨリ交リ受テ

太敦穴ハ肝ニ屬ス

足ノ大指ノ外側ノ小甲角ヲ去ル九ノ膵ノ脈ノ白ハ六内側（附ケ此經

ノ大敦穴ノ外側（阳ルナリ行間穴ハ大指ノ岐骨ノ間（阳ル

大衝穴ハ行間ノ上

二寸ノ動脈（附ル中封

踝ノ上五寸ト有レドモ

踝ノ内直ニ

通リ（附ル蠡溝穴ハ内

穴ハ内踝ノ下ニテ正甲

二寸ノ動脈（附ル中封

内踝ノ直上六膵經ノ

流レナレバ中封ノ通リ

ニアタレリ中都穴ハ

蠡溝ノ直上ニ寸ノ内

踝ヨリ八七寸ナリ膝關

穴ハ犢鼻ノ下平カニ相去

ルニ寸大抵陰陵泉ノ直下ノ通リ三阳ルナリ

五里

陰廉

陰包

曲泉

膝關

中封

太陰脾経三陰交

足少陰大陰厥陰

之交會

中都

蠡溝

大敦

行間

大衝

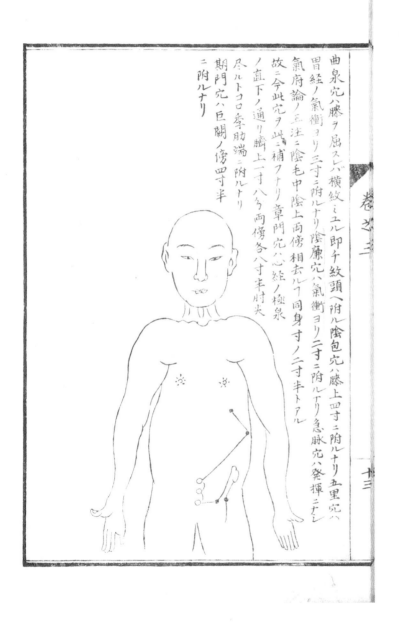

曲泉穴ハ膝ヲ屈スレバ横紋ミユル即チ紋頭ニ阿ル陰包穴ハ膝上四寸ニ阿ルナリ五里穴ハ

胃経ノ氣衝ヨリ三寸ニ阿ルナリ陰廉穴ハ氣衝ヨリ二寸ニ阿ルナリ急脉穴ハ發揮ニナシ

氣府論ノ王注ニ陰毛中陰上両傍相去ルコ同身寸ノ二寸半トアル

故ニ今此穴ヲ此ニ補フナリ章門穴ハ心経ノ極泉

ノ直下ノ通リ臍上二寸八分両傍各八寸半肘尖

尽ルトコロ季肋端ニ阿ルナリ

期門穴ハ巨闕ノ傍曁半

ニ阿ルナリ

足厥阴肝经支别及交会图（图见左）

滑氏曰：足厥阴起于大指聚毛之大敦穴，循足跗上廉，历行间、太冲，抵内踝一寸之中封也。自中封上踝过三阴交，历蠡沟、中都，复上一寸，交出太阴之后，上腘内廉至膝关、曲泉，由曲泉上行，循股内之阴包、五里、阴廉，遂当冲门、府舍之分。入阴毛中左右相交，环绕阴器抵小腹，而上会曲骨、中极、关元。复循章门至期门之处，挟胃，属肝，下日月之分，终于胆也。自期门上贯膈，行食窦之外，大包之里，散布胁肋，上云门、渊腋之间，人迎之外，循喉咙之后，上入颃颡，行大迎、地仓、四白、阳白之外。连目系上出额，行临泣之里，与督脉相合于巅顶之百会也。

支者从目系下行，任脉之本经之里，下颊里交环于口唇之内。

支从期门属肝处别贯膈行食窦之外，本经之里，上注肺中，下行至中焦挟中脘之分，以交于手太阴也。

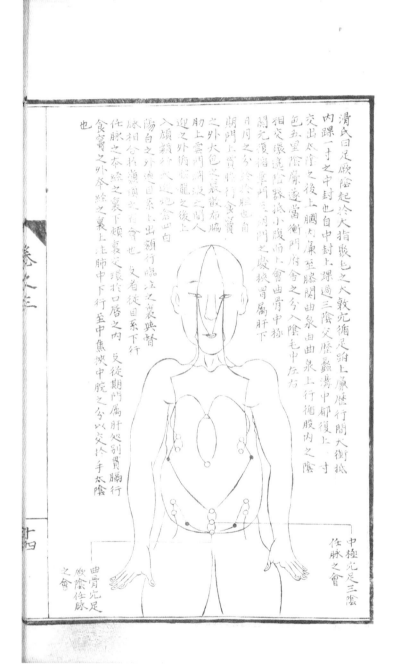

督脉

长强：脊骶端。

《刺热》篇王注曰：脊节之谓椎，脊穷之谓骶。

《古今医统》曰：尾闾穴，督脉下行尽处是穴。

《经络全书》东垣曰：督脉出于会阴，根于长强，则为两穴明矣。

腰俞：第二十一椎节下间。

阳关：第十六椎节下间。

营昇按：《甲乙经》《千金方》《外台》无此穴。自十二椎至十七椎，凡四椎为腰监骨所掩附，故无穴。

命门：第十四椎节下间。

《图翼》曰：平脐，用线牵而取之。

《千金方》曰：腰痛不得动者，令病人正立，以竹杖拄地，度至脐，乃取杖度背脊，灸杖头尽处。

营昇按：肥人腹垂则脐低，瘦人腹凹则脐昂。今不论肥瘦，用线而取之，以杖而度之，则未有准也。

悬枢：第十三椎节下间。

营昇按：《明堂上经》作十二椎节间。又《下经》作十一椎下脊中穴。既在十一椎下，不应悬枢又在十一椎下，固知其误三字作二字也。

脊中：第十一椎节下间。

中枢：《气府论》王注曰：在第十椎节下间，俯而取之，督脉气所发。

营昇按：此穴《甲乙经》《千金方》《外台秘要》《铜人经》《资生经》诸书皆阙之。

筋缩：第九椎节下间。

至阳：第七椎节下间。

灵台：第六椎节下间。

营昇按：《甲乙经》无此穴，出《气府论》王注。

神道：第五椎节下间。

身柱：第三椎节下间。倭俗谓之，《知利介艾灸通说》曰：俗呼散气。

姜希《铜人腧穴针灸图经》曰：在第二椎节下间。又云：背腧部在第三椎节下间。

陶道：大椎节下间陷中。自阳关至此，诸穴并俯而取之。

自阳关至陶道诸穴，俯而取之者，脊骨隆凸椎穴以明也。一说：自长强至悬枢，并伏地而取之，自脊中至陶道，并俯而取之。

大椎：第一椎上陷中。

《外台秘要》曰：大椎平肩斜齐，高大者是。

《医学原始》曰：在第一椎上，平肩陷中。

营昇按：《八脉考》《释音》曰：椎音槌，脊之骨节也。又《背腧》篇、《类注》曰：焦即椎之义，指脊骨之节间也。古谓之焦，亦谓之䫍，后世作椎。又《刺热篇》王注曰：脊节之谓椎，脊窮之谓骶。又《类注》曰：此取脊椎之大法也。项上三椎者乃项骨三节，非脊椎也。三椎之下陷者中方是第一椎节，穴名大椎。由此而下数之诸椎，循次可得矣。《注证》《分寸歌》曰：自此项骨下脊骶，分为二十四椎，大椎上有项骨，在约有三椎，莫算之尾有长强，亦不算中间二十一，可排椎又项骨。《金鉴》曰：颈茎骨之上三节圆骨也。《释骨》曰：三节植颈

卷之三

自陽關至陶道諸穴俛而取之者脊骨隆凸
椎穴以明也一說自長強至懸樞並伏地而
取之自脊中至陶道並俛而取之

大椎
第一椎上陷中

外臺秘要曰大椎平肩斜齊高大者是

醫學原始曰在第一椎上平肩陷中

營昇按八脈效釋音曰椎音槌脊之骨節也又背腧篇
類注曰焦即椎之義指脊骨之節間也古謂之焦亦謂之䫍後世作椎又刺熱篇王注曰脊節之謂椎脊窮之謂骶又類注曰此取脊椎之大法也項上三椎者乃項骨三節非脊椎也三椎之下陷者中方是第一椎節穴名大椎由此而下數之諸椎循次可得矣注證分寸歌曰自此項骨下脊骶分為二十四椎大椎上有項骨在約有三椎莫算之尾有長強亦不算中間二十一可排椎又項骨金鑑曰頸莖骨之上三節圓骨也釋骨曰三節植頸

项者，通曰柱骨。其隐节肉中者曰复骨。张氏复作伏。《气府论》马注曰：人之脊骨连项骨，共有二十四节者，应二十四气，亦有理。凡灸大椎，当以上项骨三节不算，但项骨以大椎更高，今人误取高骨为大椎，则项骨非灸大椎也。又《气穴论》马注曰：今人灸大椎者，俱是项骨高起者，见其骨高而大，误以为大椎而取之。愚今除项骨三节，则大椎又数为第一椎。《千金方》曰：取大椎之法，除项骨三节不在内，或人亦在项骨短而无可寻者，但当以平肩之处为第一椎。《外台》曰：大椎平肩斜齐高大者是。《针灸大全》曰：以平肩取之，昧者习之，不论椎骨之昂低偏，与肩上平齐处为大椎，可不缪乎？然肩肉肥大者，妄以平肩取之，则穴道参差，多不中也。故除肉偏与肩平齐处，以手按之使其回顾俯仰，则附头而转者为项骨，其不转者为脊骨方是，第一椎下以算之诸椎，循次可得矣。又张介宾曰：凡取脊间督脉诸穴，当于骨节突处取之。但验于鱼骨为可知也。若取于节下必不见效。张氏之言如是然，前哲皆取节下，而无取骨节突处者，夫周身之俞穴皆孔隙也。故或在大骨之际，或在小骨之下，大筋之下，小筋之上，骨间陷中，皆其处也。滑氏取脊骨之低处节下者是。犹欲详之，试解剖人骨节而视之，益知予言之不缪。若张氏之说孔隙之所不可在，故断然不可从矣。（椎骨图见左）

哑门：《气府论》王注曰：在项发际宛宛中，去风府同身寸之一寸。

风府：项后入发际一寸。

脑户：枕骨上强间后一寸五分。

强间：后顶后一寸五分。

后顶：百会后一寸五分。

百会：《神应经》曰：在项中陷中容豆许，去前发际五寸，后发际七寸。

马《歌》曰：发上百会五寸央。

性理北溪陈氏曰：犹天之极星居此。

瘖門　氣府論王註曰在項髮際宛々中去風府同

身寸之一寸

風府　項入髮際一寸

腦戶　枕骨上強間後一寸五分

強間　後頂後一寸五分

後頂　百會後一寸五分

百會　神應經曰在項中陷中容豆許去前髮際五寸後髮際七寸

馬歌曰髮上百會五寸央

性理北溪陳氏曰猶天之極星居此

類經曰此曰三才百會應天璇璣應人湧泉應地

證治準繩引湯氏曰百會一穴前後髮際兩耳尖折中乃是穴也方書所載但云頂上旋毛中殊不審有雙頂者又有旋毛不正者庸醫之輩習循舊本悞人多矣

宮昇按旋毛有昂首有低者有在傍者在兩傍者其地不一定故由此求穴則不中必矣百會去前髮際五寸入後髮際七寸巔頂中央為是

前頂　顖會後一寸五分陷中

顖會　上星後一寸陷中

千金方曰在神庭上二寸是

《类经》曰：此曰三才：百会应天，璇玑应人，涌泉应地。

《证治准绳》引汤氏曰：百会一穴，前后发际两耳尖折中，乃是穴也。方书所载：但云顶上旋毛中。殊不审有双顶者，又有旋毛不正者，庸医之辈，习循旧本，误人多矣。

营昇按：旋毛有昂者，有低者，有在旁者，在两旁者，其地不一定，故由此求穴则不中必矣。百会去前发际五寸，入后发际七寸，巅顶中央为是。

前顶： 囟会后一寸五分陷中。

囟会： 上星后一寸陷中。

《千金方》曰：在神庭上二寸是。

上星　八脈攷曰顖會前一寸
　大成曰神庭後入髮際一寸陷中
　兼羅集曰有一取法以掌後橫紋當鼻尖中指盡處是
印堂　刺瘧論曰取眉間
神庭　八脈攷曰顖前二寸
鼻交頞中　千金翼曰在兩眥中間
　營昇按此二穴諸書缺今補入之
素髎　鼻柱上端
水溝　鼻柱下人中

上星：《八脉考》曰：囟会前一寸。

《大成》曰：神庭后入发际一寸陷中。

《兼罗集》曰：有一取法，以掌后横纹当鼻尖中指尽处是。

神庭：《八脉考》曰：囟前二寸。

印堂：《刺疟论》曰：取眉间。

鼻交頞中：

《千金翼》曰：在两眦中间。

营昇按：此二穴诸书阙，今补入之。

素髎：鼻柱上端。

水沟：鼻柱下人中。

《大成》曰：鼻柱下沟中央近鼻孔陷中。

兑端：《入门》曰：上唇中央尖上。

龈交：唇内齿上龈缝中。龈音银。

《华佗内照图》曰：任督二脉为一身阴阳之海。又曰：龈交穴在唇内齿上缝，为任督二脉之会，一身之要也。

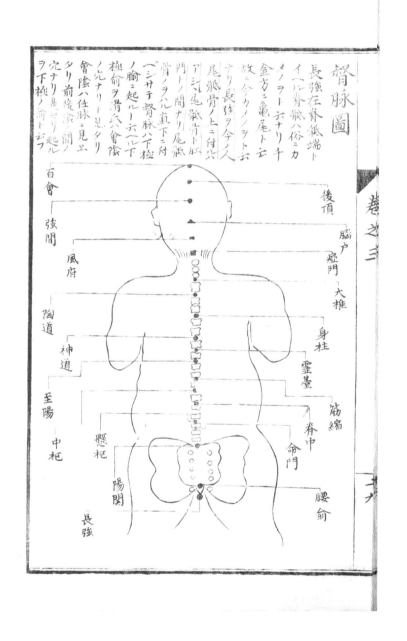

督脈圖

長強在脊骶端ト
イニ脊骶八俗ニカ
メノヲ云ナリ千
金方二亀尾ト云
故ニ今ラカノノヲ去
ナリ長強ヲ今八人
尾骶骨ノ上二付ハ
アヲ尾骶骨下肛
門トノ間ナリ尾骶
骨ノヲ八直下二付
（シサテ督脈八下極
ノ腧二起ルト云ルハ
極腧ヲ骨六會陰
會陰八往脈ニ見タ
タリ前後陰ノ間
究ナリ是ヨリ起ル
ヲ下極ノ腧トニフ

百會
強間
風府
陶道
神道
至陽
中枢
懸樞
陽関
長強

後頂
腦戸
瘂門
大椎
身柱
靈臺
筋縮
脊中
命門
腰俞

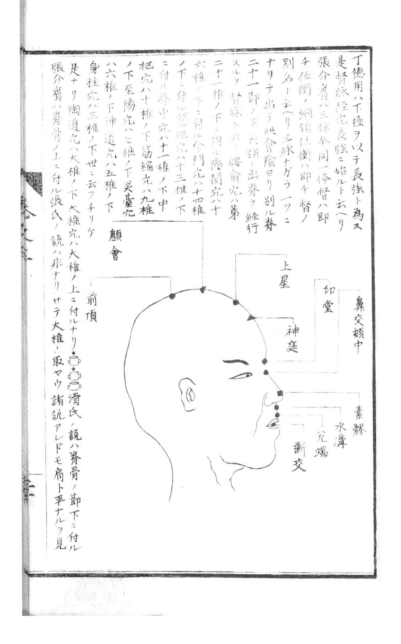

丁德用ハ下極ヲハステ長強ト為ス
是督脉経穴長強ニ始ルト云ヘリ
張介賓ハ三脉本同一体督ハ即
子任衝ノ綱領任衝ハ即ハ督ノ
別名ト云ヘリ三脉ナガラ一ツニ
ナリテ出ヅ此會陰ヨリ別ル脊
六推ノ下ニ令門穴六十四推
ノ下ニ付九穴八椎ノ下ニ筋縮穴八九椎
ノ下ニ付九穴懸枢穴八十三推ノ下
二十一推ノ下ニ附九陽関穴六十
二十一節ノ下ニ腰強ニ出脊ヲ絵行
スルヲ督脉卜六ノ腰俞穴ハ第一

身柱穴六三椎ノ下ニ云フチリケ
八六椎ノ下ニ至陽穴ハ七椎ノ下
ノ下至陽穴ハ七椎ノ下ス臺穴
枢穴ハ十一椎ノ下中
抠穴八十椎ノ下神道穴八九椎

是十リ陶道穴六大椎ノ下
ノ下リ陶道穴六大椎ノ上ニ付ルナリ

張介賓ハ脊骨ノ上ニ付ル張氏ノ
説ハ非ナリサテ大椎ノ取ヤウ
諸説アレドモ肩ト平ナルヲ見

顖會

前頂

神庭

上星

印堂

鼻交頻中

素髎

水溝

兌端

齗交

テ椎骨ヲ按テ回顧偽仰シ動カザルヲ大椎ト定ム椎骨ノ上ヲ節下ヲ大椎ノ穴トス瘂門穴ハ八髪
際ニ付ル風府穴ハ瘂門ノ上髪際ニ入ルー寸ニ付ル瘂戸穴ハ強間ノ後一寸五分強間穴ハ後
頂後一寸五分後頂穴ハ百會後一寸五分百會穴ハ前髪際ニ入ル五寸後髪際ニ入ルー寸七寸ニ付
ルサニテ百會ハ頂中央旋毛中ニシテ旋毛ノ真中ニ在リ旋毛ハ俗ニツムジ
ト云テ頭髮ノグルグルトメグリタル処ナリ旋毛ノアル処ヲ皆定ラズ傍ニアルモノ前ニ
出ルモノアリ後ヘヨリタルモノアリ必シモ頭ノ正中ニアラズ又旋毛ノニツアルモノモア
レバ旋毛ラスヤ目アテトス其処高ク起ルモノアレバー定シクタシケレバ百會ヲ取ルニ此ノ尖ノ通リ
レバ甚赤人ニコリテ此処豆ト容豆ト百會ノ処隔ニシテ豆一粒ヲ取ルヲ百會トシトリ然
一付ルモノトモ後髮際ヨリ五寸後髮際ヨリ七寸ニ付ル説ヲ是トス俗ニ病ノ骨ノ
正中ニ手クビノ紋ファテ指ノ端ノ當ルトコロヲ百會トス後会ヲ
レ生不可ナリ此説ハ如クスレバ前頂穴ニ同ケ中指ノ端ノ當ルトコロ
上星後一寸上星穴ハ神庭穴ニ補穴ナリ両眉間ニ付ケナ
ニ付ルナリ卽堂穴ハ補穴ニテ両眉ノ間ニ付ケ鼻交穴ニ入ル髪際
リ素髎穴ハ鼻柱ノ上ニ付ク断交穴ハ骨内齒ノ上断縫中ニ附ル
ナリ

督脉交会图 （图见左）

滑氏曰：自屏翳而起，历长强穴并脊里，而上行循腰俞、阳关、命门、悬枢、脊中、筋缩、至阳、灵台、神道、身柱，过风门，循陶道、大椎、哑门，至风府，入脑循脑户、强间、后顶，上巅至百会、前顶、囟会、上星、神庭，循额至鼻柱，经素髎、水沟、兑端至龈交而终焉。

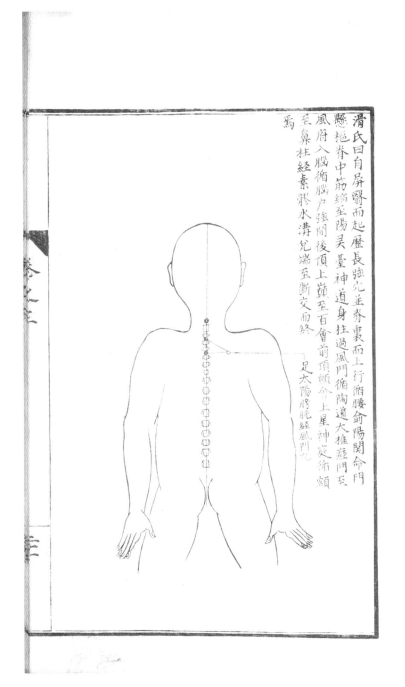

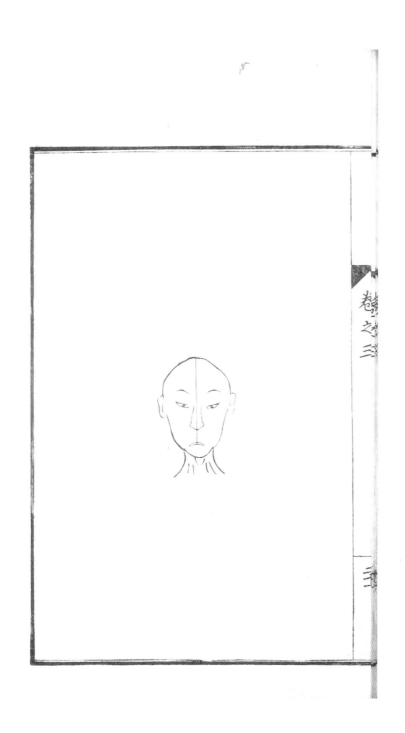

任脉

会阴：《甲乙经》曰：大便前，小便后，两阴之间。

《大成》曰：两阴间任、督、冲三脉所起。督由会阴而行背，任由会阴而行腹，冲由会阴而行足少阴。

曲骨：《神照集》曰：在脐下五寸，中极下一寸，横骨之上毛际之中，动脉应手是穴。

营昇按：此横骨非指肾经横骨穴，阴上横骨也。

中极：关元下一寸。

《经穴指掌图》书曰：自头至足两折中也。

关元：脐下三寸。

一名丹田。《资生经》《集书》。

《经络全书》曰：为生化之原。

《图翼》曰：在脐下三寸，此穴当人身上下四旁之中，故又名大中极。乃男子藏精，女子蓄血之处，小肠募也。

《六十六难》集注曰：脐下肾间动气者，丹田也。丹田者，人之根元也。精神之所藏，五气之根元，太子之府也。男子藏精，女子主月水以生养子息，合和阴阳之门户也。

《资生经》曰：关元乃丹田也。诸经不言，惟《难经疏》曰：丹田在脐下三寸，又曰脐下二寸，名石门。《明堂》载《甲乙经》，一名丹田。《千金方》《素问注》亦谓丹田在脐下二寸。世医因是遂以石门为丹田，误矣。丹田乃在脐下三寸，《难经疏》论之详。

石门：脐下二寸。

一名丹田《甲乙经》。

《千金方》曰：丹田在脐下二寸。

气海：脐下一寸五分。

《大成》曰：脐下一寸半宛宛中。男子生气之海，一名丹田《本事方》。

阴交：脐下一寸。

神阙：《原始》曰：脐中央。

水分：下脘下一寸，上脐一寸。

营昇按：《千金方》《聚英》《医统》《大成》《合参》：下脘下一寸、脐上一寸为是。

下脘：建里下一寸。

建里：中脘下一寸。

中脘：《甲乙经》曰：上脘下一寸，居心蔽骨与脐之中。

上脘：《医统》《聚英》：巨阙下一寸，脐上五寸。

大成曰臍下一寸半宛々中男子生氣之海

一名丹田 本事方

陰交 臍下一寸

神闕 原始曰臍中央

水分 下脘下一寸上臍一寸

營昇按千金方聚英醫統大成合參下脘下一寸臍上一寸為是

下脘 建里下一寸

建里 中脘下一寸

中脘 甲乙經曰上脘下一寸居心蔽骨與臍之中

上脘 醫統聚英巨闕下一寸臍上五寸

《神农黄帝针灸图》曰：在脐上五寸。

《金鉴》曰：从中脘上行，在脐上五寸。

营昇曰：《甲乙经》《外台》《圣惠方》《针方六集》俱为巨阙下一寸五分，非为一寸者是。

巨阙：《甲乙经》曰：鸠尾下一寸。

《千金方》曰：灸心下三处。第一处去心下一寸，名巨阙；第二处去心下二寸，名上脘；第三处去心下三寸，名胃脘。然或人形大小不同，恐寸数有异，可绳度，随其长短，寸数最佳。取绳从心头骨名鸠尾头，度取脐孔中，屈绳取半，当绳头名胃脘，又中屈半绳更分为二分从，

従胃脘向上度一分即是上脘又上度取一分即是巨阙

金鑑曰従上行在両歧骨下二寸

営昇按甲乙経千金方外臺銅人経聚英医統六集資生聖惠方大成原始皆鸠尾下一寸氣府論王注巨阙上脘中脘建里下脘水分遞相去同身之一寸共為是

鸠尾

金鑑曰従巨阙上行一寸

営昇按医統聚英蔽骨之端在蔽骨下五分無蔽骨者従歧骨下行一寸曰鸠尾大成曰両歧骨下一寸曰鸠尾者言其骨垂下如鸠尾形任脉之別甲乙経外臺聖惠方資生経皆在臆前蔽骨下五分甲乙経注曰盖心上人無蔽骨者従上歧骨度下行一寸半人蔽骨有長者有短者又有無蔽骨者故不可拘蔽

中庭

膻中下一寸六分

从胃脘向上度一分，即是上脘；又上度取一分，即是巨阙。

《金鉴》曰：从上行，在两歧骨下二寸。

营昇按：《甲乙经》《千金方》《外台》《铜人经》《聚英》《医统》《六集》《资生》《圣惠方》《大成》《原始》皆鸠尾下一寸。《气府论》王注：巨阙、上脘、中脘、建里、下脘、水分递相去同身之一寸共为是。

鸠尾：《金鉴》曰：从巨阙上行一寸。

营昇按：《医统》《聚英》：蔽骨之端，在蔽骨下五分。无蔽骨者从歧骨下行一寸曰鸠尾。《大成》曰：两歧骨下一寸曰鸠尾者，言其骨垂下如鸠尾形。任脉之别。《甲乙经》《外台》《圣惠方》《资生经》皆在臆前蔽骨下五分。《甲乙经》注曰：盖心上人无蔽骨者，从上歧骨度下行一寸半，人蔽骨有长者，有短者，又有无蔽骨者，故不可拘蔽骨长短，惟巨阙上行一寸为是。

中庭：膻中下一寸六分。

膻中：玉堂下一寸六分两乳间。

《华佗内照图》曰：膻中名气海，在两乳间，为气之海也，气所属焉。能分布阴阳气者，生源乃命之主。

《类经》曰：人有四海。胃者，水谷之海；冲脉者，十二经之海；膻中者，气之海；脑者，髓之海是也。

玉堂：紫宫下一寸六分。

紫宫：《明下》曰：在华盖下一寸陷者中，仰而取之。

华盖：《甲乙经》《资生经》《明下》《铜人经》《神照集》《原始》，共璇玑下一寸。

膻中 玉堂下一寸六分兩乳間

華陀内照圖曰膻中名氣海在兩乳間為氣之海也氣所屬焉能分布陰陽氣者生源乃命之主

類經曰人有四海胃者水穀之海衝脈者十二經之海膻中者氣之海腦者髓之海是也

玉堂 紫宫下一寸六分

紫宫 明下曰在華蓋下一寸陷者中仰而取之

華蓋 甲乙經資生經明下銅人經神照集原始共

璇璣下一寸

卷之三

璇玑：天突下一寸陷中。

天突：马《歌》曰：璇上一寸天突起。

营昇按：《铜人经·卷二》《医学纲目》《入门》《发挥》：结喉下一寸。《甲乙经》《资生经》：结喉下二寸。《类经》《神照集》：结喉下三寸。《气府论》《气穴论》及《骨空论》王注、《铜人经·卷一》《聚英》《医统》：结喉下四寸。《千金方》《外台》：结喉下五寸。《八脉考》：结喉下四寸半。《明堂下经》：结喉下五分。诸说分寸纷穴不知所从。低头度之则分寸甚短，仰头度之则分寸甚长。故今定结喉下两骨间，璇玑上一寸为是。

廉泉：《原始》曰：在颔下结喉上中央，舌本间。

承浆：《原始》曰：在颐前下唇下宛宛陷中，开口取之。

龈基：《骨空论》曰：髓空一在龈基下。

任脉图 （图见左）

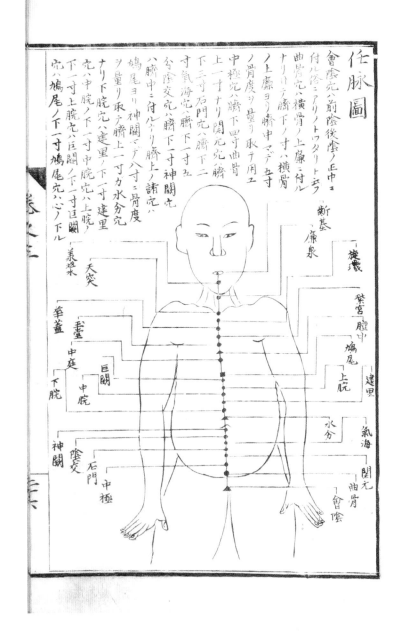

人ハ五分ヨリモ長シ心ノ上ニリタル人ハ其ノ蔽骨岐骨ノ中ニ藏レテ見ヘザルナリ故ニ氣府論ノ王註ニ

径二臍上二寸ツヽ二付レナリ中庭穴ハ膻中ノ下一寸六分膻中穴ハ両乳ノ中間ニ付ル玉堂穴ハ紫

宮ノ下一寸六分紫宮穴ハ明堂下経ニ華蓋ノ下一寸六分トアリ此説ニ従フヘシ璇璣穴ハ甲乙経資生経銅人

経神照集原始合参ニ璇璣ノ下一寸トアリ原璇璣穴ハ天突ノ下一寸ニ天突穴

ハ璇璣ノ上一寸ニ付ルナリ原泉穴ハ結喉ノユキアタリニ頏ノ下一寸六分ニアタリト頏ノユキアタリニ横紋アリ其故

ノ前舌下ノトコロニ付ルナリ兼廉泉穴ハ肩ノ下ニ付ル断基穴ハ補穴ナリ骨空論ニ断基ノ

下トアリ歯ノ下ニ縫ノアル処ヘ付ルナリ

任脉交会穴图 （图见左）

滑氏曰：任脉起于中极之下，会阴之分也。由是循曲骨上毛际至中极，行腹里，上循关元、石门、气海、阴交、神阙、水分、下脘、建里、中脘、上脘、巨阙、鸠尾、中庭、膻中、玉堂、紫宫、华盖、璇玑、天突、廉泉，上颐循承浆，环唇上至龈交，分行系两目下中央，会承泣而终也。

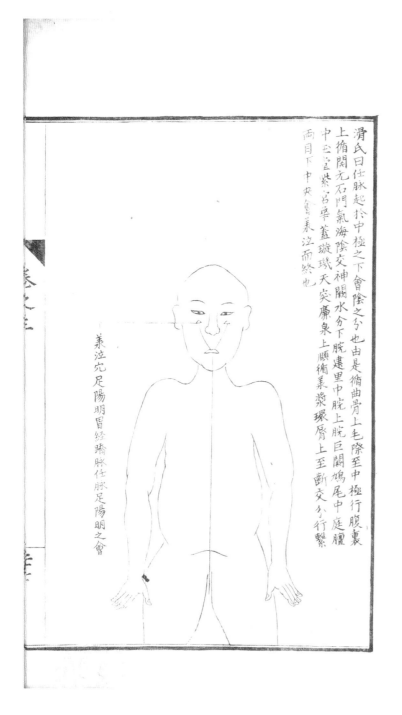

奇经八脉

滑氏曰：脉有奇常，十二经者，常脉也。奇经八脉则不拘于常，故谓之奇经。

《二十七难》曰：脉有奇经八脉者，不拘于十二经，何也？然：有阳维，有阴维，有阳跷，有阴跷，有冲，有督，有任，有带之脉。凡此八脉者，皆不拘于经，故曰奇经八脉。

虞氏曰：此八脉不系正经，阴阳无表里配合，别道奇行，故曰奇经也。

阴维脉

《八脉考》曰：阴维起于诸阴之交，其脉发于足少阴筑宾穴，为阴维之郄。在内踝上五寸腨肉分中，上循股内廉，上行入小腹，会足太阴、厥阴、少阴、阳明于府舍。上会足太阴于大横、腹哀，循胁肋会足厥阴于期门，上胸膈挟咽，与任脉会于天突、廉泉，上至顶前而终。凡一十四穴。

筑宾 足少阴肾经穴，足内踝上五寸。

府舍 足太阴脾经穴，冲门上七分，去中行四寸半。

大横 足太阴脾经穴，脐旁四寸半。

腹哀 足太阴脾经穴，胆经日月下一寸五分。

期门 足厥阴肝经穴，任脉巨阙旁四寸半。

天突 任脉穴，璇玑上一寸。

八脉攷曰陰維起於諸陰之交其脉發於足

少陰築賓穴為陰維之郄在內踝上五寸腨

肉分中上循股內廉上行入小腹會足太陰

厥陰少陰陽明於府舍上會足太陰於大橫

腹哀循脇肋會足厥陰於期門上胸膈挾咽

與任脉會於天突廉泉上至頂前而終凡一

十四穴

築賓 足少陰腎經穴足內踝上五寸

府舍 足太陰脾經穴衝門上七分去中行四寸半

大橫 足太陰脾經穴臍旁四寸半

腹哀 足太陰脾經穴膽經日月下一寸五分

期門 足厥陰肝經穴任脉巨闕旁四寸半

天突 任脉穴璇璣上一寸

陽維脈

廉泉 任脉穴結喉上舌本

八脉攷曰陽維起於諸陽之會其脉發於足
太陽金門穴在足外踝下一寸五分上外踝
七寸會足少陽於陽交為陽維之郄循膝外
廉上髀厭抵少腹側會足少陽於居髎循脇肋
斜上肘上會手陽明手足大陽於臂臑過
肩前與手少陽會於臑會天髎却會手足少
陽足陽明於肩井入肩後會手大陽陽蹻於
臑俞上循耳後會手足少陽於風池上腦空

廉泉任脉穴，结喉上舌本。

阳维脉

《八脉考》曰：阳维起于诸阳之会，其脉发于足太阳金门穴。在足外踝下一寸五分，上外踝七寸，会足少阳于阳交，为阳维之郄。循膝外廉上髀厌，抵少腹侧，会足少阳于居髎，循胁肋斜上肘，上会手阳明、手足太阳于臂臑，过肩前与手少阳会于臑会、天髎，却会手足少阳、足阳明于肩井，入肩后会手太阳、阳跷于臑俞。上循耳后，会手、足少阳于风池，上脑空、承灵、正营、目窗、临泣，下额与手、足少阳、阳明五脉会于阳白，循头入耳，上至本神而止。凡三十二穴。

金门 足太阳膀胱经穴。

阳交 足少阳胆经穴，外踝上七寸。

居髎 足少阳胆经穴。

臂臑 手阳明大肠经穴。

臑会 手少阳三焦经穴。

天髎 手少阳三焦经穴。

肩井 足少阳胆经穴。

臑俞 手太阳小肠经穴。

风池 足少阳胆经穴，天牖与天柱中间。

脑空 足少阳胆经穴，承灵后一寸五分。

承灵 同，正营后一寸五分。

正营 同，目窗后一寸。

目窗 同，临泣后一寸。

临泣 同，本神与曲差中间。

羕靈正營目窗臨泣下額與手足少陽陽明
五脉會於陽白循頭入耳上至本神而止凡
三十二穴

金門 足大陽膀胱経穴

陽交 足少陽胆経穴 外踝上七寸

居髎 足少陽胆経穴

臂臑 手陽明大腸経穴

臑會 手少陽三焦経穴

天髎 手少陽三焦経穴

肩井 足少陽胆経穴

臑俞 手大陽小腸経穴

風池 足少陽胆経穴 天牖与天柱中間

腦空 足少陽胆経穴 羕昊後一寸五分

羕靈 同 正營後一寸五分

正營 同 目窗後一寸

目窗 同 臨泣後一寸

臨泣 同 本神与曲差中間

阳白同，眉上一寸。

本神同，神庭旁三寸。

《十四经发挥》凡二十四穴，无居髎、臂臑、承灵、目窗四穴。

《针灸节要》曰：凡二十四穴，无居髎、臂臑、臑会、目窗、承灵五穴。有风府、哑门二穴。

阴跷脉

《八脉考》曰：阴跷者，足少阴之别脉，其脉起于跟中，足少阴然谷穴之后，同足少阴循内踝下照海穴，上内踝之上二寸，以交信为郄。直上循阴股入阴，上循胸里入缺盆，上出人迎

阳白同，眉上一寸　　本神同，神庭旁三寸

十四經發揮凡二十四穴，無居髎、臂臑、承靈

目窗四穴

針灸節要曰凡二十四穴，無居髎、臂臑、臑會

目窗兼靈五穴。有風府、瘂門二穴

陰蹻脉

八脉攷曰陰蹻者，足少陰之別脉，其脉起於

跟中足少陰然谷穴之後，同足少陰循內踝

下照海穴上內踝之上二寸，以交信為郄直

上循陰股入陰上循胸裏入缺盆上出人迎

卷之三

阳跷脉

之前，至咽咙，交贯冲脉，入颃内廉，上行属目内眦，与手足太阳、足阳明、阳跷五脉会于睛明而上行。凡八穴。

然谷 足少阴肾经穴。

照海 同。

交信 同，足内踝上二寸。

睛明 足太阳膀胱经穴，目内眦。

《十四经发挥》：凡二穴，无照海、睛明二穴。

《经脉》篇：凡四穴，有然谷、交信、照海、睛明四穴。

《针灸聚英》《针灸节要》：无照海、睛明二穴。

《六集》：无然谷、睛明二穴，有照海、交信二穴。

阳跷脉

之前至咽嚨交貫衝脈入頏內廉上行屬目內眥與手足大陽足陽明陽蹻五脈會於睛明而上行凡八穴

然谷 足少陰腎經穴

照海 同

交信 同 足內踝上二寸

晴明 足大陽膀胱經穴 目內眥

十四經發揮凡二穴無照海晴明二穴

經脈篇凡四穴有然骨交信照海晴明四穴

針灸聚英針灸節要無照海晴明二穴

六集無然谷晴明二穴有照海交信二穴

《八脉考》曰：阳跷者，足太阳之别脉，其脉起于跟中，出于外踝下足太阳申脉穴。当踝后绕跟，以仆参为本。上外踝上三寸，以附阳为郄。直上循股外廉，循胁后胛上会手太阳、阳维于臑俞。上行肩膊外廉，会手阳明于巨骨，会手阳明、少阳于肩髃。上人迎夹口吻，会手足阳明、任脉于地仓。同足阳明上而行巨髎，复会任脉于承泣。至目内眦，与手足太阳、足阳明、阴跷五脉会于睛明穴。从睛明上行入发际，下耳后，入风池而终。凡二十二穴。

八脉攷曰陽蹻者足太陽之別脉其脉起於

跟中出於外踝下足太陽申脉穴當踝後遶

跟以僕參為本上外踝上三寸以附陽為郄

直上循股外廉循脅後胛上會手太陽陽維

於臑俞上行肩髆外廉會手陽明於巨骨會

手陽明少陽於肩髃上人迎夾口吻會手足

陽明任脉於地倉同足陽明上而行巨髎復

會任脉於承泣至目内眥與手足太陽足陽

明陰蹻五脉會於睛明穴從睛明上行入髮

際下耳後入風池而終凡二十二穴。

申脉足太阳膀胱经穴，外踝微前。

仆参同，昆仑直下。

附阳同，外踝上三寸。

臑俞手太阳小肠经穴，肩髎后。

巨骨手阳明大肠经穴，肩尖上行两

叉骨。

肩髃同，肩端两骨间。

地仓足阳明胃经穴，口吻旁。

巨髎同，鼻孔旁八分。

承泣同，目下七分。

晴明足太阳膀胱经穴，目内眦。

风池足少阳胆经穴。三焦经天牖与

膀胱经天柱中间。

《十四经发挥》：凡二十穴，有
居髎穴，无晴明、风池二穴。《针
方六集》《针灸聚英》同。

冲脉《二十八难》杨注曰：冲者，通也。
言此脉下至于足，上至于头，通受十二经
之气血，故曰冲焉。《针方六集》曰：凡
十二穴，会阴、冲脉之会。

《医经原旨》曰：冲脉起于胞
中，上循背里，为经

衝脉

申脉
足太陽膀胱經穴
外踝微前

僕參
同
崑崙直下

附陽
同
外踝上三寸

臑俞
同
肩髎後

巨骨
手陽明大腸經穴
肩尖上行兩叉骨

肩髃
同
肩端兩骨間

地倉
足陽明胃經穴
口吻旁

巨髎
同
鼻孔傍八分

兼泣
同
目下七分

晴明
足太陽膀胱經穴
目内眥

風池
足少陽膽經穴
三焦經天牖與膀胱經天柱中間

十四經發揮凡二十穴有居髎穴無晴明風
池二穴針方六集鍼灸聚英同

衝脉二十八難楊註曰衝者通也言此脉下至
於足上至於頭通受十二經之氣血
故曰衝焉針方六集曰凡十二穴曾陰衝脉之會

醫經原旨曰衝脉起於胞中上循背裏為經

络之海，则前亦督而后亦任也。任脉循背，谓之督脉，自少腹直上者，谓之任脉，亦谓之督脉，是以背腹分阴阳而言任、督。若三脉者，名虽异而体则一耳，故任、冲、督，一源而三歧也。又曰：冲脉起于胞中，阳明会于前阴，故男女精血，皆由前阴而降者，以二经血气总聚于此，故称为五脏六腑、十二经之海，诚有非他经之可比也。

《类注》曰：冲、任为经络之海，其起脉之处，则在胞中而上行于背里，所谓胞者，子宫是也。此

胞中而上行於背裏所謂胞者子宮是也此

類註曰衝任為經絡之海其起脉之處則在

經之可比也

此故稱為五藏六府十二經之海誠有非他

精血皆由前陰而降者以二經血氣總聚於

又曰衝脉起於胞中陽明會於前陰故男女

雖異而體則一耳故任衝督一源而三歧也

脉是以背腹分陰陽而言任督若三脉者名

之督脉自少腹直上者謂之任脉亦謂之督

絡之海則前亦督而後亦任也任脉循背謂

男女藏精之所，皆得称为子宫。惟女子于此受孕，因名曰胞。然冲、任、督脉皆起于此，所谓一源而三歧也。

王启玄曰：肾脉与冲脉并下行，循足合而盛大，故曰太冲。一云：冲脉起于气冲，冲直而通，故谓之冲。

《八脉考》曰：冲为经脉之海，又曰血海，其脉与任脉，皆起于少腹之内胞中。浮而外者，起于气街。并足阳明、少阴二经之间，循腹上行至横骨。夹脐左右各五分，上行历大赫、气穴、四

男女藏精之所皆得稱為子宮惟女子於此

受孕因名曰胞然衝任督脉皆起於此所謂

一原而三歧也

王啓玄曰肾脉與衝脉並下行循足合而盛

大故曰大衝一云衝脉起於氣衝衝直而通

故謂之衝

八脉攷曰衝為經脉之海又曰血海其脉與

任脉皆起於少腹之內胞中浮而外者起於

氣衝並足陽明少陰二經之間循腹上行至

橫骨俠臍左右各五分上行歷大赫氣穴四

满、中注、肓俞、商曲、石关、阴都、通谷、幽门，至胸中散。凡二十四穴。

横骨 足少阴肾经穴　　**大赫** 同

气穴 同　　**四满** 同

中注 同　　**肓俞** 同

商曲 同　　**石关** 同

阴都 同　　**通谷** 同

幽门 同

任脉

滑氏曰：任之为言妊也，行腹部中行。为妇人

任脉

滑氏曰任之為言姓也行腹部中行為婦人

幽門同

陰都同　通谷同

商曲同　石關同

中注同　肓俞同

氣穴同　四滿同

橫骨 足少陰腎經穴　太赫同

中散凡二十四穴

滿中注肓俞商曲石關陰都通谷幽門至胸

生养之本。

《上古天真论》曰：女子二七而天癸至，任脉通。太冲脉盛，月事以时下……七七任脉虚，太冲脉衰，天癸竭。

《八脉考》曰：任为阴脉之海，其脉起于中极之下，少腹之内，会阴之分。上行而外出，循曲骨，上毛际，至中极，同足厥阴、太阴、少阴并行腹里，循关元，历石门、气海，会足少阳、冲脉于阴交。循神阙、水分，会足太阴于下脘。历建里，会手太阳、少阳、足阳明于中脘。上上脘、巨阙、鸠

手大陽少陽足陽明於中脘上上脘巨闕鳩

交循神闕水分會足太陰於下脘歷建里會

裏循關元歷石門氣海會足少陽衝脉於陰

上毛際至中極同足厥陰太陰少陰並行腹

下少腹之内會陰之分上行而外出循曲骨

八脉攷曰任為陰脉之海其脉起於中極之

衰天癸竭

太衝脉盛月事以時下七七任脉虚太衝脉

上古天眞論曰女子二七而天癸至任脉通

生養之本

卷之三

尾、中庭、膻中、玉堂、紫宫、华
盖、璇玑，上喉咙，会阴维于天突、
廉泉。上颐，循承浆，与手足阳明、
督脉会。环唇上，至下龈交，复出
分行，循面，系两目下之中央，至
承泣而终。凡二十七穴。

督脉

《十四经发挥》曰：督脉者，起
于下极之俞。

《五色》篇曰：下极者，心也。

《四十四难》曰：下极为魄门。

《甲乙经》曰：横骨一名下极。

《千金翼》曰：第十五椎名下极
俞。

千金翼曰第十五椎名下極俞

甲乙經曰橫骨一名下極

四十四難曰下極為魄門

五色篇曰下極者心也

十四經發揮曰督脉者起於下極之俞

兩目下之中央至羡泣而終凡二十七穴

督脉會環脣上至下齗交復出分行循面繫

陰維於天突廉泉上頤循承漿與手足陽明

尾中庭膻中玉堂紫宫華蓋璇璣上喉嚨會

督脉

《图翼》曰：颏，名下极。皆虽同名所指，异非今所谓下极。

滑氏曰：督脉，其脉起于下极之俞，由会阴历长强。

又曰：督脉由会阴而行于背，任脉由会阴而行于腹，冲脉由会阴出，并少阴而散于胸中。

张景岳曰：三脉本同一体，督即任、冲之纲领，任、冲即督之别名耳。

丁德用曰：以下极为长强，是督脉经穴以始于长强也。

八脉攷曰督乃陽脉之海其脉起於腎下胞
中至於少腹乃却行於腰橫骨圍之中央繫
溺孔之端男子循莖下仍篡女子絡陰器合
篡間 骨空論類註曰篡交篡之義謂兩便爭行之所即前後二間之間也金鑑曰篡者横骨下兩股之前相合共結之凹也前後兩陰之間名下極穴又屏翳穴會陰穴即男女陰氣之所也
別繞臀至少陰與大陽中絡者合少陰上股
内廉由會陽貫脊會於長強穴在骶骨端與
少陰會並脊裏上行歷腰俞陽關命門懸摳
脊中中樞筋縮至陽靈臺衝道身柱陶道大
椎與手足三陽會合上瘂門會陽維入舌本

《八脉考》曰：督乃阳脉之海，其脉起于肾下胞中，至于少腹，乃却行于腰、横骨围之中央，系溺孔之端，男子循茎下仍篡；女子络阴器，合篡间。《骨空论》《类注》曰：篡，交篡之义。谓两便争行之所，即前后二间之间也。《金鉴》曰：篡者，横骨下两股之前相合，共结之凹也。前后两阴之间名下极穴，又屏翳穴、会阴穴即男女阴气之所也。俱绕篡后屏翳穴。别绕臀至少阴，与太阳中络者，合少阴上股内廉，由会阳贯脊，会于长强穴。在骶骨端与少阴会，并脊里上行。历腰俞、阳关、命门、悬枢、脊中、中枢、筋缩、至阳、灵台、神道、身柱、陶道、大椎，与手足三阳会合。上哑门，会阳维，入舌本。

---

①神：原作"冲"，据《素问·气府论》改。

上至風府會足太陽陽維同入腦中循腦戶強間後頂上巔歷百會前頂顖會上星至神庭為足太陽督脈之會循額中至鼻柱經素髎水溝會手足陽明至兌端入斷交與任脉足陽明交會而終凡三十一穴督脈別絡自長強走任脈者由小腹直上貫臍中央上貫心入喉上頤環唇上繫兩目之下中央會大陽於目內眥睛明穴上額與足厥陰同會於巔入絡於腦又別自腦下項循肩胛與手足太陽少陰會於大杼第一椎下兩旁去脊中

督脉

上至风府，会足太阳、阳维同入脑中。循脑户、强间、后顶，上巅，历百会、前顶、囟会、上星，至神庭，为足太阳、督脉之会。循额中至鼻柱，经素髎、水沟，会手足阳明，至兑端，入龈交，与任脉、足阳明交会而终。凡三十一穴。督脉别络，自长强走任脉者，由小腹直上，贯脐中央，上贯心，入喉，上颐，环唇，上系两目之下中央，会太阳于目内眦睛明穴。上额，与足厥阴同会于巅。入络于脑，又别自脑下项，循肩胛，与手足太阳、少阴会于大杼第一椎下两旁，去脊中

一寸五分陷中内俠脊抵腰中入循膂络肾

帶脉

張子和曰十二經與奇經七脉皆上下周流惟帶脉起少腹之側季脇之下環身一周絡腰而過如束帶之狀而衝任二脉循腹脇夾臍旁傳流於氣衝屬於帶脉絡於督衝任督三脉同起而異行一源而三歧皆絡帶脉八脉攷曰帶脉者起於季脇足厥陰之章門穴同足少陽循帶脉穴圍身一周如束帶然又與足少陽會於五樞維道凡八穴

一寸五分陷中，内夹脊抵腰中，入循膂络肾。

带脉

张子和曰：十二经与奇经七脉，皆上下周流，惟带脉起少腹之侧，季胁之下，环身一周，络腰而过，如束带之状。而冲、任二脉，循腹胁夹脐旁，传流于气冲，属于带脉，络于督脉。冲、任、督三脉，同起而异行，一源而三歧，皆络带脉。

《八脉考》曰：带脉者，起于季胁足厥阴之章门穴，同足少阳循带脉穴，围身一周，如束带然。又与足少阳会于五枢、维道。凡八穴。

章门 足厥阴肝经穴，季胁本。

带脉 足少阳胆经穴，章门下一寸八分。

五枢 同，水道旁一寸五分。

维道 同，五枢下五分。

《十四经发挥》：凡四穴，带脉、维道。

《针灸大成》：凡六穴。带脉、五枢、维道。

阴维脉图（图见左）

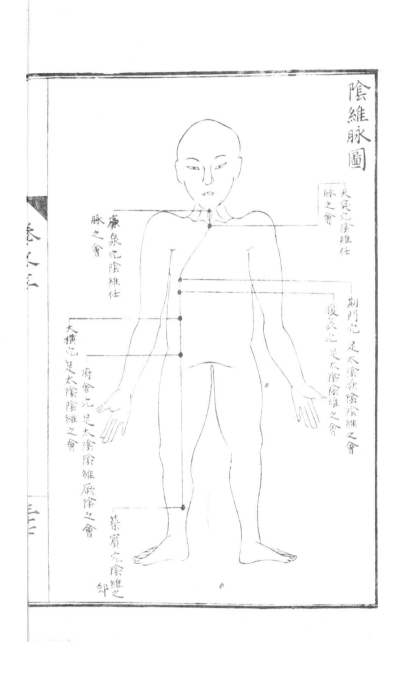

阳维脉图（图见左）

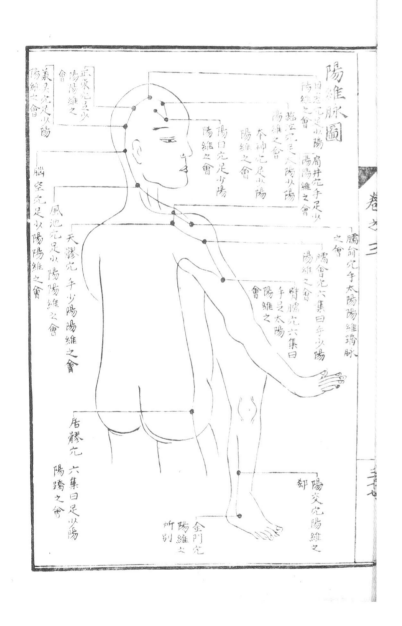

阴跷脉图（图见左）

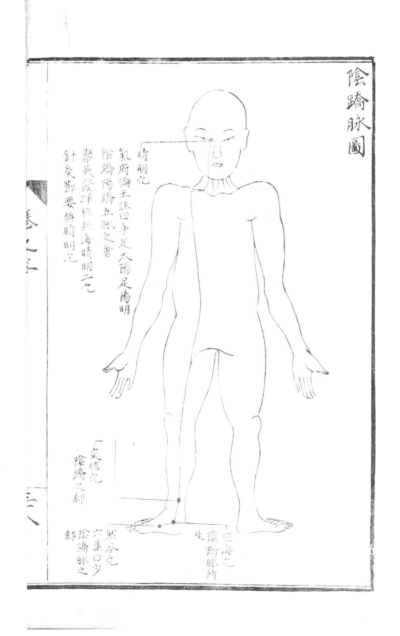

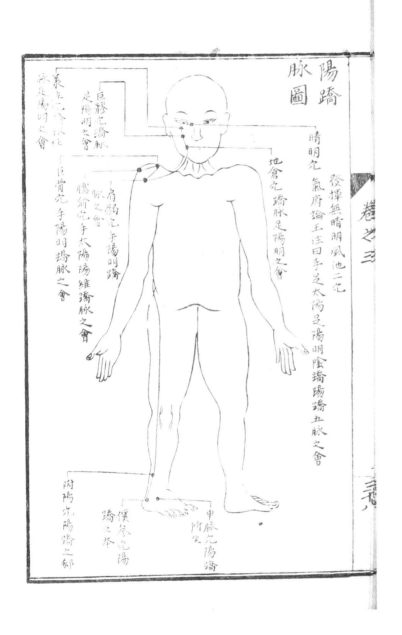

阳跷脉图

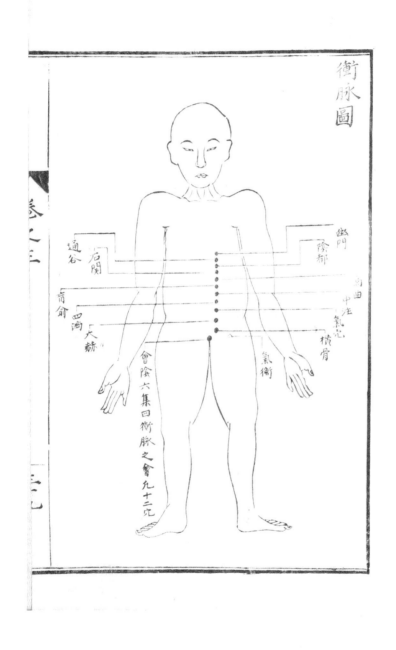

带脉图（图见左）

经穴纂要卷之三终

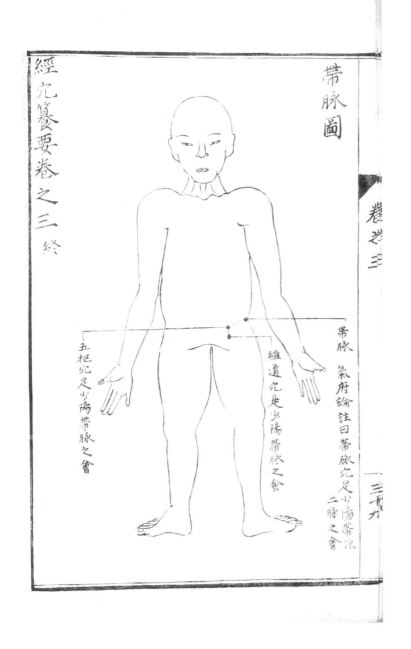

带脉圖

経穴纂要卷之三終

帶脉　氣府論註曰帶脉穴足少陽帶脉二脉之會

維道穴足少陽帶脉之會

五枢穴足少陽帶脉之會

经穴纂要卷之四

丹州　龟山医官　小坂营昇元祐　纂辑

门人　筑州久留木　医官　酒寄玄眠　同

丹州龟山　医官　上月周长　校

内景

《蠡海集》曰：天开于子，地开于丑，人生于寅。寅时手太阴肺之气始动，其应在寸口。寸口以候上部，肺居五脏之上部，独为五脏之华盖，所以管领一身之气。

《类经》曰：肺朝百脉，以行阴阳，而五脏六腑皆以受，故十二经以肺为首，循序相传，尽于足厥阴肝经。而又传于肺，终而复，是为一周。

《痿论》曰：肺者，藏之长也，为心之盖也。

张介宾曰：肺位最高，故谓之长。

高武曰：肺者朝百脉，故肺者脏之长。

马氏曰：肺者，为诸脏之华盖。

华元化曰：肺者，生气之源，乃五脏之华盖。

《入门》曰：肺形似人肩，而为脏之盖。

程氏《医彀》曰：肺形如人肩，二布大叶，四垂如盖。

《医经原旨》曰：肺形似人肩，二布叶，中有二十四空行列，分布诸脏清浊之气，又应二十四气也。

肺前面全状 （图见左）

营昇按：其形如蜂窠，下无通窍，随呼吸而盈虚。其色如蓝，光泽有斑纹，古人皆谓六叶两耳，大概之言耳。古今说内形比之，内形殆有不相似者矣。《入门》《医彀》《原始》等说略近之。

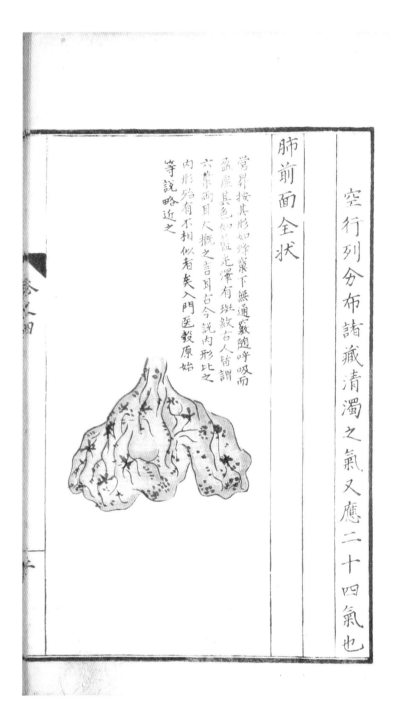

横断肺见里面有白小孔。

横斷肺見裏面有白小孔

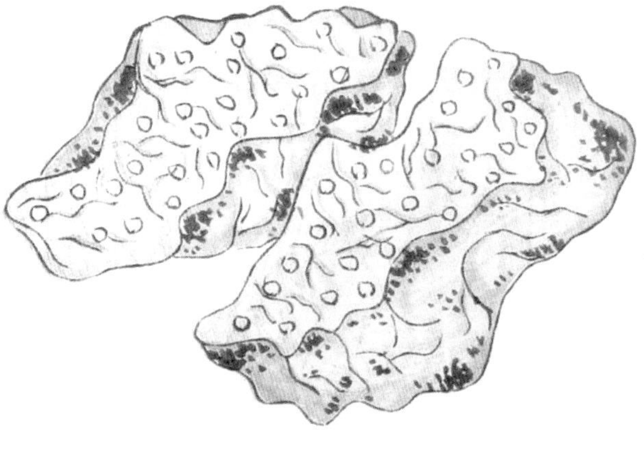

卷之四

二

肺系：《圣济总录》曰：喉咙以下为肺系，骨者累累然。其《十二》又曰：天盖骨下为肺系之本。

《脏腑指掌图书》曰：钱豫齐曰：会厌缀于舌本之下，正应乎气管之上。气管，即喉咙也，居于前，主持呼吸，为声音之门户，故名吸门。共十二节，上三节微小，下九节微大，第四乃结喉也。

杨玄操曰：喉咙空虚也，言其中空虚可以通气息焉。即肺之系，呼吸之道路。

《金鉴》曰：结喉者，喉之管头也。其瘦者，多外见

肺系

聖濟總錄曰喉嚨以下為肺系骨者累々然

其十二又曰天盖骨下為肺系之本

藏府指掌圖書曰錢豫齊曰會厭綴于舌本之下正應于氣管之上氣管即喉嚨也居于前上持呼吸為聲音之門戶故名吸門共十二節上三節微小下九節微大第四乃結喉也

楊玄操曰喉嚨空虚也言其中空虚可以通氣息焉即肺之系呼吸之道路

金鑑曰結喉者喉之管頭也其瘦者多外見

颈前。肥人则隐于肉，肉多不见。

《经释》曰：喉咙即出声之处，即俗名喉脘。

会厌： 程氏《医彀》曰：缀于舌本之上，正应于气管之下。气管，即喉咙也。

《医学原始》曰：齿以后至会厌深三寸五分大，容五合。会厌为之吸门，其大如钱，为音声之户。薄则易于起发音出快而便利，厚则起发音出慢而重舌也。人卒然无音者，寒气客于厌。

《金鉴》曰：会厌者，覆喉管之上窍，似皮似膜。发

颈前肥人则隐於肉々々多不見

経釋曰喉嚨即出聲之處即俗名喉脘

會厌

程氏醫彀曰綴於舌本之上正應於氣管之

下氣管即喉嚨也

醫学原始曰齒以後至會厌深三寸五分大

容五合會厌為之吸門其大如錢為音聲之

戸薄則易於起發音出快而便利厚則起發

音出慢而重舌也人卒然無音者寒氣客於

厌

金鑑曰會厌者覆喉管之上竅似皮似膜發

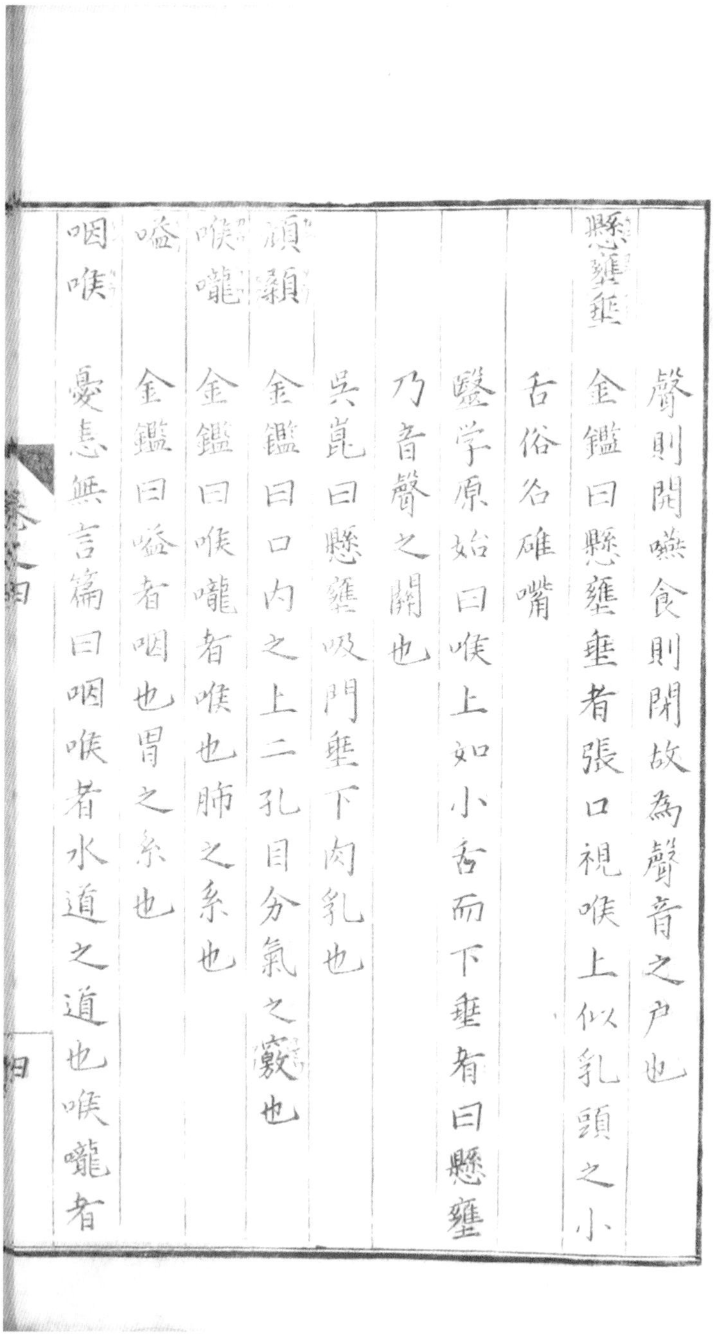
聲則開嚥食則閉故為聲音之户也
懸雍垂 金鑑曰懸雍垂者張口視喉上似乳頭之小舌俗名碓嘴
醫学原始曰喉上如小舌而下垂者曰懸雍乃音聲之關也
吳崑曰懸雍吸門垂下肉乳也
頏顙 金鑑曰口内之上二孔目分氣之竅也
喉嚨 金鑑曰喉嚨者喉也肺之系也
嗌 金鑑曰嗌者咽也胃之系也
咽喉 憂恚無言篇曰咽喉者水道之道也喉嚨者

声则开，咽食则闭，故为声音之户也。

悬雍垂：《金鉴》曰：悬雍垂者，张口视喉上似乳头之小舌，俗名碓嘴。

《医学原始》曰：喉上如小舌而下垂者，曰悬雍，乃音声之关也。

吴昆曰：悬雍，吸门垂下肉乳也。

颃颡：《金鉴》曰：口内之上二孔目分，气之窍也。

喉咙：《金鉴》曰：喉咙者，喉也，肺之系也。

嗌：《金鉴》曰：嗌者，咽也，胃之系也。

咽喉：《忧恚无言》篇曰：咽喉者，水道之道也。喉咙者，

気之所以上下者也

類註曰人有二喉一軟一硬軟者居後是謂咽喉乃水穀之道通於六府者也硬者居前是謂喉嚨為宗氣出入之道所以行呼吸通五藏者也

鼻

陰陽應象大論曰肺主鼻又曰在竅為鼻

醫學原始曰肺主鼻鼻者肺之官故肺和則鼻能知香臭矣

皮毛

痿論曰肺主身之皮毛

皮部論曰百病之始生也必先於皮毛邪中

卷之四 四

气之所以上下者也。

《类注》曰：人有二喉，一软一硬。软者居后，是谓咽喉，乃水谷之道通于六腑者也。硬者居前，是谓喉咙，为宗气出入之道，所以行呼吸通五脏者也。

鼻

《阴阳应象大论》曰：肺主鼻。又曰：在窍为鼻。

《医学原始》曰：肺主鼻。鼻者，肺之官。故肺和则鼻能知香臭矣。

皮毛

《痿论》曰：肺主身之皮毛。

《皮部论》曰：百病之始生也，必先于皮毛。邪中

之则腠理开，开则入容于络脉，留
而不去传入于经脉，留而不去传入
于腑。

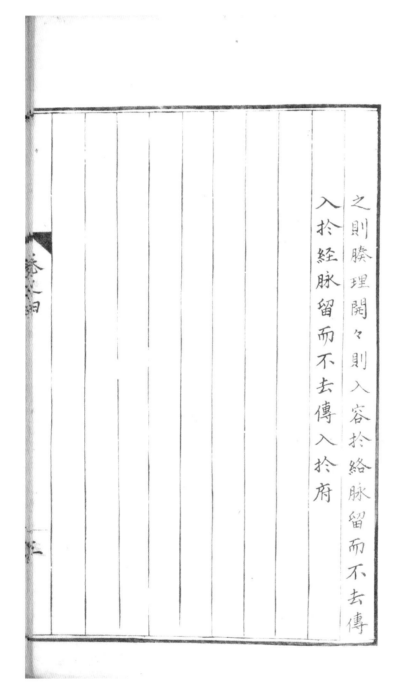

肠（图见左）

杨玄操曰：肠，畅也。通畅胃气去滓秽者也。

《医学原始》曰：广肠，一曰肛门。肛门言其处似车缸形，故曰肛门，即广肠也。一名直肠，一名魄门，一名洞肠，亦名肛门，受大肠之谷而道出焉。

营昇按：大小肠古经皆以为二物，然解体亲视之，唯一肠而有巨细之分耳。今以曲尺度之，长二丈四五尺许，上属于胃，下连肛门，其色白带淡红。

《四十二难》《十四经》《针灸聚英》等，大肠当脐右环十六曲。《肠胃》篇：当脐左环[1]。《五脏别论》曰：夫胃、大肠、小肠、三焦、膀胱此五者，天气之所生也。左旋故二肠亦左旋。《肠胃篇》：当脐左环是。

---

[1] 环：原作"旋"，据《灵枢·肠胃》改，下一个"环"字同。

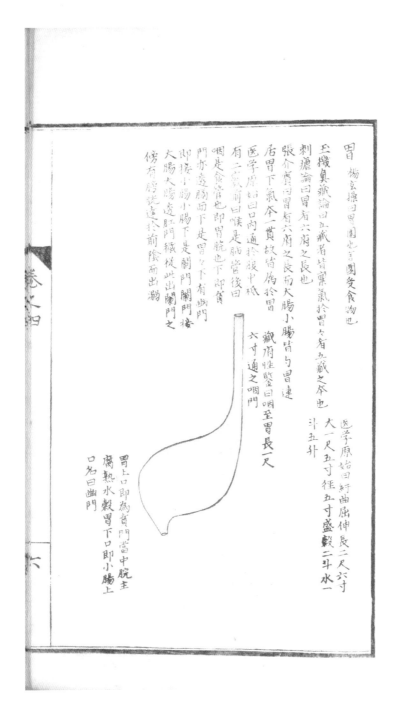

胃（图见左）

杨玄操曰：胃，围也。言围受食物也。

《玉机真脏论》曰：五脏者，皆禀气于胃。胃者，五脏之本也。

《刺疟论》曰：胃者，六腑之长也。

张介宾曰：胃者，六腑之长，而大肠、小肠皆与胃连。居胃下，气本一贯，故皆属于胃。

《医学原始》曰：口内通于腹中，只有二窍。前曰喉，是肺管。后曰咽，是食管也，即胃脘也，下即贲门，亦透膈而下是胃。胃下有幽门，即接小肠，小肠下是阑门，阑门接大肠，大肠透肛门，秽从此出，阑门之旁有膀胱，连于前阴而出溺。

《医学原始》曰：纡曲屈伸长二尺六寸，大一尺五寸，径五寸，盛谷二斗，水一斗五升。

《脏腑性鉴》曰：咽至胃长一尺六寸，通之咽门。

胃上口即为贲门，当中脘，主腐熟水谷。胃下口即小肠，上口名曰幽门。

《经脉别论》曰：食气入胃，其清纯津液之归于心，入于脉，变赤而为血，有余则注于冲任而为经水。经水者，阴水也。阴必从阳，故其色赤，禀火之色也。且冲为血海，任主胞胎。若媾男子之精，阴阳和合而成孕，则其血皆移阴于胎矣，胎既产，则胃中清纯津液之气归于肺，朝于脉流入于乳房，变白而为乳，是禀肺金之色也。其或儿不自哺，阳明之窍不通，其胃中津液仍归于脉，变赤而复为月水也。

《医觳》曰：妇人血与乳俱脾胃所生。

卷之四

經脉別論曰食氣入胃其清純津液之歸於
心入於脉變赤而為血有餘則注于衝任而
為經水經水者陰水也陰必從陽故其色赤
禀火之色也且衝為血海任主胞胎若媾男
子之精陰陽和合而成孕則其血皆移陰於
胎矣胎既產則胃中清純津液之氣歸於乳房變白而為乳是禀肺金
之色也其或兒不自哺陽明之竅不通其胃
中津液仍歸於脉變赤而復為月水也
醫觳曰婦人血與乳俱脾胃所生

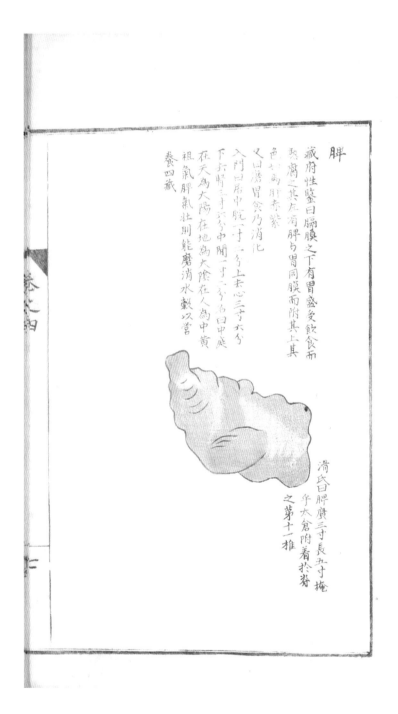

脾

藏府性鑒曰膈膜之下有胃盛受飲食而熟腐之其左有脾與胃同膜而附其上其色如馬肝赤紫

又曰磨胃食乃消化

入門曰居中脘一寸二分上去心三寸六分下去腎三寸六分中間一寸二分名曰中庭在天為太陽在地為太陰在人為中黃祖氣脾氣壯則能磨消水穀以營養四藏

滑氏曰脾廣三寸長五寸掩乎太倉附着於脊之第十一椎

脾（图见左）

《脏腑性鉴》曰：膈膜之下有胃，盛受饮食而熟腐之。其左有脾，与胃同膜而附其上，其色如马肝赤紫。

又曰：磨胃食乃消化。

《入门》曰：居中脘一寸二分，上去心三寸六分，下去肾三寸六分，中间一寸二分，名曰中庭。在天为太阳，在地为太阴，在人为中黄祖气。脾气壮则能磨消水谷，以营养四脏。

滑氏曰：脾广三寸，长五寸，掩乎太仓，附着于脊之第十一椎。

纵剖断脾（图见左）

肉

《痿论》曰：脾主身之肌肉。《医经原旨》曰：脾属土，肉象地之体，故合肉也。脾气通于唇，故荣唇也。又曰：肉属众体之土。

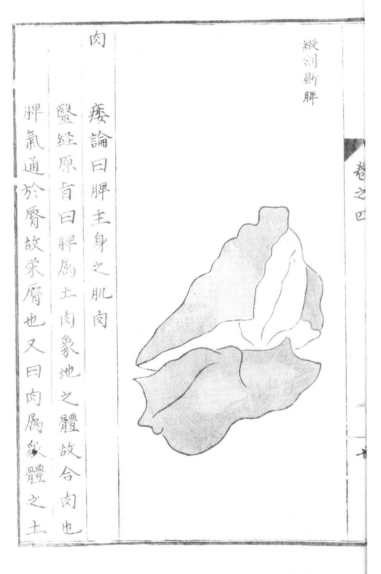

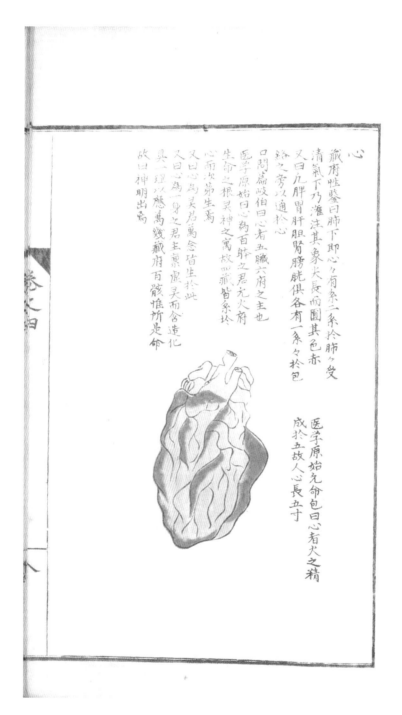

心（图见左）

《脏腑性鉴》曰：肺下即心，心有系二，系于肺。肺受清气，下乃灌注。其象尖长而圆，其色赤。

又曰：凡脾、胃、肝、胆、肾、膀胱俱各有一系，系于胞络之旁以通于心。

《口问》篇：岐伯曰：心者五脏六腑之主也。

《医学原始》曰：心为百体之君，元火府，生命之根，灵神之寓。故四脏皆系于心而次第生焉。

又曰：心为灵君，万念皆生于此。

又曰：心为一身之君主，禀虚灵而含造化，具一理以应万几，脏腑百骸惟所是命，故曰神明出焉。

《医学原始》《元命包》曰：心者，火之精成于五，故人心长五寸。

横剖心（图见左）

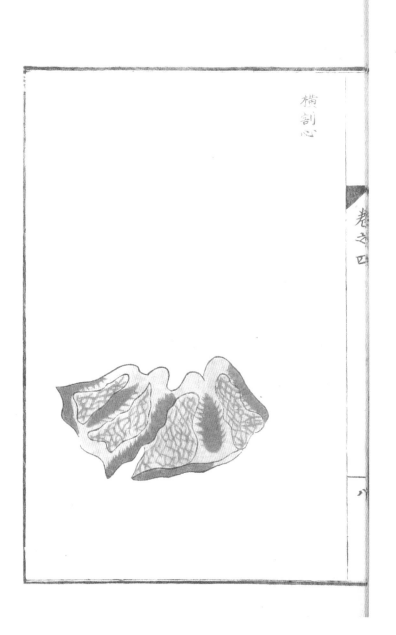

横剖心

卷之四

血

《痿论》曰：心主身之血脉。

《阴阳应象大论》曰：在窍为舌。舌为心之苗，故主舌。

《灵枢·决气》篇曰：何谓血？岐伯曰：中焦受气取汁，变化而赤是谓血。

发

《医学原始》曰：头上曰发，属足少阴、阳明；耳前曰鬓，属手、足少阳；目上曰眉，属手、足阳明；唇上曰髭，属手阳明；颏下曰须，属足少阴、阳明；两颊曰髯，属足少阳。其经气血盛则美而长，气多血少则美而短，气少血多则少而恶，气血俱少则其处不生，气血俱热则黄而赤，气

髮

醫學原始曰頭上曰髮屬足少陰陽明耳前曰鬢屬手足少陽目上曰眉屬手足陽明唇上曰髭屬手陽明頦下曰鬚屬足少陰陽明兩頰曰髯屬足少陽其經氣血盛則美而長氣多血少則美而短氣少血多則少而惡氣血俱少則其處不生氣血俱熱則黃而赤氣

血

痿論曰心主身之血脉

陰陽應象大論曰在竅為舌 舌為心之苗故主舌

靈樞決氣篇曰何謂血岐伯曰中焦受氣取汁變化而赤是謂血

血则衰白而落

浩然曰驗小兒壽夭亦視毛髮兒髮受母血
而實故名血餘也母血充實兒髮則黑而光
潤母血虛弱或胎漏敗墮或縱慾多淫兒髮
則黃槁焦枯或生疳癖之患俱關不壽之兆
也

萬病回春曰髮者血之餘也

血衰则白而落。

《浩然》曰：验小儿寿夭亦视毛发，儿发受母血而实，故名血余也。母血充实儿发则黑而光润，母血虚弱，或胎漏败堕，或纵欲多淫，儿发则黄槁焦枯，或生疳癖之患，俱关不寿之兆也。

《万病回春》曰：发者，血之余也。

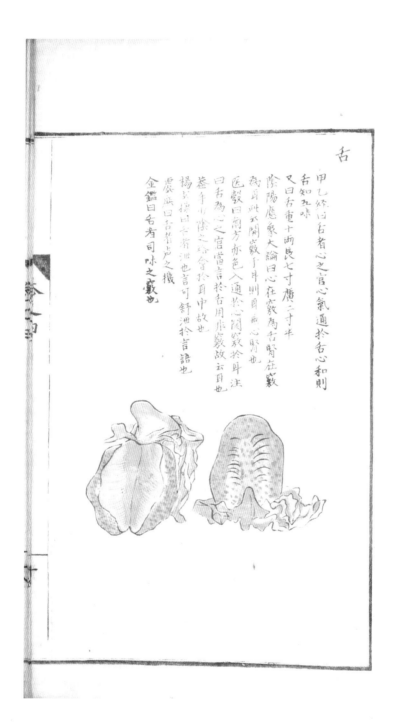

舌（图见左）

《甲乙经》曰：舌者，心之官。心气通于舌，心和则舌知五味。

又曰：舌重十两，长七寸，广二寸半。

《阴阳应象大论》曰：心在窍为舌，肾在窍为耳，此云开窍于耳，则耳兼心肾也。

《医毂》曰：南方赤色，入通于心，开窍于耳。注曰：舌为心之官，当言于舌用非窍，故云耳也。盖手少阴之络会于耳中故也。

杨玄操曰：舌者，泄也。言可舒泄于言语也。

虞庶曰：舌者，声之机。

《金鉴》曰：舌者，司味之窍也。

膀胱（图见左）

《医彀》曰：膀胱者，与小肠脂蔓相联，有下口而无上口，其管直透前阴出溺。

《脏腑性鉴》曰：凡胃中熟腐水谷，其精气自胃之上口曰贲门，上输于肺，肺乃播于百脉，其滓秽自胃之下口曰幽门，传于小肠，至小肠下口曰阑门，泌别其汁，清者渗出小肠，而渗入膀胱，滓秽之物则转入大肠矣。膀胱上无所入之窍，止有下口。

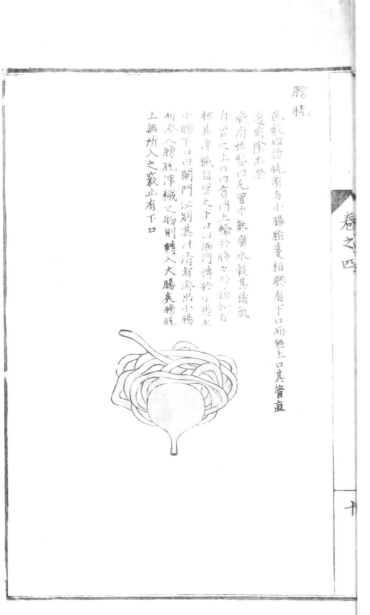

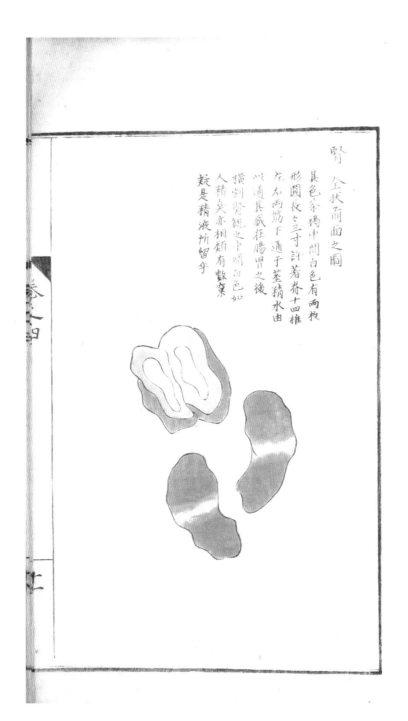

肾全状前面之图（图见左）

其色茶褐，中间白色，有两枚。形圆长，长三寸许，着脊十四椎左右两筋下，通于茎，精水由此通其脏，在肠胃之后。横割肾观之，中间白色如人精，臭亦相类，有数窠，疑是精液所留乎。

肾背面之图 （图见左）

《脏腑性鉴》曰：肾有系二条，上条系于心包，下条过屏翳穴后趋脊骨。

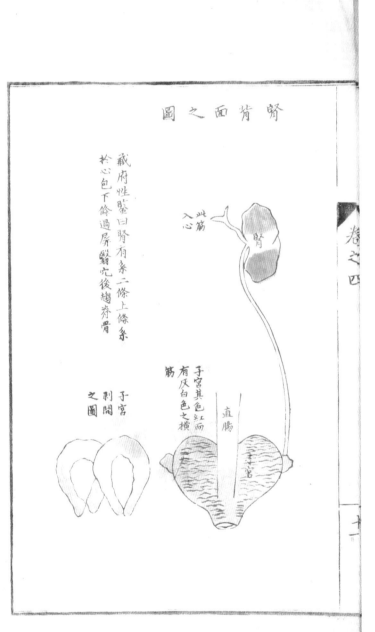

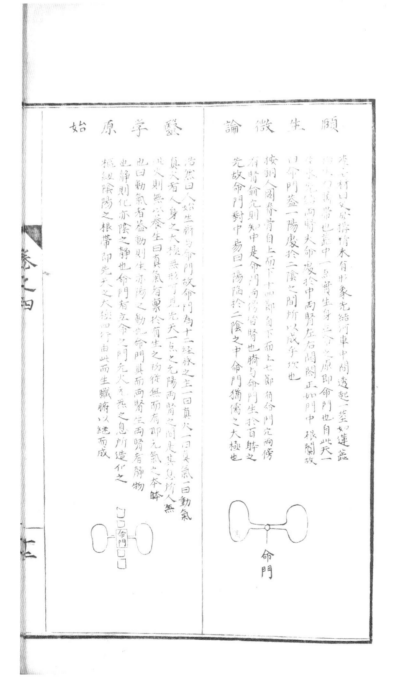

《颐生微论》

李士材曰：父母媾精，未有形象，先结河车，中间透起一茎，如莲蕊初生，乃脐带也。蕊中一点，实生身立命之原，即命门也。自此天一生水，先结两肾。夫命处于中，两肾左右开合，正如门中根阖，故曰命门，盖一阳处于二阴之间，所以成乎坎也。

按《铜人图》：脊骨自上而下十四节，自下而上七节，有命门穴，两旁有肾俞穴，则知中是命门，两旁皆肾也。脐与命门生于百体之先，故命门对中。《易》曰：一阳陷于二阴之中，命门犹儒之太极也。

《医学原始》

《浩然》曰：人始生脐与命门，故命门为十二经脉之主。一曰真火，一曰真气，一曰动气。真火者，人身之太极，无形可见，先天一点之元阳，两肾之间是其息所。人无此则无以养生。曰真气者，禀于有生之初，从无而有，即元气之本体也。曰动气者，盖动则生，亦阳之动也。命门具而两肾生，两肾者，静物也。静则化，亦阴之静也。命门者，立命之门。元火，元炁之息所造化之枢纽，阴阳之根蒂，即先天之太极。四行由此而生，脏腑以继而成。

肾经

《锦囊秘录》曰：两肾俱属水，左为阴水，右阳水，以为命门，非。命门在两肾中间。命门左边小黑圈是真水之穴，命门右边小白圈是相火之穴，此一水一火俱无形，日夜潜行不息。盖命门居两肾之中间，而不偏于右，而妇人子宫之门户也。子宫者，肾脏藏精之府也，当关元、气海之间，男精女血，皆聚于此，为先天真一之炁，所谓坎中之真阳，为一身生化之源，在两肾中间而不可偏于右。两肾属水，有阴阳之分，命门属火，在二阴之中。若谓左主于肾，而右偏为命门，此千古传说之伪也。

《质疑录》曰：《内经》初无命门之名，命门之说始于越人之《三十六难》，而曰：肾有两，左为命门，男子藏精，女子系胞。夫右肾既藏男子之精，则左肾将藏何物？女子之胞何独偏系于右？此其说之不能无疑也。命门居两肾之中，而不偏于右，即妇人子宫之门户也。子宫者，肾脏藏精之府也，当关元、气海之间，男精女血皆聚于此，为先天真一元炁，所谓坎中之真阳，为一身生化之原。此命门在两肾中间，而不可以独偏于右。两肾属水，有阴阳之分，命

質疑錄曰內經初無命門之名命門之說始
于越人之三十六難而曰腎有兩左為命門
男子藏精女子系胞夫右腎既藏男子之精
則左腎將藏何物女子之胞何獨偏系于右
此其說之不能無疑也命門居兩腎之中而
不偏于右即婦人子宮之門戶也子宮者腎
臟藏精之府也當關元氣海之間男精女血
皆聚于此為先天真一元炁所謂坎中之真
陽為一身生化之原此命門在兩腎中間而
不可以獨偏于右兩腎屬水有陰陽之分命

门属火，在二阴之中。故《脉经》以肾脉配两尺，但当曰左肾主真阴，右尺主真阳，而命门则为阳气之根，随三焦相火，以同见于右尺则可，若谓左肾则主于肾，而右肾偏为命门，此千古讹传之弊，而不得不亟正之者也。

耳

《阴阳应象大论》曰：肾主耳。又曰：在窍为耳。

骨

《宣明五气篇》曰：肾主骨。

《说文》曰：骨者，体之质也，肉之核也。

《医彀》曰：男子骨色纯白，妇人骨色淡黑。男子髑髅骨自项及耳至脑后共八片，脑后横一

金鑑曰巓頂骨男子三叉縫女子十字縫

類註曰尾骶骨男子尖女子者圓而平

二十有八男子頭骨八塊女子頭骨六塊

吴醫彙講曰男子肋骨二十有四女子肋骨

夫二條左右各十四條

類註曰肋骨各十二條八長四短女人多擎

二條八長四短女十四條八長六短

腦後橫一縫當正直下則無縫左右肋男十

縫當正直下髮際別有一直縫婦人只六片

缝，当正直下发际别有一直缝。妇人只六片，脑后横一缝，当正直下则无缝。左右肋，男十二条，八长四短；女十四条，八长六短。

《类注》曰：肋骨各十二条，八长四短。女人多擎夫二条，左右各十四条。

《吴医汇讲》曰：男子肋骨二十有四，女子肋骨二十有八，男子头骨八块，女子头骨六块。

《类注》曰：尾骶骨，男子尖，女子者圆而平。

《金鉴》曰：巅顶骨，男子三叉缝，女子十字缝。

头颅骨（图见左）

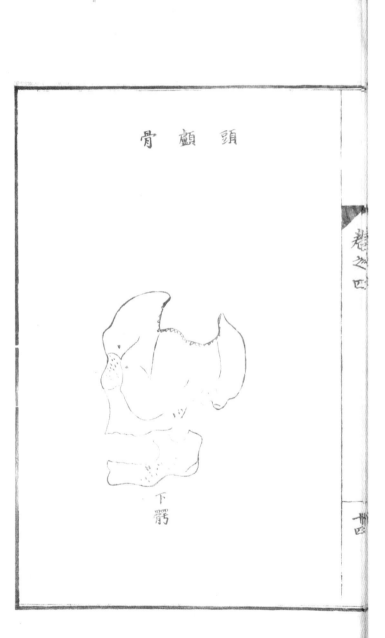

头颅骨

下骸

胸腔、盆腔骨骼（图见左）

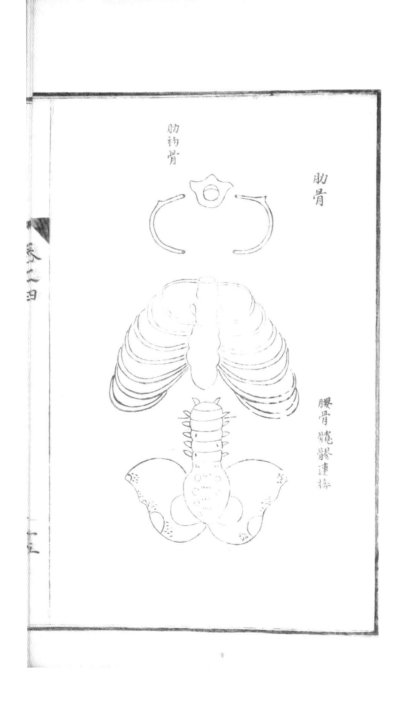

上肢骨骼（图见左）

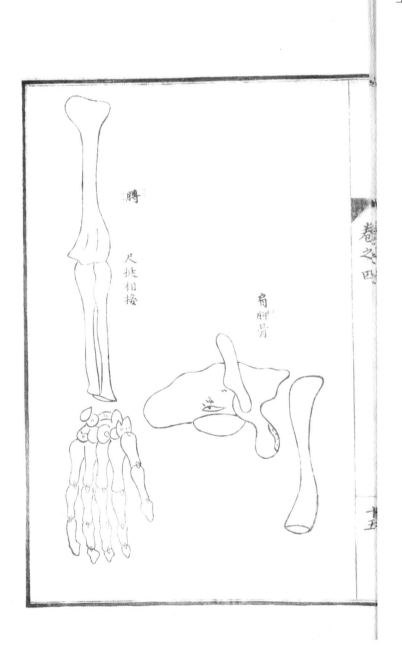

下肢骨骼（图见左）

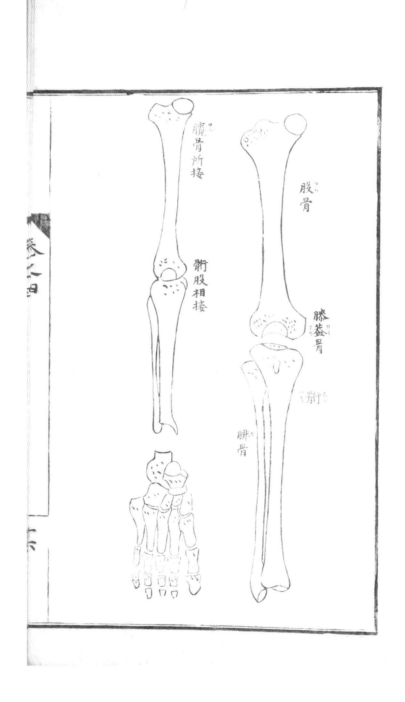

齿

《医学原始》曰：齿属肾，齿乃骨之余。上龈属胃，下龈属大肠。何少年齿密，老年齿疏而齿性厚刚，故有收缩而致稀疏者乎。艾儒略曰：齿形上平宽，下稍锐，而人身百体之长有时而止，惟齿则自少而壮至老益加长焉。

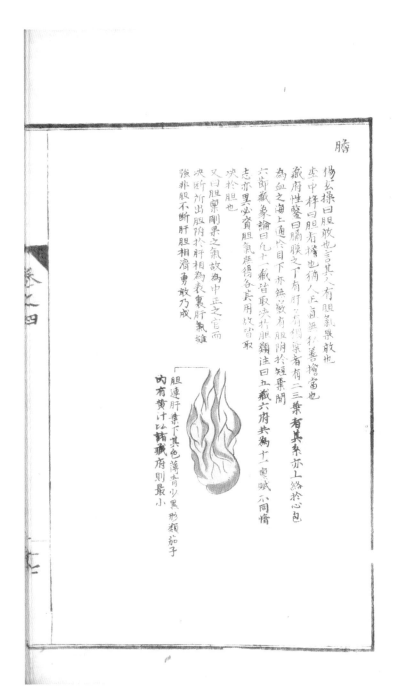

胆（图见左）

杨玄操曰：胆，敢也。言其人有胆气，果敢也。

李中梓曰：胆者，担也。犹人正直无私，善担当也。

《脏腑性鉴》曰：膈膜之下有肝，肝有独叶者，有二三叶者，其系亦上络于心包，为血之海。上通于目，下亦无窍。有胆附于短叶间。

《六节藏象论》曰：凡十一脏，皆取决于胆。《类注》曰：五脏六腑共为十一，禀赋不同，情志亦异，必资胆气，庶得各其用，故皆取决于胆也。

又曰：胆禀刚果之气，故为中正之官而决断所出。胆附于肝，相为表里。肝气虽强，非胆不断。肝胆相济，勇敢乃成。

胆连肝叶下，其色薄青少黑，形类茄子，内有黄汁，比诸脏腑则最小。

肝 （图见左）

《脏腑性鉴》曰：膈膜之下有肝，肝有独叶者，有二三叶者。

《入门》曰：肝之系者，自膈下着右胁肋，上贯膈入肺，中与膈膜相连。

《人镜经》曰：肝脏主筋膜之气也，其位居右胁之前，并胃着脊之第九椎。

营昇按：肝者，膈膜下低于胃之右，其形大约似肺脏。其色如蜀黍，上连心系而垂膈下。古书所去左三右四，未见其然否。

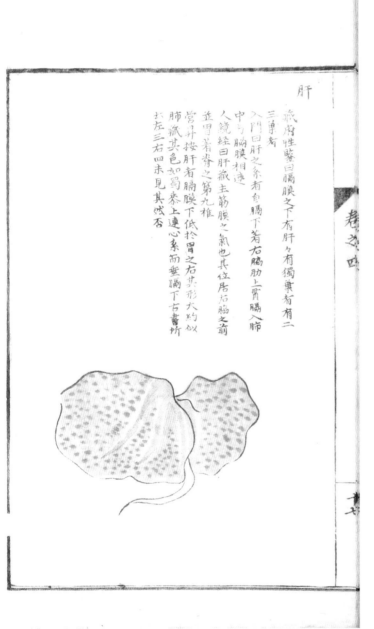

肝后面（图见左）

胆与肝相连。

《风论》曰：善怒，时憎女子。吴注曰：肝志怒，肝脉环阴器，肝气治则悦色而欲，女子肝气衰则恶色而憎女子。

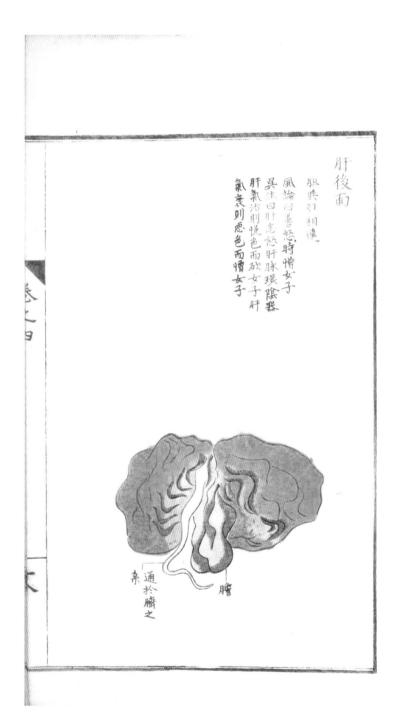

睾丸（图见左）《图翼曰》：音高，阴丸也。

《金鉴》曰：睾丸者，男子前阴两丸也。

阴器 张氏曰：阴器者，合太阳、厥阴、阳明、少阴之筋以及冲、任、督之脉，皆聚于此，故曰宗筋。厥阴属肝，肝主筋。故络诸筋而一之以成健运之用。

廷孔 《类注》曰：女人溺孔在前阴中，横骨之下；男子溺孔亦在横骨之下，中央为宗筋所函，故不见耳。马氏曰：廷孔也，其孔即溺孔之端，盖窈漏之中有溺孔，其端正在阴廷，乃溺孔之端也。

《医学原始》曰：前阴亦一而有两窍者，廷孔与溺孔也。溺孔在前廷孔后一道而两用，在出之户也。又曰廷孔者，即出精之道，从尾闾上通两肾之间。男子以藏精，女子以系胞。故曰：肾间动气，人之生命也。肾间者，两肾之命门，真元之所也。此五脏六腑之本，十二经脉之根，呼吸之门，三焦之原。又曰：惟肾亦有系通于前阴而泄精。

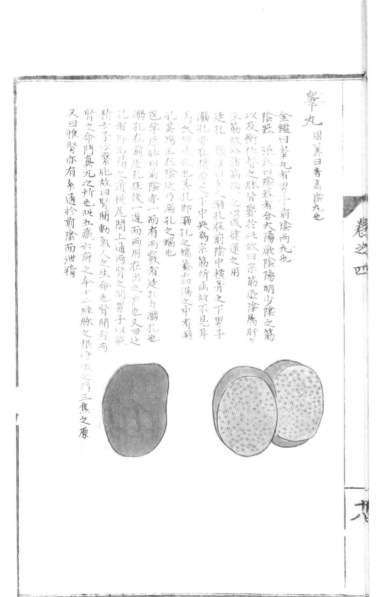

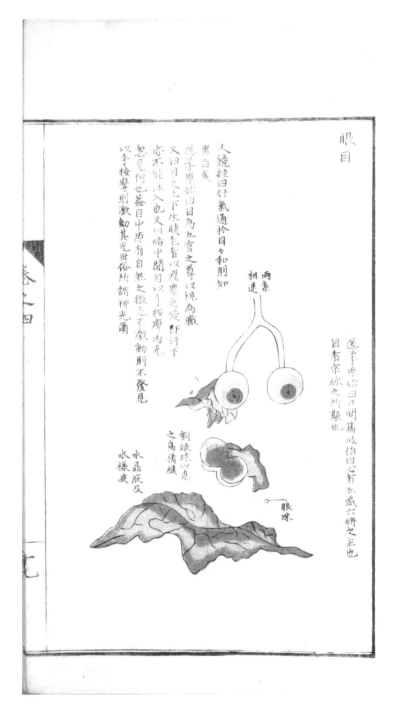

眼目（图见左）

《医学原始》曰：《口问》篇岐伯曰：心者，五脏六腑之主也。目者，宗脉之所聚也。

《人镜经》曰：肝气通于目，目和则知黑白矣。

《医学原始》曰：目为五官之尊，以视为职。又曰：目之上下生睫毛者，以飞尘之侵，即汗下亦不能注入也。又曰：暗中闭目，以手按摩，内光忽见何也。盖目中原有自然之微光，不激动则不发见，以手按摩则激动，其光世俗所谓神光尔。

目

《金匮真言论》曰：东方青色，入通于肝，开窍于目。

《医学原始》曰：人之情伪，先观其目，此心捷报也。有一情，目即露之。

筋

《宣明五气篇》曰：肝主筋。

《六节藏象论》《类注》曰：人之运动由乎筋力。

《甲乙经》曰：肝者，筋之合也。筋者，聚于阴器而脉络于舌本，故脉弗营则筋缩急，筋缩急则引卵与舌。故唇青舌卷卵缩，则筋先死。

爪

《本脏》篇曰：肝应爪，爪厚色黄者，胆厚；爪薄色红者，胆薄；爪坚色青者，胆急；爪濡色赤者，胆缓；爪直色白无约者，胆直；爪恶色黑多纹者，胆结。

《六节藏象论》《类注》曰：爪者，筋之余，故其华在爪。

红者膽薄爪堅色青者膽急爪濡色赤者膽緩爪直色白無約者膽直爪惡色黑多紋者膽結

六節藏象論類註曰爪者筋之餘故其華在

爪

脑髓（图见左）

《经脉》篇曰：人始生，先成精。精成而脑髓生。

《类注》曰：精藏于肾，肾通于脑，脑者，阴也。髓者，骨之充也。诸髓皆属于脑，故脑成而后脑髓生。

华本《本草备要》辛夷之条下，金正希先生尝语余曰：人之记性皆在脑中，小儿善忘者，脑未满也。老人健忘者，脑渐空也。凡人外物必有一形影留于脑，昂思今人每记忆往事，必闭目瞪而思索之，此即凝神于脑之意也。李时珍曰：脑为元神之府。

胞衣表面（图见左）

《胤嗣全书》曰：胞之蒂起于两肾中间，着脊而生，悬胎于胞，通母之气血，内含浆水以养儿身，头与手足幡作一团，如卵之黄，其浆水如卵之白，使上下四旁皆不得相碍。

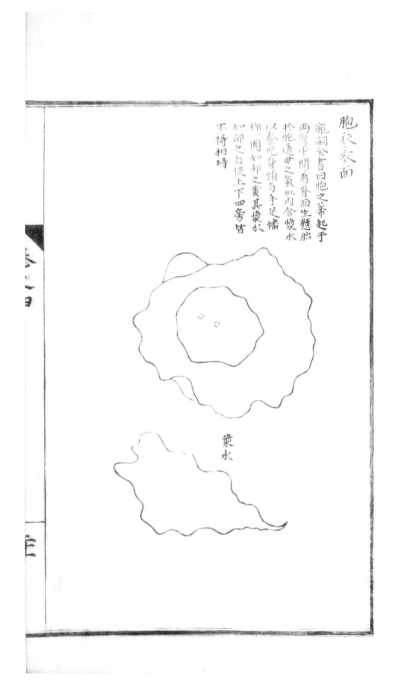

时珍曰：在母腹，脐连于胞胎，息随母。

《人镜经》曰：脐带一系系于儿脐，悬儿于胞中，此通母之气血，遗阴之路也。

《医门秘旨》曰：脐带与母之真气相连，如果生枝上，乃一身之根本也。

《保产万全书》曰：按：是连紫河车，皮膜内含浆水，儿生下则四破。

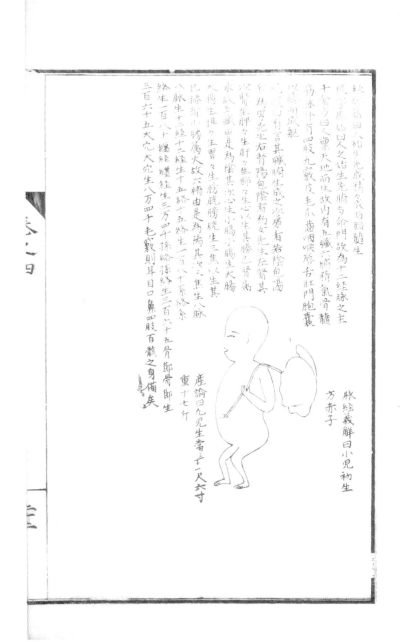

胎儿图（图见左）

《经脉篇》曰：人始生，先成精，精成而脑髓生。

《医学原始》曰：人之始生，先脐与命门，故为十二经脉之主。

《千金方》曰：人禀天地而生，故内有五脏六腑、精气、骨髓、筋脉，外有四肢九窍、皮毛、爪、齿、咽喉、唇、舌、肛门、胞囊，以总而成躯。

《医彀》曰：有言其脏腑生成之次第者，若阴包阳者为男先生，右肾阳包阴者女先生，左肾其次。肾生脾，脾生肝，肝生肺，肺生心，以生其胜己。肾属水，故五脏由是为阴，其次心生小肠，小肠生大肠，大肠生胆，胆生胃，胃生膀胱，膀胱生三焦，以生其已胜者，小肠属火，故六腑由是为阳。其次三焦生八脉，八脉生十二经，十二经生十五络，十五络生一百八十系，系络生一百八十缠经，缠经生三万四千孙络，孙络生三百六十五骨节，骨节生三百六十五大穴，大穴生八万四千毛窍，则耳目口鼻，四肢百骸之身备矣。

《脉经义解》曰：小儿初生方赤子。

《产论》曰：凡儿身当长一尺六寸，重十七斤。

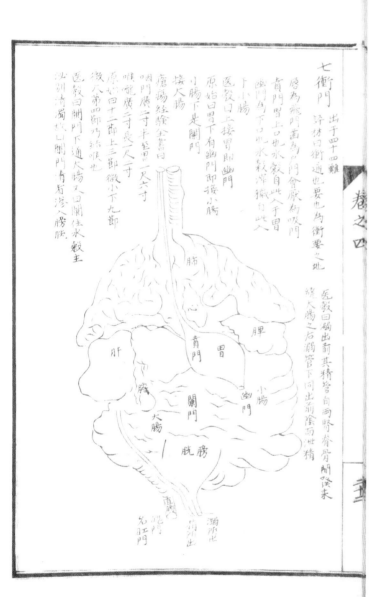

七冲门（图见左）出于《四十四难》。《评林》曰：冲，通也，要也，为冲要之地。

唇为飞门；齿为户门；会厌为吸门；贲门，胃上口也，水谷自此入于胃；幽门为下口也，水谷滓秽自此入于小肠。

《医彀》曰：上接胃，即幽门。

《原始》曰：胃下有幽门，即接小肠。小肠下是阑门，接大肠。

《疮疡经验全书》曰：咽门广二寸半，至胃一尺六寸。喉咙广二寸，长一尺二寸。

《原始》曰：十二节上三节微小，下九节微大，第四节乃结喉也。

《医彀》曰：阑门下通大肠，又曰阑住水谷，主泌别清浊。故曰阑门，清者渗入膀胱。

《医彀》曰：溺出前，其精营自两肾脊骨间发来，绕大肠之右溺管，下同出前阴而泄精。

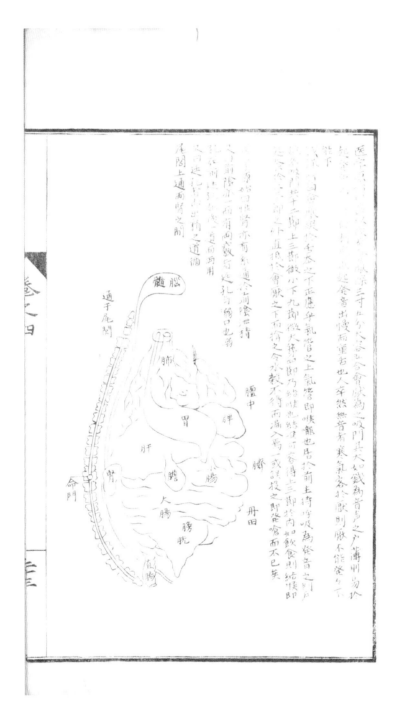

《医学原始》曰：齿以后至会厌深三寸五分大，容五合。会厌为之吸门，其大如钱，为音声之户。薄则易于起发音出快而便利，厚则起发音出慢而重舌也。人卒然无音者，寒气客于厌。则厌不能发，发不能下。

钱豫斋曰：会厌缀于舌本之下，正应乎气管之上。气管，即喉咙也，居于前主持呼吸，为发音之门户，故名吸门。共十二节，上三节微小，下九节微大，第四节乃结喉也。结喉可容得上三节于内，如饮食则结喉即起套于上三节之外，直抵于会厌之下，而揜之令水谷不得而漏入焉。一或误投之，即发呛而不已矣。

《医学原始》曰：惟肾亦有系通于前阴而泄精。又曰：前阴亦一而有两窍者，廷孔与溺口也。溺孔在前廷孔后，一道而两用；又曰廷孔者，即出精之道，循尾闾上通两肾之间。

《评林》曰：按《内经》并无七冲门。

又曰：今越人言七冲者，以饮食入于唇，碎于齿，受于会厌，腐熟太仓而出下口，输于小肠，大肠出肛门，冲要通达以立命根，故谓冲门。

张世贤曰：冲者，通也，要地也。此七冲门者，水谷冲要，通利开阖之所是也，谓之七冲门也。俗解曰：此七冲者，皆水谷变化相冲出入之门路也。

《评林》曰：此则自唇至肛门，自上而下，凡饮食之既纳而出入，冲要通达，非他处可拟也，故

許林曰按内経並無七衝門

又曰今越人言七衝者以飲食入于唇碎於齒受於會厭腐熟太倉而出下口輸於小腸大腸出肛門衝要通達以立命根故謂衝門

張世賢曰衝者通也要地也此七衝門者水穀衝要通利開闔之所是也謂之七衝門也俗解曰此七衝者皆水穀變化相衝出入之門路也

許林曰此則自唇至肛門自上而下凡飲食之既約而出入衝要通達非他處可擬也故

曰七衝門也

張氏圖翼曰命門氣門新增入于二門為九

飛門唇 戶門齒 吸門會厭 貴門胃之上口 幽門胃之下口 闌門小腸 魄門肛門

門

命門 精血之門居前陰中

氣門 溲溺之門居前陰中由氣化而出故曰氣門

飛門

靈樞憂恚無言篇曰口唇者音聲之扇也註

曰唇啟則聲揭故謂之扇

張世賢曰兩唇動運如物之飛

楊氏曰脾主於唇為飛門也飛者動也言唇

曰七冲门也。

飞门唇 户门齿 吸门会厌 贲门胃之上口 幽门胃之下口 阑门小肠下口 魄门肛门

张氏《图翼》曰：命门、气门，新增入于二门，为九门。

命门精血之门，居前阴中。

气门溲溺之门，居前阴中，由气化而出，故曰气门。

飞门

《灵枢·忧恚无言》篇曰：口唇者，音声之扇也。注曰：唇起则声揭，故谓之扇。

张世贤曰：两唇动运如物之飞。

杨氏曰：脾主于唇，为飞门也。飞者，动也。言唇受水谷动转入于门也。

户门

俗解曰：饮食由此得入，如家室之门户也。

《评林》曰：齿之在人为户门焉，凡物之大者不得径入，必得齿以碎之，然得入其上下开辟如室之有户也。

会厌

丁氏曰：会厌为吸门者，咽喉为水谷下时，厌接呼吸也。

俗解曰：会厌，咽门也，吸入也。会厌为吸门，咽物吸入而不得复出。

《评林》曰：会厌在人为吸门焉，当咽物之时，咽物吸入，合掩喉咙，不使食物误入，以阻气之嘘吸出入，故谓吸门。

《医学纲目》曰：咽与喉，会厌与舌，四者同在一门，而其用各异。喉以纳气，故喉气通于天。咽以纳食，故咽气通于地。会厌宫乎其上，以司开辟，掩其喉，则其食下。不掩之，其喉错。必舌抵上颚，则会厌能闭其喉矣。四者交相为用，阙一则饮食废而死矣。

贲门

俗解曰：胃为贲门，食饮下咽，贲向聚于胃也。

滑氏曰：贲与奔同言物之所奔向也。

贲门

滑氏曰贲與奔同言物之所奔嚮也

俗解曰胃為贲門食飲下咽贲向聚於胃也

闕一則飲食癈而死矣

抵上齶則會厭能閉其喉矣四者交相為用

開闢掩其喉則其食下不掩之其喉錯必舌

以納食故咽氣通於地會厭宫乎其上以司

門而其用各異喉以納氣故喉氣通於天咽

醫學綱目曰咽與喉會厭與舌四者同在一

噓吸出入故謂吸門

物吸入合掩喉嚨不使食物悮入以阻氣之

幽门

俗解曰：太仓亦胃也。太仓下口为幽门，在脐上二寸，谓居幽暗之处也。

阑门

丁氏曰：大肠、小肠会为阑门。会者，合也，大肠、小肠合之处，分阑水谷精血，各有所归，故曰阑门。

俗解曰：大肠、小肠会为阑门者。是大肠、小肠各受物传化而相会于此，分别清浊，渣粕秽浊入广肠，水液渗泄入膀胱，关阑分隔也。

《评林》曰：阑，遮也。大肠、小肠会为阑门焉。当小肠之下口至，是而泌泄清浊焉。水液入膀胱，渣滓入大肠，有遮阑之义，故曰阑门。

魄门

《五脏别论》曰：魄门亦为五脏使，水谷不得久藏。

丁氏曰：下极为魄门。大肠者，肺之府，藏其魄。大肠下名肛门，又曰魄门。

俗解曰：下极，肛门也。下极为魄门，主出不主内，上通于肺，肺藏魄，故曰魄门。

经穴纂要卷之四终

経穴纂要卷之四終

魄門

五藏別論曰魄門亦為五藏使水穀不得久

藏

丁氏曰下極為魄門大腸者肺之府藏其魄

大腸下名肛門又曰魄門

俗解曰下極肛門也下極為魄門主出不主

内上通於肺々藏魄故曰魄門

渣滓入大腸有遮闌之義故曰闌門

經穴纂要卷之五

丹州 龜山醫官 小阪營昇元祐 纂輯

門人

羽州矢島醫官 大村元益

武州東都 芝﨑如筌 仝校

周身名位骨

囟
金鑑曰顖前之頭骨嬰兒腦骨未合軟而跳動之處曰囟人鏡經曰頂顖前爲囟無冤錄曰囟門在百會之前

發際
金鑑曰囟前爲發際

額顖
釋骨曰額之中曰顏曰庭六書故曰自頤達兮額爲顏靈樞五色篇曰明堂者鼻也闕者眉間也庭者顏也又云庭首面也釋骨自庭至下極皆顏說文曰眉目之間

闕
釋骨曰眉間曰闕

下極
釋骨曰闕之下曰下極

頞
金鑑曰鼻梁即山根也鼻亦下極經絡全書鼻山根也俗呼爲鼻梁

鼻柱
金鑑曰兩孔之界骨名曰鼻柱下至鼻之盡處名曰準頭釋骨曰鼻骨曰鼻柱曰明堂骨

鼻孔
人鏡經曰人中上兩旁爲鼻孔

人中
金鑑曰鼻柱下唇上名水溝

唇
人鏡經曰口沿爲唇

齒
人鏡經曰口內前小者爲齒小兒方訣曰自腦分入齦中作三十二齒而齒牙有不及三十二數者變不足其常也

經穴纂要卷之五

经穴纂要卷之五

丹州 龟山医官 小坂营昇元祐 纂辑

门人 羽州矢岛医官 大村元益 同校
武州东都 芝崎如筌

周身名位骨

囟 《金鉴》曰：颠前之头骨，婴儿脑骨未合，软而跳动之处曰囟门。《人镜经》曰：顶额前为囟。《无冤录》曰：囟门在百会之前。

发际 《金鉴》曰：囟前为发际。

额颅 《金鉴》曰：额前发际之下。《无冤录》曰：首骨也，在囟门之下。《经穴指掌图书》曰：颅下曰额。额，郭也，即天庭也。《无冤录》曰：额角在头颅左右。

颜 《释骨》曰：额之中曰颜，曰庭。《六书故》曰：自颐达兮额为颜。《灵枢·五色》篇曰：明堂者，鼻也。阙者，眉间也。庭者，颜也。又云：庭首，面也。《释骨》自庭至下极皆颜。《说文》曰：眉目之间。

阙 《释骨》曰：眉间曰阙。

下极 《释骨》曰：阙之下曰下极。

頞 《金鉴》曰：鼻梁即山根也。鼻亦下极。《经络全书》：鼻，山根也。俗呼为鼻梁。

鼻柱 《金鉴》曰：两孔之界骨名曰鼻柱，下至鼻之尽处，名曰准头。《释骨》曰：鼻骨曰鼻柱，曰明堂骨。

鼻孔 《人镜经》曰：人中上两旁为鼻孔。

人中 《金鉴》曰：鼻柱下，唇上名水沟。

唇 《人镜经》曰：口沿为唇。

齿 《人镜经》曰：口内前小者为齿。《小儿方诀》曰：自脑分入龈中作三十二齿，而齿牙有不及三十二数者变不足，其常也。

或二十八日即至长二十八齿。以下仿之，但不过三十二数。**牙**《图翼》曰：前小者曰齿，后大曰牙。《人镜经》曰：齿旁大者为牙。**龈**《人镜经》曰：根肉为龈。《经络全书》曰：齿根肉也，亦作齗。**舌**《人镜经》曰：齿内为舌。**舌本**《金鉴》曰：舌本者，舌根也。**悬雍**《医彀》曰：舌本上为悬雍。**承浆**《人镜经》曰：地阁上陷为承浆。**地阁**《金鉴》曰：即两牙车相交之骨，又名颏，俗名下巴骨。《经络全书》曰：颏一名地阁。**结喉**《金鉴》曰：喉之管。《脏腑指掌图书》曰：十二节，上三节微小，下九节微大，第四节乃结喉也。**额角**《人镜经》曰：额颅前两旁为额角。**头骨**《金鉴》曰：额两旁棱处之骨也。**鬓骨**《经穴指掌图》曰：耳前动处一名鬓骨，即颛颥，一名鬓骨，俗曰两太阳。**曲隅**《人镜经》曰：额角两旁耳上发际为曲隅。《释骨》曰：形曲故曰曲角。**目**《金鉴》曰：目者，司视之窍也。《口问》篇曰：心者，五脏六腑之主也。目者，宗脉之所聚也。**目眶**《经络全书》曰：睑也，俗呼为眼胞。**目纲**《金鉴》曰：纲者，上下目胞之两睑边，又名曰睫，司目之开阖也。**目胞**《金鉴》曰：目胞者，一名目窠，一名目裹，即上下两目外卫之胞也。《无冤录》曰：眼之裹胞也，俗呼眼盖也。**目珠**《金鉴》曰：目睛之俗名也。**目系**《金鉴》曰：目睛，入脑之系也。《人镜经》曰：目内连深处为系。**宫骨**《圣济总录》曰：左睛之上为宫骨。**命门骨**《圣济总录》曰：右睛之上为命门骨。**内眦**《医彀》曰：内眦者为睛明。**外眦**《医彀》曰：外眦者，为锐骨。《金鉴》曰：内眦乃近鼻之内眼角，以其大而圆，故又名大眦。外眦，目外者近鬓前之眼角也，以其小而尖，故称目锐眦。**頄**《释骨》曰：目下曰頄。《经穴指掌图书》曰：面秀骨。《经络全书》曰：頄者，颧也，俗呼颧骨。**面頄骨**《释骨》曰：頄下旁而大者曰面頄骨，亦颧骨，亦曰颧。**关**《释骨》曰：耳前曰关。**兑发**《人镜经》：耳前发脚为兑发。**蔽**《金鉴》曰：耳门也。**耳郭**《金鉴》曰：耳轮也。**颊**《金鉴》曰：耳前颧侧面旁之称。《经络全书》曰：面旁也。在耳下亦名蕃车。《无冤录》曰：腮颊面旁。**大迎骨**《释骨》

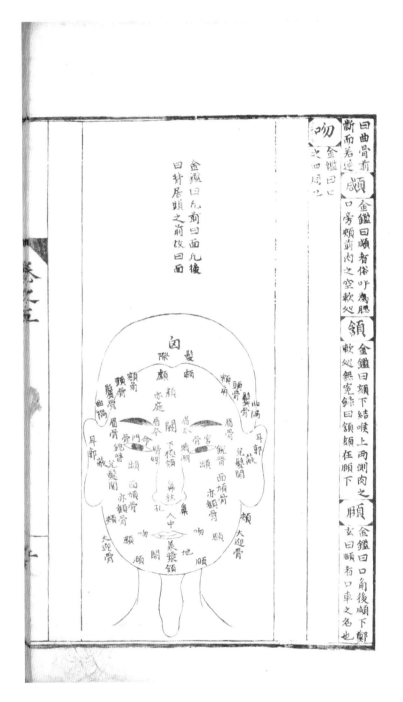

日：曲骨前断而若逆。顲《金鉴》曰：顲者，俗呼为腮，口旁颊前肉之空软处。颔《金鉴》曰：颔下结喉上两侧肉之软处。《无冤录》曰：领颔在颐下。颐《金鉴》曰：口角后顲下。郑玄曰：颐者，口车之名也。吻《金鉴》曰：口之四周也。

《金鉴》曰：凡前曰面，凡后曰背。居头之前，故曰面。

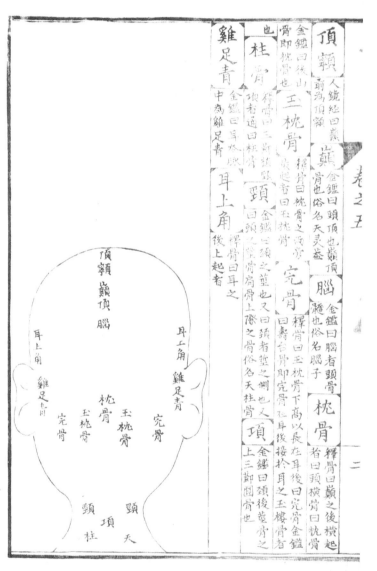

顶颡 《人镜经》曰：巅前为顶颡。巅 《金鉴》曰：头顶也，巅顶骨也，俗名天灵盖。脑 《金鉴》曰：脑者，头骨髓也，俗名脑子。枕骨 《释骨》曰：巅之后横起者，曰头横骨，曰枕骨。《金鉴》曰：后山骨即枕骨也。玉枕骨 《释骨》曰：枕骨之两旁最起者，曰玉枕骨。完骨 《释骨》曰：玉枕骨下高以长，在耳后曰完骨。《金鉴》曰：寿台骨即完骨，在耳后接于耳之玉楼骨者也。柱骨 《释骨》曰：三节植颈项者，通曰柱骨。颈 《金鉴》曰：颈之茎也。又曰：颈者，茎之侧也。又曰：头之茎骨，肩骨上际之骨，俗名天柱骨。项 《金鉴》曰：颈后茎骨之上三节圆骨也。鸡足青 《金鉴》曰：耳本脉中为鸡足青。耳上角 《释骨》曰：耳之后上起者。

巨骨《释骨》曰：肩端前横而大。《图翼》曰：膺上横骨。缺盆《经穴指掌图》曰：结喉下巨骨上缺陷处若盆也。髃骨《释骨》曰：乃却缺盆骨两旁之端，则肩端骨。《玉篇》曰：骨端也。胸《金鉴》曰：缺盆下腹上有骨之处。《图翼》曰：两乳之间。膺《金鉴》曰：胸前两旁高处也。乳《金鉴》曰：膺上突肉有头。髑骬《释骨》曰：蔽心者，曰髑骬，曰鸠尾，曰心蔽骨，曰臆前蔽骨。腹《金鉴》曰：胸下。《图翼》曰：脐上下皆曰腹。脐《金鉴》曰：人之初生，胞带之处也。少腹《金鉴》曰：脐下曰少腹，亦小腹。《太平御览》曰：有小腹之别，脐下曰小腹，脐下旁曰少腹。《保命歌括》曰：脐以下曰水腹，水沟所聚也。又曰少腹，少，小也，比于脐上为小也。毛际《金鉴》曰：小腹下横骨间，丛毛之际也。横骨《释骨》曰：髑骬直下横两股间者，曰横骨，曰股际骨。《经穴指掌图》曰：阴毛中有陷如偃月。曲骨《释骨》曰：横骨中央两垂而厌阴器者。篡《金鉴》曰：横骨下两股之前，相合共结之凹也。前后两阴之间名下极穴，又屏翳穴、会阴穴，即男女阴气之所也。《人镜经》曰：篡内深处为下极穴。阴廷《人镜经》曰：下极之前，男为阴廷，女为窈漏，阴廷下为阴器。廷孔《类经》曰：女人溺孔在前阴中，横骨之下，男子溺孔亦横骨之下，中央为宗筋所函，不见耳。马注曰：廷孔也，其孔即溺孔之端，盖窈漏之中有溺孔，其端正在阴廷，乃溺孔之端也。睾丸《金鉴》曰：男子前阴两丸也。茎张氏曰：阴器者，合太阳、厥阴、阳明、少阴之筋，及冲、任、督之脉，皆聚于此，故曰宗筋。厥阴属肝，肝主筋。故络诸筋而一之以成健运之用。《说郛》曰：阴茎属足厥阴肝经，阴囊属足厥阴肝经，睾丸属足厥阴肝经。阴中即阴户之口，属足厥阴肝经。阴户，即阴门之口，属足厥阴肝经。

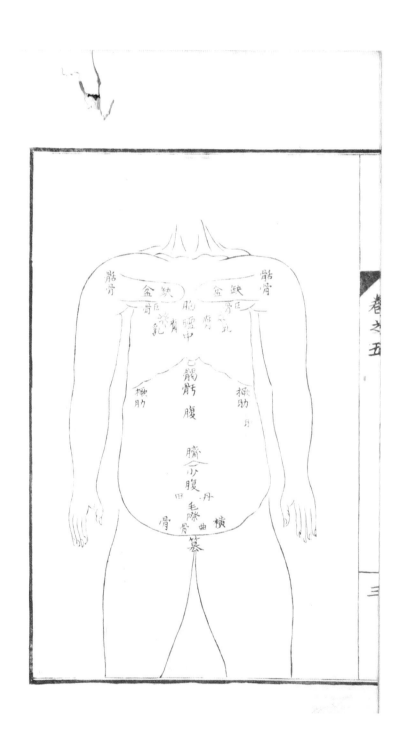

三

背 《释骨》曰：项大椎之下二十一节通曰脊骨，曰脊椎，曰膂骨，曰中膂。第一节曰脊大椎，形如杼，故亦曰杼骨。第十三节至第十六节曰高骨，曰大骨；其以上七节曰背骨；则第八节以下乃曰膂骨；末节曰尻骨，曰骶骨，曰脊骶，曰尾骶，亦曰骶，曰尾屈，曰橛骨，曰穷骨。《生气通天论》王注曰：高骨谓腰之高骨，是高骨通谓腰间脊骨之高者。沈彤按：上七节皆背骨，而膂骨自八节以下明矣。又《说文》训吕为脊骨，训背为脊，而训脊则兼背吕，亦一脊而分上背下吕之证。又《气穴论》云：中膂两旁各五穴，注谓起肺俞至肾俞，肺俞在第三椎下两旁，肾俞第十四椎下两旁是。中膂云者，谓第三椎至十四椎为膂之中也。此又以膂骨、五骨通称为膂也。《六书精蕴》曰：吕，力莒切，脊骨也。凡二十一部如珠，气行一起一伏也，象上下相贯形，凡脏腑皆系于吕。心系于五椎，自十七至二十为腰监骨所掩，心之前有蔽骨，天然之妙也。或从肉作膂，脊之重在骨不在肉也。借为律吕之吕。《万病回春》曰：背，倍也。在后称也。又曰脊，积也。积续骨节终上下。《人镜经》曰：脊骨节为椎，椎骨下尽处为椎尾，椎尾锐为尾蛆骨，一名骶骨，又曰脊骨，除项骨三节，二十一尽处为尾蛆骨。

扁骨 《人镜经》曰：骶骨两旁为扁骨。

尻 《人镜经》曰：八髎尽分各处为尻。《金鉴》曰：尻骨者，腰骨下十七椎、十八椎、十九椎、二十椎、二十一椎，五节之骨也。上四节纹之旁左右各四孔，骨形凹如尾，长四五寸许，上宽下窄，末节更小，如人参芦形，名尾间，一名骶端，一名橛骨，一名穷骨。肛门后其骨上外两旁形如马蹄，附着两骨上端，俗名臗骨。

腰骨 《金鉴》曰：脊骨十四椎下，十五、十六椎间，尻上之骨也。其形中凹，上宽下窄，方圆二三寸许，两旁四孔，下接尻骨上际。《医骫》曰：监骨上为腰骨，一名腢。

骺 《医骫》曰：腢上为骺。

腰踝 《图翼》曰：腰髀即腰胯骨也。自十六椎而下伏脊附着之处也。

腰监骨 《医骫》曰：尻上横者为腰监骨。

臀 《金鉴》曰：尻旁之大肉也。《人镜经》曰：臀肉为膗。《医经原旨》曰：凡形充而臀削者必非福寿之兆。

胂 《金鉴》曰：腰下两旁，髀骨上之肉也。

三柱骨 《医骫》曰：肩胛际会处为三柱骨。

骹 《医骫》曰：三柱之上两旁之前为骹。

肩胛 《医骫》曰：肩解下成片者为肩胛，一名膊。

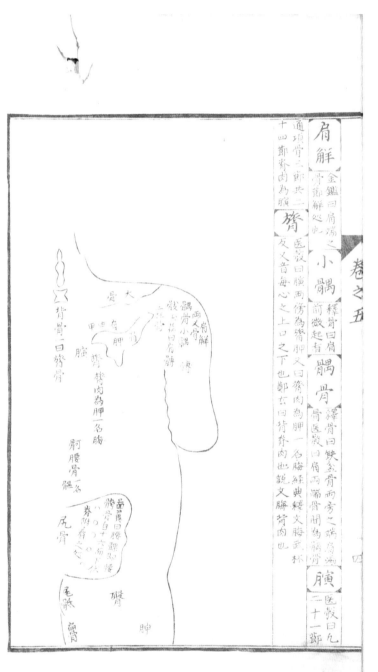

肩解 《金鉴》曰：肩端之骨节解处也。

小髃 《释骨》曰：肩前微起者。 髃骨
《释骨》曰：缺盆骨两旁之端肩端骨。
《医毂》曰：肩两端骨间为髃骨。 膢 《医
毂》曰：凡二十一节通项骨三节共二十四
节，脊肉为膢。 膂 《医毂》曰：膢两旁
为脊胂。又曰脊肉为胂，一名脢。《经典
释文》：脢，武杯反，又音每。心之上口
之下也。郑玄曰：背脊肉也。《说文》：
脢，背肉也。

腋 《释骨》曰：肩之下胁之上际。《图翼》曰：腋下亦曰胳。《玉篇》曰：胳，腋下也。胠《说文》：胠，腋下也。《图翼》曰：腋下胁上。《金鉴》曰：胠，统胁肋之总名，曰胠。《释骨》曰：乳三寸者，曰胠。胠骨五，左曰左胠，右曰右胠。其抱胸过乳而两端相直者曰膺中骨。

胁 《释骨》曰：膺中骨之下及胠外者曰胁骨，曰胁肋，胠及膺中骨之在乳下者，通曰胁。《至真要大论》注曰：胁谓两乳之下及胠外也。撅肋《释骨》曰：胁骨之短而在下者曰撅，肋三。季肋《释骨》曰：撅肋最短，夹脊者曰季肋。其撅肋之第三条曰季肋。胁支《释骨》曰：凡胁骨之端，通曰胁支，亦曰支。骹张志聪曰：胸胁交分之扁骨内膈前，连于胸之鸠尾旁，连于胁后，连于脊之十一椎。《释骨》曰：胁支之端相交者曰骹。眇《玉机真脏论》曰：季肋之下夹脊两旁空软处也。《金鉴》曰：胁下无肋骨空软处也。

楗《骨空论》王注曰：髀辅骨上，横骨下股外之中侧立，摇动取之，筋动应手。《经络全书》曰：在髀辅骨上，腰横骨下股外之中侧立，摇动取之，筋动应手是也。髀枢《图翼》曰：楗骨下髀之上曰髀枢，当环跳穴。

膝 《释名》曰：膝，伸也，可屈伸。《金鉴》曰：股中节上下交接处。

膝解 《金鉴》曰：膝之节解也。《人镜经》曰：髀关下膝解为骸关。《骨空论》曰：膝解为骸关。注曰：膝外为骸关。《集注》：膝后分解之处。

髌骨 《说文》：膝端也。《释骨》曰：盖骨也。膝盖之骨曰膝髌。《经络全书》曰：膝盖骨也，又名连骸骨。又《释骨》曰：辅骨旁不曰辅，曰连骸。骸上者，胫之上端也。《说文》曰：骸胫骨。《图翼》曰：膝下内外侧大骨。

骺 《说文》：膝胫间骨也。《人镜经》曰：髌下通为骺。

辅骨 《人镜经》曰：骺外为后辅骨。《释骨》曰：夹膝之骨，曰辅骨。内曰内辅，外曰外辅。

骱 《释骨》曰：在膝以下者曰骱骨，骱亦作胻。骱者，小股也，亦曰足胫。胫与胻同，曰骸，曰骱。《类经》曰：骱，足胫骨骸。《说文》曰：胫骨又曰骱骸骨。《经络全书》曰：胫骨之近足而细于股内者，亦名之为骱骨。

成骨 《释骨》曰：骱外廉起骨，成骱者曰成骨。《刺腰痛论》注曰：谓膝外近下骱骨上端，两起骨相并间陷，容指者也。骱骨所成柱膝髀骨，故谓之成骨。

踝 《释骨》曰：骱下端起骨，曰踝。内曰内踝，外曰外踝。

腕 《人镜经》曰：胫下尽处为曲节，一名腕。

跗 《图翼》曰：足面也。《人镜经》曰：歧骨上为跗。

歧骨 《人镜经》曰：本节后为歧骨。

本节 《人镜经》曰：聚毛后为本节。

京骨 《释骨》曰：足外侧大骨曰京骨。

束骨 《释骨》曰：小指本节后曰束骨。

附属 《释骨》曰：外侧近踝者，曰附属。《类经》曰：足面前后皆跗之属。

跟 《释骨》曰：两踝后在踵者，曰跟骨。《图翼》曰：足根也。《回春》曰：足后曰跟。《人镜经》曰：足掌后为跟。

三毛 《人镜经》曰：大指爪甲之后为三毛。

聚毛 《人镜经》曰：三毛后横纹为聚毛。

股 《人镜经》曰：髀枢下股一名胯骨，为就髋。《说文》曰：胯，股也。《金鉴》曰：下身两支通称也，俗名大腿、小腿。 鱼腹股 《人镜经》曰：股下为鱼腹股。 髀 《人镜经》曰：鱼腹股外为髀关。 髀关 《人镜经》曰：伏兔后交纹中为髀关。 伏兔 《人镜经》曰：髀之前膝上起肉为伏兔。 腘 《人镜经》曰：膝后曲处为腘。《金鉴》曰：膝屈，俗名腿凹也。 腨 《说文》曰：腓肠也。《至真要大论》王注曰：腨后软肉处也。《金鉴》曰：腨者，下腿肚也。一名腓肠，俗名小腿肚。 然骨 《释骨》曰：内踝下前起大骨。 覈 《释骨》曰：跗内下为覈骨，一名核骨。《图翼》曰：足大指本节后内侧圆骨。《医学纲目》

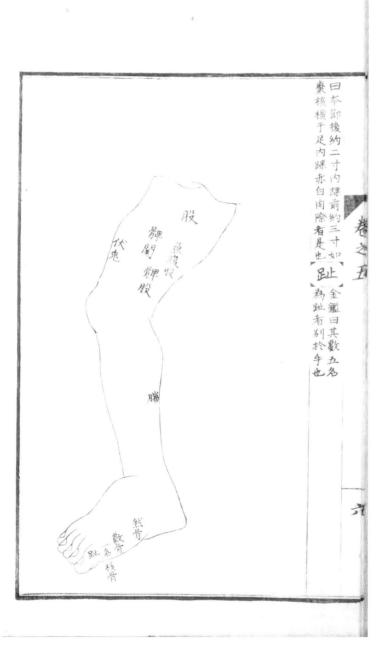

跗《人镜经》曰：大指下为跗。踇《人镜经》曰：跗下为踇。板《人镜经》曰：踇后为板。蹄《释名》曰：蹄，底也，足底也。《回春》曰：蹄底也，乃足之底。足心《人镜经》曰：板后为足心。足掌《人镜经》曰：足心后为足掌。踵《释名》曰：踵，锺也，锺聚也。上体之所锺聚也。《金鉴》曰：足下面着于地之谓也，俗名脚底板。

足底部位名（图见左）

膊《人镜经》曰：从肩前后之下为膊。臑《人镜经》曰：膊下对腋为臑。《金鉴》曰：肩膊下内侧对腋处，高起软白肉也。臂《图翼》曰：肘之上下皆名臂，一曰自曲池以下为臂。《金鉴》曰：一名胲，俗名胠膊。《说文》曰：臂，手上也。《人镜经》曰：臑下为股，一名臂。腕《人镜经》曰：臂骨尽处为腕。《金鉴》曰：臂掌骨接交处，以其宛居故名也。当外侧之骨名曰高骨，一名锐骨，亦名踝骨。马氏曰：掌后高骨为壅骨。掌骨《金鉴》曰：掌者，手之众指之本也。手之众骨名壅骨。手背《金鉴》曰：手背者，手之表也。歧骨《金鉴》曰：凡骨之两叉者，皆名歧骨，手足同。虎口《人镜经》曰：歧骨前为虎口。指《金鉴》曰：指者，手指之骨也。第一大指名巨指，第二名食指，第三中指，名将指，第四名无名指，第五为小指。《图翼》曰：谓大指之次指，即食指也。足亦同，谓小指之次指，即无名指也，足同。爪甲 《金鉴》曰：爪甲者，指之甲也，足趾同。腝 《玉篇》曰：腝，手理也。

上肢部位名（图见左）

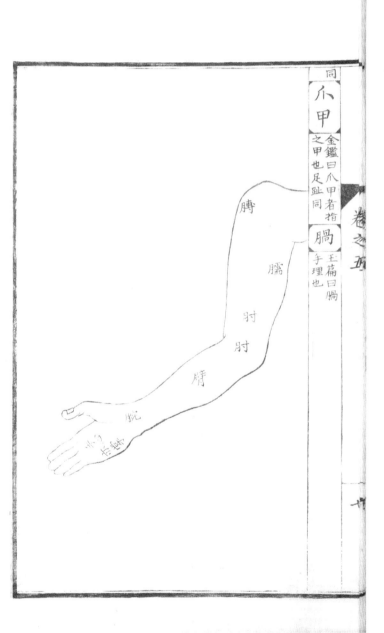

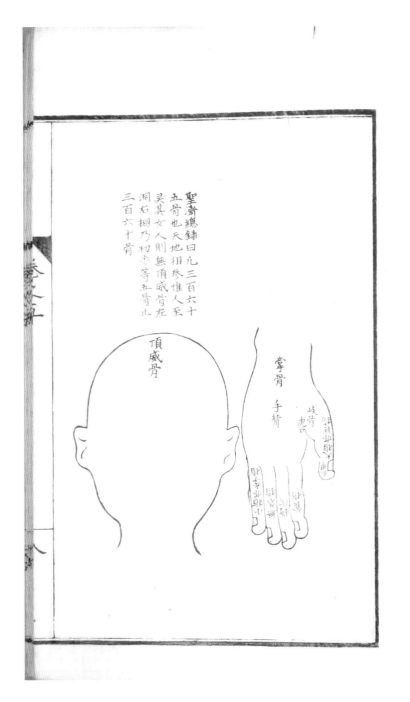

手背、颅部位名（图见左）

《圣济总录》曰：凡三百六十五骨也。天地相参，惟人至灵。其女人则无顶威骨，左洞右棚，乃初步等五骨，止三百六十骨。

上脘、足外位名（图见左）

顺骨之左为洞骨，顺骨之右为棚骨。洞棚下中央为髑骭，直下为天枢骨。

踝骨之前各有下刀骨，踝骨之后各有京骨。下刀骨之前各有释歆骨，释歆之前有起仆骨，起仆之前各有衬甲骨，释歆骨两旁各有核骨，起仆之下各有初步骨。

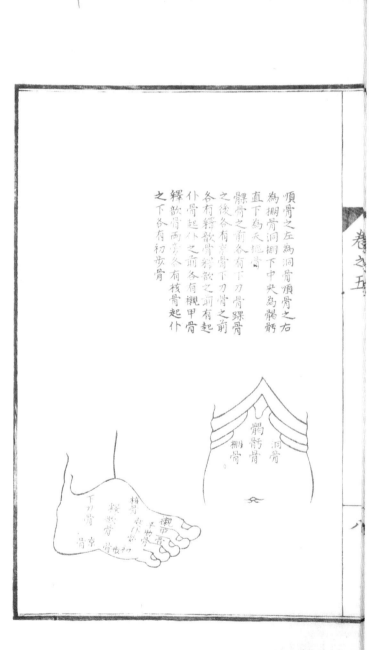

一穴有二名

雲门 肺	云门	《资生经》
太渊 肺	太泉	《千金方》、徐氏
商阳 大肠	绝阳	《甲乙经》
二间 大肠	间谷	《甲乙经》
三间 大肠	少谷	《甲乙经》
合谷 大肠	虎口	《甲乙经》
阳溪 大肠	中魁	《甲乙经》
曲池 大肠	鬼巨	《甲乙经》
肘髎 大肠	肘尖	《外科枢要》

五里 大肠　　尺之五里 吴杷

臂臑 大肠　　頭衝 千金方

天鼎 大肠　　天頂 大全

扶突 大肠　　水穴 外臺

迎香 胃　　衝陽 徐氏

大迎 胃　　髓孔 甲乙経

缺盆 胃　　天蓋 甲乙経

大巨 胃　　腋門 甲乙経

歸來 胃　　谿穴 甲乙経

氣衝 胃　　氣街 素問

伏兔

外勾《大全》

阴市

阴鼎《甲乙经》

解溪

鞋带《六集》

冲阳

会原《甲乙经》

漏谷

太阴胳《千金方》

地机，《入门》作箕

脾舍《甲乙经》

阴陵泉

阴之陵泉《素问》

血海

百虫窠《大全》

大横

人横《西方子》《明堂经》

少海

曲节《甲乙经》

穴名	别名
伏兔 胃	外勾《大全》
阴市 胃	阴鼎《甲乙经》
解溪 胃	鞋带《六集》
冲阳 胃	会原《甲乙经》
漏谷 脾	太阴胳《千金方》
地机 脾，《入门》作箕	脾舍《甲乙经》
阴陵泉 脾	阴之陵泉《素问》
血海 脾	百虫窠《大全》
大横 脾	人横《西方子》《明堂经》
少海 心	曲节《甲乙经》

少冲心　　　经始《甲乙经》

少泽小肠　　小吉《甲乙经》

天窗小肠　　窗笼《甲乙经》

颧髎小肠　　兑骨《甲乙经》

睛明膀胱　　泪孔《甲乙经》《千金方》睛作精。《外台》《铜人》作泪孔。《聚英》《医统》作泪空

眉冲膀胱　　小竹《资生经》

曲差膀胱　　鼻冲《甲乙经》

督俞膀胱　　高盖《资生经》

白环俞膀胱　腰俞《经脉》、马氏

会阳膀胱　　利机《甲乙经》

少衝心　經始甲乙經

少澤小腸　小吉甲乙經

天窗小腸　窗籠甲乙經

顴髎小腸　兑骨甲乙經

睛明膀胱　淚孔甲乙經千金方睛作精外臺銅人作淚孔聚英醫統作淚空

眉衝膀胱　小竹資生經

曲差膀胱　鼻衝甲乙經

督俞膀胱　高蓋資生經

白環俞膀胱　腰俞經脉馬氏

會陽膀胱　利機甲乙經

噫嘻膀胱　五胠俞《刺疟论》王注
昆仑膀胱　下昆仑《大全》
仆参膀胱　安邪《甲乙经》
金门膀胱　关梁《甲乙经》《聚英》《医统》作梁关
束骨膀胱　刺骨《脉经》
涌泉肾　地冲《甲乙经》
照海肾　阴跷《大全》
太溪肾　吕细《医统》
横骨肾　下极《神照集》
四满肾　髓中《聚英》

噫嘻膀胱　五胠俞刺瘧論王注
崑崙膀胱　下崑崙大全
僕參膀胱　安邪甲乙経
金門膀胱　關梁甲乙経聚英医統作梁關
束骨膀胱　刺骨脉経
湧泉肾　地衝甲乙経
照海肾　陰蹻大全
大谿肾　吕細医統
橫骨肾　下極神照集
四満肾　髓中聚英

商曲 肾　高曲《千金方》

石关 肾　右关《千金方》

幽门 肾　上门《甲乙经》

天池 心包　天会《甲乙经》

天泉 心包　天温《甲乙经》

间使 心包　鬼路《千金方》

大陵 心包　鬼心《千金方》

阳池 三焦　别阳《甲乙经》

支沟 三焦　飞虎《神照集》

瘈脉 三焦　资脉《甲乙经》

颅息 三焦　颅囟《聚英》

曲鬓 胆　曲发《聚英》

窍阴 胆　枕骨《聚英》

阳白 胆　杨白《入门》

目窗 胆　至荣《甲乙经》

脑空 胆　颞颥《甲乙经》

肩井 胆　膊井《聚英》

渊腋 胆　泉腋《千金方》

维道 胆　外枢《甲乙经》

风市 胆　垂手《医学原始》

颅息 三焦　颅囟 聚英

曲鬓 胆　曲髮 聚英

窍阴 胆　枕骨 聚英

阳白 胆　杨白 入門

目窗 胆　至荣 甲乙経

脑空 胆　颞颥 甲乙経

肩井 胆　髆井 聚英

渊腋 胆　泉液 千金方

维道 胆　外樞 甲乙経

风市 胆　垂手 医学原始

大敦肝　大顺《正传》
中封肝　悬泉《聚英》
中都肝　中郄《医统》《千金》《外台》《脉经》以中郄为本名
蠡沟肝　交仪《聚英》
阴包肝　阴胞《大全》
大椎督　百劳《大全》
强间督　大羽《甲乙经》
后顶督　交冲《甲乙经》
至阳督　肺底《医学原始》
风府督　舌本《甲乙经》

大敦肝　大順　正傳
中封肝　懸泉　聚英
中都肝　中郄　醫統　千金　外臺　脈經　以中郄為本名
蠡溝肝　交儀　聚英
陰包肝　陰胞　大全
大椎督　百勞　大全
强間督　大羽　甲乙經
後頂督　交衝　甲乙經
至陽督　肺底　醫學原始
風府督　舌本　甲乙經

神庭督　发际《本事方》

兑端督　壮骨《甲乙经》

玉堂任　玉英《甲乙经》

中庭任　龙颔《千金翼》

龈基任　下颐 王注

一穴有三名

承泣胃　髎穴《甲乙经》　面髎《甲乙经》

颊车胃　机关《聚英》　曲牙《聚英》

地仓胃　会维《聚英》　胃维《外台秘要》

人迎胃　天五会《甲乙经》　五会《铜人经》

水突

水突<small>胃</small>　水门《甲乙经》　水天《甲乙经》

三里<small>胃</small>　下陵三里《灵枢》　鬼邪《千金方》

巨虚上廉<small>胃</small>　上廉《灵枢》　上巨虚《铜人经》

巨虚下廉<small>胃</small>　下廉《灵枢》　下巨虚《铜人经》

冲门<small>脾</small>　兹宫《甲乙经》　上兹宫《医统》

腹结<small>脾</small>　腹屈《甲乙经》　肠窟《外台秘要》《聚英》作阳屈

通天<small>膀胱</small>　天臼《甲乙经》　天伯《铜人经》

络却<small>膀胱</small>　强阳《甲乙经》　脑盖《甲乙经》

承筋<small>膀胱</small>　腨肠《甲乙经》　直肠《甲乙经》

申脉<small>膀胱</small>　阳跷《千金方》　鬼路《千金方》

大赫肾　阴维《甲乙经》　阴关
《甲乙经》

气穴肾　胞门《甲乙经》　子户
《甲乙经》

阴都肾　食宫《甲乙经》　石宫
《铜人经》

劳宫心包　五里《甲乙经》　掌中
《资生经》《医学原始》

三阳络三焦　通关《图翼》　通间
王注

臑会三焦　臑髎《甲乙经》　臑交
《聚英》

丝竹空三焦　巨髎《甲乙经》　目
髎《外台秘要》

率谷胆　率骨《大全》　耳尖《银
海精微》

辄筋胆　神光《聚英》　胆募《聚
英》

日月胆　神光《神照集》　胆募
《神照集》

京门胆　气府《甲乙经》　气俞《甲乙经》

阳陵泉胆　阳之陵泉《灵枢》　阳陵《神应经》

阳交胆　别阳《甲乙经》　足髎《甲乙经》

阳辅胆　绝骨《刺疟论》王注　分肉《气穴论》

悬钟胆　绝骨《千金方》《聚英》《医学原始》　髓会《医学原始》

命门督　属累《甲乙经》　精宫《医学原始》

脊中督，徐氏作柱　神宗《铜人经》　脊俞《明堂经》、徐氏

上星督　神堂《图翼》　鬼堂《千金方》

素髎督　面王《甲乙经》《铜人》王作正；《资生》作上；《外台》作玉　准头《金鉴》

曲骨任　回骨《铜人经》　屈骨《千金方》

京門胆　氣府《甲乙經》　氣俞《甲乙經》
陽陵泉胆　陽之陵泉《吳杷》　陽陵《神應經》
陽交胆　別陽《甲乙經》　足窌《甲乙經》
陽輔胆　絕骨《刺瘧論》王注　分肉《氣穴論》
懸鍾胆　絕骨《千金方聚英》　髓會《醫學原始》
命門督　屬累《甲乙經》　精宮《醫學原始》
脊中督，徐氏作柱　神宗《銅人經》　脊俞《明堂經》徐氏
上星督　神堂《圖翼》　鬼堂《千金方》
素髎督　面王《甲乙經銅全作正資生作上外臺作玉》　准頭《金鑑》
曲骨任　回骨《銅人經》　屈骨《千金方》

水分任　分水《神农皇帝针灸图》《圣惠方》　中守《千金方》

上脘任　上管徐氏《大全》　胃脘徐氏《大全》

天突任　玉户《甲乙经》　天瞿徐氏《大全》

廉泉任　本池《甲乙经》　舌本《医统》

一穴有四名

温溜大肠　逆注《甲乙经》　蛇头《甲乙经》　池头《资生经》

承扶膀胱　肉郄《甲乙经》　阴关《甲乙经》　皮部《甲乙经》

委中膀胱　郄中《刺疟论》王注　委中英《灵枢》　血郄《医统》

飞阳膀胱　厥阳《甲乙经》　厥扬《医统》　飞扬《入门》

然谷肾　龙渊《甲乙经》　龙泉《千金方》　然骨《图翼》

復溜肾 伏白《甲乙経》 昌陽《甲乙経》 伏曰《聚英》

瞳子髎胆 後曲《小臺秘要》 大陽《千金方》 前關《千金方》

聽會胆 聽呵《資生経》《大全》作河 後關《大全》 耳門《千金方》

陽關胆 寒府《骨空》 關陵《千金方》 陽陵徐氏《大成》《大全》

顖會督 顖門《八脉攷》 鬼門《千金方》 項門《六集》

腦戶督 匝風《甲乙経》 會額《甲乙経》 合顱《小臺秘要》

水溝督 人中《資生経》 鬼客廳《千金翼》 鬼宮《千金翼》

中極任 氣原《甲乙経》 玉泉《甲乙経》 氣魚《黃帝蝦蟆経》

中脘任 太倉《甲乙経》 胃脘《圖翼》 上紀《圖翼》

膻中任 元兒《甲乙経》 上氣海《圖翼》 元見《大成》

复溜肾 伏白《甲乙经》 昌阳《甲乙经》 伏曰《聚英》

瞳子髎胆 后曲《外台秘要》 太阳《千金方》 前关《千金方》

听会胆 听呵《资生经》《大全》作河 后关《大全》 耳门《千金方》

阳关胆 寒府《骨空》 关陵《千金方》 阳陵徐氏《大全》《大成》

囟会督 囟门《八脉考》 鬼门《千金方》 项门《六集》

脑户督 匝风《甲乙经》 会额《甲乙经》 合颅《外台秘要》

水沟督 人中《资生经》 鬼客厅《千金翼》 鬼宫《千金翼》

中极任 气原《甲乙经》 玉泉《甲乙经》 气鱼《黄帝虾蟆经》

中脘任 太仓《甲乙经》 胃脘《图翼》 上纪《图翼》

膻中任 元儿《甲乙经》 上气海《图翼》 元见《大成》

承浆任　天池《甲乙经》　悬浆
《铜人经》　鬼市《千金方》

一穴有五名

肩髃大肠　中肩中《千金方》　肩
骨《明堂下经》　肩尖《外科枢要》　髃
骨王注

神门心　兑冲《甲乙经》　兑骨
《难经注》　中都《甲乙经》　锐中《医统》

承山膀胱　鱼腹《甲乙经》　肉柱
《甲乙经》　伤山《徐氏大全》　鱼腰《神
照集》

客主人胆　上关《铜人经》　客主
《大全》　太阳《医垒元戎》　容主《大
全》

风府督 舌本《甲乙经》 惺惺《画墁录》 鬼穴《千金方》 曹溪《本事方》

哑门督 瘖门《甲乙经》 舌横《甲乙经》 横舌《外台秘要》 舌厌《甲乙经》

会阴任 屏翳《甲乙经》 平翳《大全》 下阴别《气府论》王注 海底《神照集》

气海任 脖胦《甲乙经》 下肓《甲乙经》 下气海马注 丹田《本事方》

鸠尾任 𩩲骬《甲乙经》 骬骬《聚英》 尾翳《甲乙经》 臆前《铜人经》

風府督 舌本甲乙経 惺々画墁録 鬼穴千金方

瘖門督 曹谿本事方 舌横甲乙経 横舌外臺秘要

會陰任 瘖門甲乙経 舌厭甲乙経 平翳大全 下陰別氣府論王注

氣海任 屏翳甲乙経 海底神照集 脖胦甲乙経 下肓甲乙経 下氣海馬注

鳩尾任 丹田本事方 𩩲骬甲乙経 骬々聚英 尾翳甲乙経 臆前銅人経

一穴有六名

　　禾髎大肠　頄《外台秘要》　长频
《铜人经》　长颊《聚英》　长頯《大成》
长髎《大全》

　　章门肝　长平《甲乙经》　胁髎
《甲乙经》　肋髎《大全》　季肋《大全》
季胁《六集》

　　石门任　丹田《甲乙经》　利机
《甲乙经》　精露《甲乙经》　命门《甲乙
经》　俞门《针灸集书》

　　神阙任　脐中《甲乙经》　命蒂
《危证简便》　气舍《外台秘要》　气合
《大全》　维会《神照集》

一穴有七名

（原刻本 竖排）

禾髎大肠

一穴有六名

頄 外臺秘要

長頯 銅人経

長頰 聚英

長顙 大成

長髎 大全

章門肝

長平 甲乙経

脇窌 甲乙経

肋髎 大全

石門任

丹田 甲乙経

利機 甲乙経

精露 甲乙経

俞門 針灸集書

神闕任

臍中 甲乙経

命蒂 危證簡便

氣舍 外臺秘要

氣合 大全

維會 神照集

一穴有七名

卷之五

十七

攒竹膀胱 始光《甲乙经》 员在《甲乙经》 夜光《甲乙经》 明光《甲乙经》 光明《铜人经》 元柱《医统》

环跳胆 分中《神照集》 髋骨《神照集》 髌骨《大全》 髀枢《图翼》 环谷《类经》 髀厌《人镜经》

一穴有八名

腰俞督 髓空《甲乙经》 背解《甲乙经》 腰户《甲乙经》 髓孔《聚英》 腰柱《聚英》 髓俞《大全》 背鲜《大全》

百会督 三阳五会《扁鹊传》 三阳《大成》 巅上《聚英》 五会《大全》 天满《神照集》 维会《卫生宝鉴》

泥丸宫《本事方》

一穴有九名

天枢　长溪《甲乙经》　谷门《甲乙经》　穀门《资生经》　长鸡《资生经》　循际《千金方》　循元《医学纲目》　长谷《千金》　补元《医学纲目》

一穴有十七名

长强　龟尾《圣惠方》　尾骨《千金翼》　橛骨《聚英》　尾间《医统》　尾蛆骨《人镜经》　骶骨《人镜经》　穷骨《金鉴》　为之《医学原始》　阴郄《医学原始》　龙虎《东医宝鉴》　曹溪路《宝鉴》　三分间《宝鉴》

泥丸宫　本事方

天樞

一穴有九名

長谿　甲乙經
谷門　甲乙經
穀門　資生經
長雞　資生經
循際　千金方
循元　醫學綱目
長谷　千金
補元　醫學綱目

長強

一穴有十七名

龜尾　聖惠方
尾骨　千金翼
橛骨　聚英
尾閭　醫統
尾蛆骨　人鏡經
骶骨　人鏡經
窮骨　金鑑
爲之　醫學原始
陰郄　醫學原始
龍虎　東醫寶鑑
曹溪路　寶鑑
三分閣　寶鑑

卷之五

河车路《宝鉴》 朝天巅《宝鉴》 上天梯《宝鉴》 气之阴郄《甲乙经》

一穴有二十七名

关元 关原《神农皇帝针灸图经》丹田《资生经集注》 下纪《本事方》次门《甲乙经》 大中极《资生经》 三结交《寒热病论》

《六十六难集注》曰：丹田者，人之根本也。精神之所藏，五气之根元，太子之府也。男子以藏精，女子主月水，以生养子息，合和阴阳之门户也。在脐下三寸，方圆四寸，附着脊脉两肾之根，名曰大海。一名溺水，一名大中极，一名大涸，一名昆仑，一名持枢，一名五域。

《类经》曰：道家以先天真一之炁藏乎，此为九还七返之基，故名之曰丹田。医家以冲、任之脉盛于此，则月事以时下，故名之曰血室。又曰：凡人之生，唯气为先，故又名为气海。然而名虽不同，而实则一。子宫耳，子宫之下有一门，其在女者可以手探而得，俗人名为产门。

《经脉发挥》曰：关元一名下纪，一名脖胦，一名子处，一名次门，一名血海，一名命门，一名血室，一名大中极，一名下肓，一名气海，一名精露，一名利机，一名子户，一名胞门，一名子宫，一名子肠，一名丹田，一名产门，一名三结交，一名肓之原。

营昇按：饗庭东菴《经脉发挥》一名不知出处，故未详。

同名穴

头临泣胆	足临泣胆
腹通谷肾	足通谷膀胱
手三里大肠	足三里胃
头窍阴胆	足窍阴胆
背阳关督	足阳关胆
阴郄心	阴郄长强一名

阴关 承扶一名　阴关 大赫一名
阴关 膝关一名

　耳门 三焦　耳门 听会一名

　维会 百会一名　维会 神阙一名

　阴都 肾　阴都《针灸经验方》脐下
一寸五分，两旁相去三寸

　别阳 阳交一名　别阳 阳池一名

　独阴 至阴一名　独阴《针灸经验
方》曰：在足大指次指内，中节横纹当
中。《东医宝鉴》曰：在第二指节横纹

　中都 肝　中都 神门一名　中都
《大成》曰：在手中指无名指间，本节前
歧骨间，又名液门

　中魁 阳溪一名　中魁《大成》曰：
在手中指第二节骨尖，屈指得之

　利机 石门一名　利机 会阳一名

　吕细 太溪一名　吕细《神应经》
曰：在内踝尖上

　龙虎 长强一名　龙虎《大成》曰：
在两手侧腕，又紫脉上。《医学纲目》曰：
在列缺上青脉中

　大都 脾　大都《大成》曰：在手大
指次指间，虎口赤白肉际

　太阳 客主人一名　太阳 瞳子髎一
名。《赤水玄珠》引《洗录》曰：眉际之
末者，太阳穴。按即丝竹空。《奇效良
方》曰：眉后陷中，太阳紫脉上是穴。
《东医宝鉴》曰：在两额角骨后紫脉上，
即瞳子髎。《银海精微》曰：在外眦五
分。《医垒元戎》曰：客主人俗呼太阳
穴。《大成》曰：在眉后陷中太阳紫脉上
是穴

　丹田 关元一名　丹田 石门一名
丹田 气海一名

　关元 任　关元《神照集》曰：在曲
骨穴微上两旁各开三寸是穴。《千金方》
曰：关元两旁相去三寸

　窗笼 天窗一名

窗笼 《根结》篇曰：窗笼谓听宫穴。

通谷肾　**通谷**《千金方》：乳下二寸

通关三阳络一名　**通关**《针灸经验方》曰：中脘旁五分

髋骨环跳一名　**髋骨**《神照集》曰：梁丘两旁各开五分。《大成》曰：梁丘两旁各开一寸五分，两足共四穴。《医经会元》曰：在膝盖上梁丘外旁外开一寸

外陵胃　**外陵**《景岳全书》曰：脐左右各开一寸半

阳陵阳关一名　**阳陵**阳陵泉一名

血郄血海一名　**血郄**委中一名　血郄《针灸经验方》曰：膝眼又名血郄

血海脾　**血海**关元一名

溪穴承泣一名　**溪穴**归来一名

五会人迎一名　**五会**百会一名

五里大肠　**五里**肝　**五里**劳宫一名

光明攒竹一名　**光明**胆　**光明**《银海精微》曰：对瞳人上眉中是光明穴

腋门三焦　**腋门**大巨一名　**腋门**泉渊一名　**腋门**《千金方》曰：在腋下攒毛中一寸

兑骨神门一名　**兑骨**颧髎一名

天池心包　**天池**承浆一名

气舍胃　**气舍**神阙一名

金门膀胱　**金门**《千金方》曰：在谷道前囊之后，当中央是也，恐会阴穴也　金门《痈疽神秘灸经》曰：掌后三寸半

鬼路间使一名　**鬼路**申脉一名

气堂尺泽一名　**气堂**《千金方》曰：胸前喉下甲骨中是亦名气堂

鱼腰承山一名　**鱼腰**《大成》曰：在两眉中间是穴。《神照集》曰一名吊睛，在两眉中

气海

任　气海关元一名　气海《资生经》
曰：十五椎下两旁各寸半

　气冲胃　气冲《千金方》曰：胸前
喉下甲骨中是亦名气堂。《医学纲目》
曰：气海旁各一寸半，又名气中

　命门肾　命门石门一名　命门
《根结》篇曰：命门者，谓睛明穴　命门
《图翼》曰：九门之内命门者，精血之内
居前阴中

　冲阳胃　冲阳迎香一名　冲阳
《翼》曰：在肘外屈横纹外头

　神堂膀胱　神堂上星一名

　神光日月一名　神光辄筋一名

　上关幽门一名　上关客主人一名

　神庭任　神庭《脉经》曰：在龟尾
下五分。注：龟尾一作鸠尾

　至阳肾　至阳《医学原始》曰：在
足小指第二节

　舌本廉泉一名　舌本风府一名

　石关肾　石关《卫生宝鉴》曰：在
心下二寸，两旁各五寸

　精宫命门　精宫《入门》曰：十四
椎各开三寸

　绝骨悬钟一名　绝骨阳辅一名

　髓孔大迎一名　髓孔腰俞一名

　水分任　水分《医学原始》曰：在
分水旁各一寸半。

阿是穴

《千金方》曰：凡人吴蜀地游
官，体上常须三两处灸之，

勿令瘡暫瘥則瘴癘溫瘧毒氣不能著人也故吳蜀行灸必法阿是之注言人有病痛即令捏其上若裏當其處不問孔穴即得便快成痛處即云阿是灸刺皆驗故曰阿是穴

阿是之名出於唐之代漢書東方朔傳師古註曰今人痛甚則稱阿云師古唐人蓋當時有此聲阿是乃按而痛甚之處為是之意也又靈樞經筋篇曰以痛為輸之類也又素問王註曰不求穴俞而直取居邪之處此類皆阿是也又千金方曰阿是穴玉龍賦歌謂不定穴但痛處就于左右穴經所謂以痛為輸是

勿令疮暂瘥，则瘴疬温疟毒气不能着人也，故吴蜀行灸必法。阿是之注，言人有病痛，即令捏其上，若里当其处，不问孔穴，即得便快成痛处，即云阿是。灸刺皆验，故曰阿是穴也。

阿是之名，出于唐之代《汉书·东方朔传》师古注曰：今人痛甚则称阿云云，师古唐人，盖当时有此声，阿是乃按而痛甚之处，为是之意也。又《灵枢·经筋》篇曰：以痛为腧之类也。又《素问》王注曰：不求穴俞，而直取居邪之处，此类皆阿是也。又《千金方》曰：阿是穴。《玉龙赋》歌谓：不定穴但痛处，就于左右穴。经所谓以痛为腧是也。又《针方六集》曰：不定穴但随痛处用针，即天应穴。又《医学纲目》曰：浑身疼痛，但于痛处针，不拘经穴，须避筋骨，穴名天应穴。又《医经会元》曰：穴但痛处针，名天应穴。

人有四关出于《九针十二原》篇

合谷、太冲，是曰四关。马氏曰：四关者，即手、肘、足、膝之所关节之所系也。

人有四海《医学原始》曰：海有东西南北，人亦有四海以应之。

胃者，水谷之海。

冲脉者，十二经之海。

膻中者，气之海。

脑者，髓之海是也。

反关脉

吴崑《方考脉语》曰：反关脉者，脉不行于寸口，由列缺络入臂后手阳明大肠经也。以其不顺行于关上，故名曰反关脉。有一手反关者，有两手反关者，此得于有生之初已，然非为病也，诊法皆同。若病人平旦正取有脉，一旦因得病伏匿者，此病脉种种不同，必原其证而治之。

《古今医统》曰：人或有寸、关、尺三部脉不见，自列缺至阳溪见者，俗谓反关脉。此经脉虚而络脉满。

神门脉

李士材《诊家正眼》曰：两手尺中乃神门脉也。王叔和曰：神门决断两在关后，人无二脉，病死不救。详考其论，肾之虚实俱于尺中，神门以后验之。盖水为天一之元，万物赖以资始也。故神门脉绝即是肾绝，先天之根本既无回生之日也。而脉微谓为心脉者误矣，彼因心经有穴，名曰神门。正在掌后锐骨之端，故错认耳。殊不知心在上焦，岂有候于尺中之理乎？

三经脉

《类经》注曰：经脉十二而三经独多，动脉而三经之脉，则手太阴之太渊，足少阴之太溪，足阳明上则人迎，下则冲阳，皆动尤甚者也。

《诊家正眼》曰：冲阳者，胃脘也。一曰跌阳，在足面大指间五寸，骨间动脉是也。凡病势危笃，当候冲阳以验其胃气之有无。盖土为万物之母，资生之本也。故经曰：冲阳绝，死不治。

又曰：太溪者，肾脉也。在足内踝后跟骨上陷中动脉是也。凡病势危笃，当候太溪以验其肾气之有无。盖水为天一之元，资始之本也。故经曰：太溪绝，死不治。

十二经动脉

《人镜经》曰：十二经动脉，或时动时止而不常，惟手太阴为五脏之主，足阳明为六腑之原，足少阴起于冲

脉為十二经之海故常動不休

手太陰肺經 動脈太淵
手陽明大腸經 動脈陽谿
足陽明胃經 動脈冲陽
手少陰心經 動脈陰郄
手太陽膀胱經 動脈委中
手厥陰心包經 動脈劳宮
足少陽膽經 動脈懸鍾

頭上諸脉 出于吴医汇讲

蓋聞手之三陰從藏走手 手太陰肺少陰心厥陰心包 手三陽從手走頭 足大陽膀胱陽明胃少陽膽 足之三陽從頭走足 明胃少陽膽 足之三陰從

脉，为十二经之海，故常动不休。

　　手太阴肺经 动脉太渊
　　手阳明大肠经 动脉阳溪
　　足阳明胃经 动脉冲阳
　　足太阴脾经 动脉冲门
　　手少阴心经 动脉阴郄
　　手太阳小肠经 动脉天窗
　　足太阳膀胱经 动脉委中
　　足少阴肾经 动脉太溪
　　手厥阴心包经 动脉劳宫
　　手少阳三焦经 动脉和髎
　　足少阳胆经 动脉悬钟
　　足厥阴肝经 动脉太冲

头上诸脉 出于《吴医汇讲》

　　盖闻手之三阴从脏走手 手太阴肺、少阴心、厥阴心包；手三阳从手走头 手少阳三焦、阳明大肠、太阳小肠；足之三阳从头走足 足太阳膀胱、阳明胃、少阳胆；足之三阴从足走腹足太阴脾、少阴肾、厥阴肝。灵己遂一而分言，兹乃合端而便读。膀胱之脉交于巅，肝与督脉会于巅络脑，须知膀督惟欲便于读故用简字诀，余仿之发际循乎。胃脉胃至额颅发际下为额颅，胆抵头角上额者，督与膀胱在内直上出额者，其惟肝经在外直出目系连于肝脉，心之支者，并系于目之内角，名目内眦。小支至而膀胱起，胃经还约于旁小肠之支者至目内眦，膀胱之脉起于目内眦，胃脉起于鼻之交频中，旁约太阳之脉，下循鼻外，目之外角名曰锐眦。胆接焦支三焦之支者至锐眦，胆脉起于目锐眦，小肠亦至目下为頄。焦、胆、小肠而合至三焦俱支者，两旁为颊大、小、胆、焦而上下夹而横骨为頄，大肠贯頄，小肠之上颊，肝与三焦俱下颊，四肢亦俱支者。小肠之支斜络于椎督脉至于鼻柱，胃脉起于交频即山根，大肠之支挟鼻孔而交中挟口从下齿还出挟口，交人中左之右，右之左，上挟鼻孔至迎香穴而终，交足阳明经，胃经之脉循鼻外而挟口环唇，肝又环于唇内，胃又交承浆下唇陷中，胃经之脉入上齿。大肠之支入下齿，颔前大迎胃脉出而胆支下腮下为颔，颔前一寸三分动脉陷中为大迎，乃胃经穴，颔下为颐，胃脉循而任脉上胃经循颐后下廉耳之上角，焦支出而胆支至客主人穴，胆出走而胃脉过耳前上廉起骨曰客主人，乃胆经穴。胆脉之支者出，走耳前至目锐眦后，胃脉上耳前过客主人，三焦之孙脉《灵枢》曰：经脉为里支，而横者为经络之别者为孙，此支之歧者，故曰孙脉，后仿之。出走客主人前，小肠与焦、胆三支并入耳中。胆脉、焦支系于耳后，胆支、胃脉循在颊车耳下曲骨为颊车，咽有小心脾肾之脉小肠脉循心脉之支者挟咽，脾脉挟咽，肾脉至咽，喉为胃支、肾脉之循二脉循喉咙，肝循喉后而入咽颡肝脉循喉咙之后上入咽颡。咽颡名顽颡，在上颚后。脾连舌本而散舌下，肾脉挟乎舌本，胃支下在人迎结喉旁一寸五分动脉，此为诸阳之会，先须大略而陈。

在身诸脉

原夫脑后为项，膀胱督脉与焦支。两旁为颈，大小肠支同胆脉。肩髃之前廉，大肠出之。肩后之下为膊，膀胱循也。焦胆小肠，交合于肩会于大椎者为肩。肾经督脉，并贯于脊。脊骨两旁第一行，相去各一寸五分。挟脊肉为膂，胆脉循之而挟脊，脊骨两旁第二行，相去各三寸。成片骨为胛音夫，小肠绕而膀支贯。至于肩前陷下，名曰缺盆，焦胆胃肠，并入其中。是以胆脉循胸，三焦布膻上焦两乳中间为膻中。乳内廉乃胃经直下，腋之中分胆经包络心包络，亦有直者支者之分，恐辞句繁复，故此处支者仅云心包。下文正脉，乃用心包二字以别文。腋下为包络之过，心直下而肺横出。胁里为胆脉循，心包出而肝经布。胁骨之下为季胁，须识胆经之过。脐下四寸为中极，当知任脉之起任脉起于中极之下。然而任脉当脐，冲胃挟脐。脾脉入腹，胃支循腹。肝经上抵乎小腹，胆胃出入于气街脐下毛际两旁动脉，为气街，一名气冲，乃胃经穴。胆绕毛际曲骨之外为毛际，肝环阴器。此在身躯之脉，所当胪列而明。

脏腑中诸脉

其在脏腑之脉，太阳与少阴为表里手太阳小肠，手少阴心；足太阳膀胱，少阴肾；少阳与厥阴为表里手少阳三焦，厥阴心包；足少阳胆，厥阴肝；阳明与太阴为表里手阳明大肠，太阴肺；足阳明胃，少阴肾。凡此六经，脉皆互络，手足同然，无烦详赘如肺脉络大肠，大肠脉络肺之类，十二经皆仿之。更有肺之一脏，心直上而肾直入，胃之一腑，肝脉挟而肺小循肝脉挟胃，肺脉还循胃口，小肠之脉抵胃。心有肾支之络，肝有肾经之贯，脾支又注于心中，肺脉自起于中焦，心下有膈，惟膀胱为无涉，十有一经，皆上下而贯之心下膈膜，遮隔浊气，不使上薰心肺。惟膀胱之脉，挟脊抵腰中，入循膂，络肾属膀胱，故不贯膈。此脏腑之间，并须熟谙者。

手经诸脉

论乎肩肘之间，乃号为臑音柔。俗名大骨。臑之内廉有三，肺循前而心循后，包络恰循乎其间。臑之外廉有三，小循后而大循前，三焦乃循乎其外。臑下为肘，三焦上贯内廉，尺泽包络入之包络之支者，入肘内陷中尺泽穴，肺则下于内前，心又下于内后肺脉下肘中，心脉下肘内，惟肺脉行前，心脉行后，心包行其中间为别。小肠出于内侧两筋之间，大肠入于外廉。肘下为臂，包仍在中即上文支者。大循上而小循下，心脉仍循内后廉，上骨下廉之内，仍循肺脉，臂外两骨之间，还出三焦。肺入寸口而循鱼际关前动脉为寸口，大指后肉隆起处为鱼际，鱼际其间穴名，心抵锐骨而入后廉心脉掌后锐骨之端，入掌内后廉，包络直入于掌中从曲泽行掌后两筋之间，横纹陷中，入掌中，三焦仍循乎表腕，大肠出于合谷，而上入两筋之中合谷俗名虎口，大肠经穴。小肠循于外侧，而出腕下之踝循手外侧，上腕出踝中。踝，音华，上声。腕外兑骨。肺脉出于大指，包络出于中指，次指

後而大循前三焦乃循乎其外臑下為肘三焦上貫

内廉尺澤包絡入之包絡之支者入肘内陷中尺澤穴

下於内後肺脉下肘中心脉行後心包行其中間為別

入於外廉肘下為臂包仍在中即上文支

下心脉仍循内後廉上骨下廉之内仍循肺脉臂外

兩骨之間還出三焦肺入寸口而循魚際關前動脈為寸口大

魚際其間穴名心抵鋭骨而入後廉心脉掌後鋭骨之端入掌内後廉

中横紋陷中入掌中三焦仍循乎表腕大腸出於合谷而合谷俗名虎口大腸經穴

上入兩筋之中小腸循於外側而出腕下之

踝音華上声循手外側上腕出踝中踝音華上声腕外兑骨

肺脉出於大指包絡出於中指次指

為肺支腸脉之交肺脉之支有直出次指內廉出其端大腸之脈起於次指之端四指為包孫焦脉之接三焦又上出小次之間小指為心脉小腸之接所謂手經大略如前

足經諸脉

至如尻上為腰膀胱脉抵背脊下橫骨為腰腰下為臀膀支貫之而旁捷骨之下名髀樞而膽橫膀過一名髀厭膽脉橫入髀厭中膀胱之支有過髀樞面氣街之下號髀關而胃經直下股之內廉前廉脾而後廉腎又肝脉內循於股陰股外為髀後膀支而前胃脉髀前膝上六寸起肉為伏兔胃脉抵之又膽脉下循於髀陽循髀外太陽陽明之間是以挾膝筋中為膑即膝蓋骨仍屬胃經之直下而膝內脾經內前廉

为肺支、肠脉之交肺脉之支者，直出次指内廉出其端。大肠之脉，起于次指之端。四指为包孙、焦脉之接，三焦又上出小、次之间。小指为心脉、小肠之接。所谓手经，大略如前。

足经诸脉

至如尻上为腰，膀胱脉抵背脊下横骨为腰。腰下为臀，膀支贯之。两旁捷骨之下名髀枢，而胆横膀过一名髀厌，胆脉横入髀厌中。膀胱之支者过髀枢。前面气街之下号髀关，而胃经直下。股之内廉，前廉脾而后廉肾，又肝脉内循于股阴。股外为髀，后膀支而前胃脉髀前膝上六寸，起肉为伏兔，胃脉抵之，又胆脉下循于髀阳循髀外太阳、阳明之间，是以挟膝筋中为膑即膝盖骨。仍属胃经之直下而膝内脾经内前廉，

脉之接中指内外分胃直胃支之入四指之間又膽

膝後曲處為腘還是膀支之直入而腎出肝上俱在

内廉〔腎脉出腘内廉肝脉上腘内廉〕脾腎上於腨内〔腨足肚也二脉上腨内廉〕膀支貫於腨外

〔從腘中下貫腨内出外踝之後〕膽下於外輔骨前而直抵絕骨之端〔髀骨為輔骨外踝上為絕骨〕

肝斜於膽腑内側而胃循胫外之廉

後之分外踝有膽前膀後之別〔踝上兩旁内外日踝〕大指節後為核

骨脾絞脉過足外側骨為京骨膀脉支循腎入跟中

胃膽循跗跗上廉乃肝經循處足心中有腎脉斜過〔涌泉穴〕大指

甲後屬膽支肝脉之交大指内側為胃支脾

經直入而絡膽支至於小指之外腎脉起於小指之

膝后曲处为腘，还是膀支之直入，而肾出肝上，俱在内廉肾脉出腘内廉，肝脉上腘内廉。脾肾上于腨内腨，足肚也，二脉上腨内廉，膀支贯于腨外从腘中下贯腨内，出外踝之后。胆下于外辅骨前，而直抵绝骨之端髀骨为辅骨，外踝上为绝骨。肝斜于胆腑内侧，而胃循胫外之廉。内踝有脾前肾后之分，外踝有胆前膀后之别踝上两旁，内外曰踝。大指节后为核骨，脾经脉过。足外侧骨为京骨，膀脉支循。肾入跟中，胃胆循跗，跗上廉乃肝经循处。足心中有肾脉斜过涌泉穴。大指甲后，属胆支肝脉之交。大指内侧，为胃支脾脉之接。中指内外，分胃直、胃支之入。四指之间，又胆经直入而络，胆支至于小指之外，肾脉起于小指之

下，足经之脉，又如此也。

经穴纂要卷之五终

下足经之脉又如此也

卷之五

經穴纂要卷之五終

日本写本

背部十对二十穴图

[日] 小石道 撰 卞雅莉 朱石兵 校订

　　《背部十对二十穴图》，抄绘本，不分卷。小石道撰，成书于日本享和元年（1801）。记载背部脊柱两侧旁开各七分五厘的 10 对穴位，分别为皇极、元筹、玄机、良弼、贤辅、文明、敏德、徽典、穆门、垂拱，皆为艾灸专用穴位。本次刊印以日本李家玄启写本（抄写年代不详）为底本。

背部十对二十穴图

背椎其数十二

　　凡脊梁骨自项至腰二十有四椎，有项者七，在背者十二，在腰者五，下则臀尻，此为八髎骨，其骨一而者，所作五起之处，重叠如椎，名曰五假椎。最下则尾骶骨四，相层累累焉。此所图诸对穴，并总在乎背部。

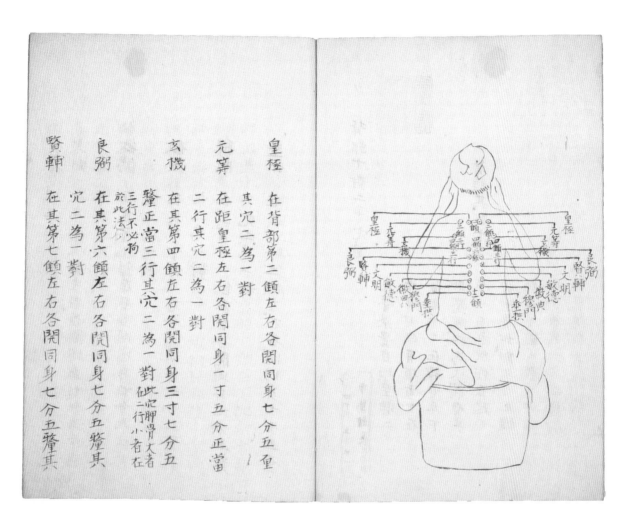

（图见上）

皇极

在背部第二椎，左右各开，同身七分五厘，其穴二，为一对。

元筹[1]

在距皇极左右各开同身一寸五分，正当二行，其穴二，为一对。

玄机

在其第四椎，左右各开，同身三寸七分五厘，正当三行，其穴二，为一对。*此穴胛骨大者在二行，小者在三行。不必拘于此法。*

良弼

在其第六椎，左右各开，同身七分五厘，其穴二，为一对。

贤辅

在其第七椎，左右各开，同身七分五厘，其

①筹：原作"筭"，据底本文末"病名说"及本书另一版本《十对灸病症主治》改。

穴二，为一对。

文明

在其第八椎，左右各开，同身七分五厘，其穴二，为一对。

敏德

在其第九椎，左右各开，同身七分五厘，其穴二，为一对。

徽典

在其第十椎，左右各开，同身七分五厘，其穴二，为一对。

穆门

在其第十一椎，左右各开，同身七分五厘，其穴二，为一对。

垂拱

在其第十二椎，左右各开，同身七分五厘，其穴二，为一对。

以上共十对，余号称之曰：背部十对二十穴。余素自幼多病，患郁证数年。因令人点之，于我背艾灼十万壮而渐愈，后二十万壮而全收工。总计前后三十万壮，得以复于常矣。尔来四十年施行之他人，与余同病者数千人。或十万壮，或二十万壮，奇功神验，不可胜数。扩充之及于他病，亦奏效甚多焉。后及获西洋之书，究人身之实理，又屡解刑余之死尸，捡骨椎之真度，始又知十对灸穴之所在而试灸之，其得效验比前更多。因又知是其病俱系于夫神经故也，因复重考定之，用以为疗神经诸病之要穴。其要穴本皆未有名，余乃新命之名，而其图并神经病证候十对，灸主治。今揭示之此，如其摸骨椎点穴处，则亦须随其人之大小，应其骨度之长短，而以取之焉矣。要之非余口授，则恐或难得其全也耳。

神经病证神经自脑脊二髓生，脑髓主意识，神经主敷阳作动摇。详见于《百因新语》。

胸胁苦满，胸腹逆满，心下痞鞕，腹中拘急，或胸腹动悸，或痰饮留饮，或积聚漀气，或疝癖寒疝，或腹气贴背，或肩背疼痛，或两目上窜，或直视瞪目，或手足搐搦，或循衣摸床，或角弓反张，或口眼㖞斜，或半身不遂，或噎嗝反胃，或发狂劳瘵，或瘰疬流注，或马刀失荣，或癫痫喘哮，或心胸隐痛，或手足挛痛，或上逆头眩，或腋下冷汗，或目痛耳鸣，或牙痛咽肿，或咳嗽短气，或痰喘气急，或往来寒热，或遗精盗汗，或蒸蒸振慄，或惴惴烦惊，或麻木血痹，或脚气不仁，或饮食饕餮，或饮食不甘，或大便秘结，或大便泄泻，或小便赤涩，或小便白浊。

神经病候

其人未病前素绵密，忽作豁达，比德淫明；素豁达，顿为绵密，偏陂反侧。或思虑过深，阔于事情，郑重虑事，犹恐有过。或事宜断而不能决之，不宜断而敢决之，理会迟钝，应变后事。或自为智，自为贤，微事苛察，怨人毁世。或暴戾恣睢，烦懑使酒，沉湎油滑，盘游无度。或忌凶话，好洁净，驰竞浮华，忽弃崇基。或悔既往，恐未来无，患恓神废职，好闲避世，爱寂苦，百祸千灾，猬集于一身，妄谦逊，抱百忧。或迷闭多嗔，独坐悲伤，恐饮食有毒，夜耿耿不寐，恐发狂，恐为劳瘵，夫妻反目，亲戚不和，酷暑畏寒，严寒畏热，恐惧若人将捕之。或独行无亲，惨刻无恩，暴怒犯上，发愤忘身。或忌能孤立，嫉善独往，怠慢坠绪，自用乱事。

灸灼主治

强壮神经，除其缩朒，通畅灵液，通其窒塞，澄清髓气，驱逐恶液，破瘀拔毒，推陈致新，贞固志操，聪明耳目，坚固齿牙，和利口舌，四肢轻便，百骸荣泽，性情和悦，思念简易，神安识正，意诚想实，食进精壮，屎转尿利，腹气充实，子孙振振。

灸灼功效

德协于极，遵义正直，谋虑深密，步思著实，胸宇开豁，应变神速，度量宽大，舍己从人，恭敬恪勤，思道乐喜，仰损奢侈，培养根本，感恩忘劳，思德祗役，室家好合，亲戚和乐，强矫中立，令德远闻，溥溥渊泉，无为自为。

穴名说

　　其人修道遵义，正大刚直，德协于极，故曰皇极；谋虑如神，机运如天，故曰元筹；心胸豁如，变动不测，故曰玄机；慎己察人，任能用贤，故曰良弼；拳拳服应，能止至善，故曰贤辅；俭而不吝，断以敏行，故曰文明；忠忘身，义役忘家，故曰敏德；故典巳徽，九族睦渊，故曰徽典；令德淳化，穆如清风，故曰穆门；和气光被，物不疵疠，故曰垂拱。此乃诸穴之主，能而灼艾，积累之功效也。然人由于其素所禀之德，各有大小，而其所得亦自有微甚，要之虽其小且微者，各比之于其方病之日，则必天地悬隔矣。《礼·中庸》所谓小德川流，大德敦化者，其言于我术亦有验焉云。

京师　小石道谨识

李家玄启

谨写之

日　本　写　本

针灸内篇

清抄本

[清] 江上外史 编纂

王旭东 朱子龙 校订

《针灸内篇》不分卷，清代江上外史(姓名生平不详)撰。约成书于清道光元年(1821)。此书由针灸大师凌汉章后人凌声臣传于外孙宣沛九，再传于本书作者。其中部分内容来自明代著名针灸大师凌云，据《明史》《浙江通志》等记载，凌云，字汉章，号卧岩，明代归安双林(今浙江吴兴双林镇)人。其针法为泰山异人所授，精于取穴与刺法，为双林针派创始人。因技法高超，疗效卓著而被明孝宗任用，声誉满天下，"海内称针法者，曰归安凌氏""远近趋之若神"。然凌氏无著作遗世，宝贵经验失传，令人扼腕。本书主体内容为抄录明代通行的十四经穴图及步穴歌，书中"练针法"为他书所未见者。杨继洲《针灸大成》卷四、《医宗金鉴·刺灸心法要诀》卷二均有本书内容。据本书作者自述，"此册旁注，即摘录汉章先生之法也"，与其他针灸书对校，本书旁注中取穴方法、针刺方向及深度、针感描述等与之大异，部分凌声臣针法经验亦未见于他书，"为家传汉、声合璧"，可得窥凌汉章经验之一斑，故旁注及摘录凌云《秘授灵书》的内容颇具学术价值。现仅存清抄本，今以之影印校录，供研究参考。

针灸内篇

林屋江上外史撰

夫针灸之道，方脉也，乃黄帝、岐伯疗病之源耳。盖人身气血周流则无病，如气逆血阻则病。故病入筋骨，药力未能骤到，非针不可。针者，流通之意。此秘由双林凌声臣先生传之外孙宣沛九，宣公乃传于余。先生口秘曰：针灸之道，治有三法：风病则痛，寒病则酸，湿病则肿。如酸麻相兼，风寒两有之疾。

凡针入穴，宜渐次从容而进。攻病者，知酸、知麻、知痛，或似酸、似麻、似痛之不可忍者即止。此乃病源已在于此，致于面部任脉不现。此种情形又有不二之法：横斜可深，直插宜浅，斜不过一寸，直不过五分。然非目击临症而不能。病者宜知酸、麻、痛，则病浅易治；针入不觉者，病深难疗。用针之法，针入穴少停，须运动其针，左转为补，右转为泻，提针一飞三退，为透天凉；一退三飞，为烧山火。观人体气，察人颜色，或宜何法先后，而用古法。进针宜缓，出针宜迟，不可骤然拔出针头。且有一等眩针，或呕吐，或浑身发汗，或人事莫知，遗大小便者，其针头切不可拔出，只须嚼老姜三片即醒。倘拔出针头或不出汗，即死无救。生死呼吸之间，学者宜不慎之？针把烧艾三壮，觉痛为度。针法之妙，尽乎斯矣。

天凉一退三飛為燒山火觀人體氣察人顏色或宜何法先

後而用古法進針宜緩出針宜遲不可驟然撥出針頭且有

一等眩針或嘔吐或渾身發汗或人事莫知遺大小便者其

針頭切不可撥出只須嚼老薑三片即醒倘撥出針頭或不

出汗即死無救生死呼吸之間學者宜不慎之針把燒艾三

壯覺痛為度針法之妙盡乎斯矣

初炼针法

麝香五分　胆矾一钱　石斛一钱　川山甲三钱　当归尾三钱　朱砂三钱　没药三钱　郁金三钱　川芎三钱　细辛三钱　甘草节五钱　沉香五钱

复炼针法

乌头一两　巴豆一两　硫黄五钱　麻黄五钱　木鳖子十个　乌梅十个

其炼法，用磁罐煮一日，水干再添，守而待之。

临用炼法

乳香五钱　没药五钱　当归五钱　花乳石五钱

仍煮一日，用皂角水洗，复加犬肉煮一日，然后贮而听用。

手太陰

圖絡經肺陰太手

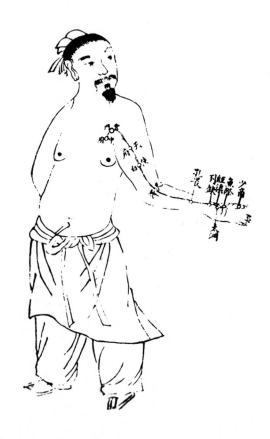

手太阴

手太阴肺经络图（图见左）

手太阴肺经络属内面，从手大拇指而上，为手太阴也

太阴肺兮出中府，此穴在云门下一寸六分，针一分，沿皮向外一寸半。治喉闭、胸满，寒热，面肿，膈痛，呕吐，饮食不下。

云门之下一寸许，

云门璇玑旁六寸，针一分，沿皮向外一寸半，治呕逆，胸胁背彻痛，喉痹，喘息，气上冲心；璇玑：属任脉。

巨骨之下二骨数，巨骨属大肠，此巨骨乃高骨也。

天府腋下三寸求，又取法与两乳相平是穴，针三分，禁灸。治风邪气逆，中恶，疟，瘤，咽肿，目眩，紫白癜。

侠白肘上五寸主，居天府下一寸，针三分。治干呕烦满，心痛气短，紫白癜风。

尺泽肘中约纹论，此穴曲肘内面横纹处，曲泽、曲池二穴之中。治小儿慢惊风，呕吐腹肿，肩痛，肢肿，臂不举。

孔最腕上七寸取，于太渊斜量上，去七寸，以手腕着邻手掌垂向地，腕中肉间陷中。治肘臂厥痛不举。

列缺腕侧寸又半，掌后横纹为则，去一寸五分，以盐指相叉，指头尽处。针一分，沿皮透太渊，治半身不遂，一切危症。

经渠寸口是陷中，居手腕上侧突骨内寸口部脉中。治手腕疼，咽喉、掌热，足心痛，胸满喘促，咳，疟。

太渊掌后横纹尽，以掌心向上为主，非手背也。治心痛，寒热，呕吐，咳嗽，不得卧，腹胀喘满，眼生内翳障。

鱼际节后散脉举，在大拇指本节后内侧掌横纹后一寸。针一分。治虚热，恶风寒，舌黄，咳喘，头疼，心腹痛。

少商大指端内侧，在内侧旁去爪甲如韭叶许。针一分，沿皮向后三分，宜出血。

此穴若针喉症愈。

肺经十一穴

考列缺一穴，治偏风半身不遂，口喎，肘臂痛无力，疟疾寒热不止，汗出，四肢肿，小便热疼，大便涩痛，并痛痰惊悸，喉痹，咳嗽喘息，口紧不开者。

欬列缺一穴治偏風半身不遂口喎肘臂痛無力瘧疾寒熱不止汗出四肢腫小便熱疼大便澀痛并痛痰驚悸喉痹咳嗽喘息口緊不開者

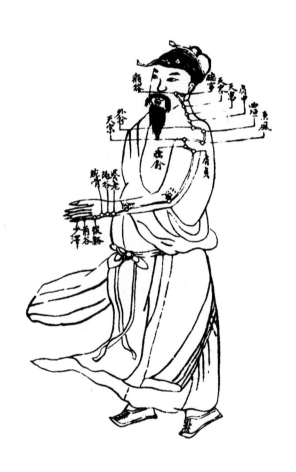

圖絡經腸小陽太手

手太阳

手太阳小肠经络图（图见左）

手太阳小肠络属外面，从手小指而上，为手太阳也

手太阳经小肠得，

小指之端取少泽，在小指外廉侧去爪甲韭叶许。针一分，沿皮。治疟痰，头痛，咳嗽，目疾，一切乳疬痈症。

前谷外侧本节前，小指本节前陷中。针三分。治目泪耳鸣，咽肿臂疼，小便赤，热病无汗，咳嗽，衄血。

后溪节后握拳凸。在小指本节后二寸许掌纹尽处，掐拳尖凸起是穴。治久疟耳聋，目赤翳，鼻血，痛，疝。

腕骨腕底陷中取，手侧腕前起骨所陷中。针三分。治耳鸣目疾，头痛惊风，黄疸，五指拘挛。

腕中骨下阳谷讨，手腕外侧踝骨下离腕后六分。针透腕骨。治项强颔痛，目赤，上下牙疼，痔漏。

腕上一寸名养老，居腕后一寸陷中。针五分。治手不得屈伸，疼，肩欲拔，目视不明。

支正腕后量五寸，针一分，沿皮向前一寸。治头疼颈肿，项强目眩，惊悸狂言。

小海肘端五分好，在肘外廉大骨外去肘端五分陷中，天井穴旁五分。治四肢不仁，疝气，疟疾，羊痫。

肩贞髃下两骨解，在肩髃穴后骨解间近背侧。治头痛，耳鸣无闻，手臂难举。

臑俞大骨下陷保。在肩臂骨下大骨中间。针一寸。治肩肿臂酸无力，寒热。

天宗骨下陷中求，在肩板骨下大骨之下。针五分。治与上同。

秉风肩外举有空，在天宗穴前来一寸夹天髎穴。治肩背不能举。

曲垣肩内曲髃里，在肩中高骨下按之应手痛处。治肩髃中风，拘挛疼痛。

外俞髃上一寸从。在肩髀骨上去肩脊二寸。针三分。治肩髀痛，项强急，不能顾人。

手太阳小肠络 属外面从手小指而上为手太阳也

手太阳经小肠得，

小指之端取少泽

前谷外侧本节前

后溪节后握拳凸

腕骨腕底陷中取

腕中骨下阳谷讨

腕上一寸名养老

支正腕后量五寸

小海肘端五分好

肩贞髃下两骨解

臑俞大骨下陷保

天宗骨下陷中求

秉风肩外举有空

曲垣肩内曲髃里

外俞髃上一寸从

肩中二寸大骨旁，在肩牌内廉缺盆下去肩脊二寸前陷中。治小儿奶痨，目视不明，咳血。

天聪颊下动脉详。在颈上大筋间，又合结喉旁四寸半。治耳聋颊肿，喉疼不能言，项强。

天容耳下曲颊后，在耳下颊车之后五分许陷中。治头项肿痛，耳鸣呕吐，气喘喉痹。

颧髎面端兑骨当。在面颊骨下臁陷中。针三分。治口㖞，面赤黄。

听宫耳珠大如豆，在耳中珠子间。针三分。治耳鸣耳聋，心腹痛，喉鸣口禁。

此一经名手太阳。

髀，音彼；髎，音料；臑，音猱。

小肠络十九穴

手太阳

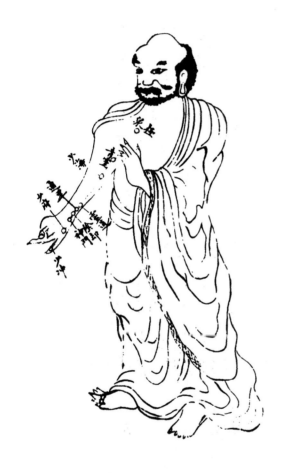

手少陰

圖絡經心陰少手

手少阴

手少阴心经络图（图见左）

手少阴心经络属内面，从手小指而上，为手少阴也

少阴心起**极泉**中，在腋下筋间。针寸半。治心干呕，四肢不收，咽干颊渴，目黄胁满。

腋下筋间脉入胸，

青灵肘上三寸取，伸手举臂取之。横针五分，禁深，非全禁。治臂红肿，腋疼。

少海肘后端五分。肘内廉侧，曲肘取之，横纹头，曲池相对。治寒热，肩臂不举，项强，羊痫吐舌。

灵道掌后一寸半，针五分。治心痛，暴瘖不能言，目视不明，臂麻。

通里腕后一寸同。在掌后一寸向上侧依小指内直络取。治两肩不举，中指不能握，面赤目眩，头痛。

阴郄腕后半寸方，内廉上侧与阳谷相并，阴郄在筋上，阳谷在筋下。针一分，沿皮。治恐怖心疼，衄血霍乱。

神门掌后兑骨隆。在掌后兑高骨际是穴。平针三分。治五痫，喉痹，心痛，遗溺，吐血，喘逆。

少府节后劳宫值，在掌横纹歧骨间内陷中，治掌中热，胸中痛，腋挛急不能伸。劳宫：心经。

小指内侧取**少冲**。去爪甲如韭叶许。针一分，沿皮向后。治心胸痛，咽酸，惊痫舌吐，肘腋蹠疾。

心经九穴

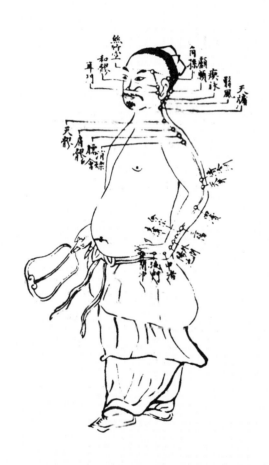

手少阳

手少阳三焦经图（图见左）

手少阳三焦经 属外面，从手无名指而上，为手少阳也

无名指外端**关冲**，外廉指端去爪甲角如韭叶许。针一分，向后三分。治头疼，膊肩难举，咽喉痛。

液门小指次指陷，在无名指外侧本节前陷中。治头疼目赤，齿血，五指痛，不能握。

中渚液下去一寸，在无名指本节前歧骨间陷中。治夹脊、腹、心痛，耳聋目翳，五指屈。

阳池腕上有穴存。在无名指上手表腕上直掌陷中。治寒热如疟，心胸闷，臂痛，身重。

外关腕后方二寸，手背横纹为则，上去二寸两筋陷中，与手厥阴内关相对，兼治手背苍；专治腋肿耳聋，两臂不能上头，十指痿。

支沟腕后三寸约，与间使穴相对。治胁痛筋疼，肩髀酸，手臂软，大便闭，霍乱口禁。

腕后三寸半**会宗**，治同支沟。

空中自穴细心求。

腕后四寸**三阳络**，此穴忌针。灸治耳卒暴聋。

四渎肘前五寸着，在肘骨尖前来五寸筋骨陷中。治暴气耳聋，下齿痛。

天井肘外大骨后，在肘外大骨尖后上去一寸两筋陷中。治诸般瘰疬未溃，单泻；已溃，先泻后补。

骨罅中间一寸摸。曲肘取之，须手插腰方可下针。针五分，灸七壮。

肘后二寸**清冷渊**，在大骨尖后上去。治肩臂不举，疼痛难忍。

消泺对腋臂外看，在肘尖上去六寸。治风痹，头痛寒热。

臑会肩前三寸中，在肩髎穴后下去三寸。治瘿瘤瘰疬，咽肿头疼，颠痛臂痛。

肩髎臑上陷中央。髎，音料；臑，音猱。在肩髃穴前。治肩臂重痛不可举。

天髎缺盆陷处上，在肩甕肉上。针五分。缺盆属胃经。治肩肘疼，头项痛，心中烦闷。

天牖天容之后存，在发际相平承上一寸。天容属小肠。又取法天柱前完骨下下颔骨尽处肉。治头项疼，目不明，耳不聪，夜梦颠倒。

翳风耳后尖角陷，在耳垂后骨下陷中，开口有空。治耳疼，口禁，牙痛根肿，㖞斜，瘰子。

瘈脉耳后青脉现。记与听会相对，宜锋针出血。治小儿惊痫。

颅囟亦在青络脉，此穴禁针。灸治头疼耳聋，五痫呕吐，目昏风痰。

角孙耳廓中间上，此穴禁针。灸治头痛，目翳，耳虚鸣。

耳门耳珠当耳阙，考在下耳缺。针五分。治耳痛有脓，生疮，齿疼及聋。

和髎耳前动脉张。在兑发际下横动脉处。治头风肿痛，耳内嘈嘈，颔肿。

欲知丝竹空何在，针一分，沿皮向后一寸，透率谷。治偏正头风，眼赤肿，瞳子泪翳胀。

眉后限中仔细量。兼治风痫颠狂，吐涎沫不止。

三焦廿三穴

支沟一名飞虎。

手少阳

手厥陰

圖絡包心陰厥手

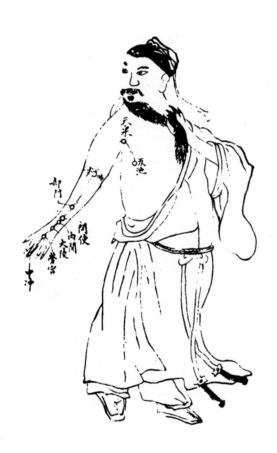

手厥阴

手厥阴心包络图（图见左）

手厥阴心包络属内面，从手中指而上，为手厥阴也

心包起自天池间，乳旁后一寸，腋下三寸。针一分，沿皮一寸。治胸闷头痛，四肢不举，腋下肿，寒热。

乳后一寸腋下三。

天泉曲腋下二寸，□□看腋下对缝处量下二寸。治心病咳逆，胸胁满，肩臂疼。

曲泽屈肘陷中央。仰手平直两筋间陷中，屈而取之。治气逆，手掣痛，心中澹澹然，放痧胀。

郄门去腕方五寸，掌后横纹上去五寸两筋间陷中。治心痛呕血，惊恐，人神不足。

间使腕后三寸量。掌后横纹上去三寸与支沟相对。治久疟，心疼怔忡，喉梗，掌热肘痛。

内关去腕上二寸，在掌后横纹上去二寸两筋陷中，与手少阳外关相对。虚补实泻。治心腹痛，呕吐翻胃，膈满，痰饮症。

大陵掌后两筋间。在掌后横纹处即取之。针三分。治心痛，目赤，便血，手掣，咳喘咽喉。

劳宫屈无名指取，一名掌中，居掌心，以无名指屈而取之。治瘛疭，手反侧，逆噫，黄疸，热痔。

中指之末中冲良。在中指内廉端去爪甲如韭叶许。治中风，不省人事，怔忡，神气不足。

心包络九穴

瘰，音顽。麻木也。

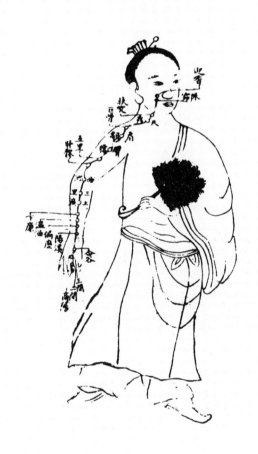

手阳明

手阳明大肠经络图（图见左）

手阳明大肠络属外面，从食指而上，为手阳明也

手阳明经属大肠，

食指内侧号<u>商阳</u>。在盐指内侧旁去爪甲角一分。针一分，沿皮向后三分。治胸满，耳聋，颔肿，齿疼。

<u>二间</u>来寻本节前，在第二节前内陷中。针一分，沿皮。治喉痹颔肿，鼻衄衄血，口呙，眼花。

<u>三间</u>节后陷中详。在食指第三节前以三棱针刺出血为佳。治喉痹，咽喉齿痛，胸满，肠鸣，洞泄，寒疟，唇焦口渴，气喘，鼻疾衄血。

<u>合谷</u>虎口歧骨间，大指与食指相并直纹处，宜依食指络。治鼻衄，目疾，头痛，齿疼，喉痹，面肿。

<u>阳溪</u>上侧腕中藏。居两筋间陷中。针三分。治狂言喜笑，热病目疾，头风，咽喉，肘疼。

<u>偏历</u>腕后三寸取，针五分。治小便不利，水蛊肢浮，口呙鼻血，口齿疾。

<u>温溜</u>腕后五寸长。针五分。治口呙，腹痛身热，头疼，颠痫，肩不举。

池前五寸<u>下廉</u>看，曲肘取只用四寸。针五分。治头风，肘臂疼痛。

池前三寸<u>上廉</u>当。此三寸宜曲肘取。针五分。治脑风头痛，小便难，气走注痛。

池前二寸<u>三里</u>穴，针寸半。治偏风疼痛，齿疼颊肿，瘰疬。

<u>曲池</u>曲肘纹尽乡。以手拱胸取，正对少海穴。针寸半。治肩肘疼痛不仁，风邪喉痹等症。

<u>肘髎</u>大骨外廉近，就大骨下相近上一二分陷中。治风邪，臂痛不举，拘挛症。

大筋中央<u>五里</u>场。此穴禁针。以手拱胸取。灸治风劳，惊恐吐血，臂疼，四肢不举，

肘上三寸行向里，寒热瘰疬，咳嗽，目视暗暗，痎疟，上气，心下胀满，四肢痛。

臂臑肘上七寸量。肩髃穴下一寸两筋两骨罅陷中。治寒热项急，瘰疬，肩痛不举。

肩髃肩端举臂取，在两歧叉骨间，举臂有空。治偏风不遂，手臂拘挛，筋骨酸疼。

巨骨肩尖端上行。在肘端上两行叉骨间高处。治背膊疼，肩不举，胸中瘀血。

天鼎喉旁四寸真，居结喉旁各开四寸是穴。针五分。治气哽，咽喉肿痹难食。

扶突天突旁三寸，在耳直下颌骨底些。针三分。治舌出咳逆，喉鸣如小鸡声。

禾窌水沟旁五分，针三分。治鼻窒或清涕，及鼽、衄血，有疮，口僻口禁并治。

迎香禾窌上一寸。夹鼻孔旁五分直斜缝中。治鼻塞气闭，息肉，口喎，面痒。

大肠络廿六

考肩髎穴乃肩髃穴，抄之笔误。实有肩髎一穴，属手少阳三焦。

息，音昔；鼽，音求；瘀，音皆；窒，音质。窌，考《字汇》非髎之省笔，然穴名以髎字用。

手阳明

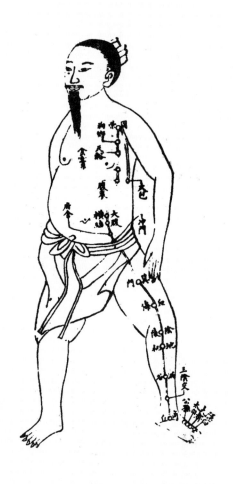

足太阴

足太阴脾经络图（图见左）

足太阴脾经络属内面，从足大拇指而上，为足太阴也

足太阴兮脾之经，

隐白大指侧内寻。在大拇指内侧端去爪甲角如韭叶许。治妇人月水不调，呕吐，腹痛，气逆，尸厥。

大都节后白肉际，在大指本节后赤白肉际陷中。针二分。治目眩，暴泄，心痛，腹胀，霍乱，小儿蛔痛。

太白核骨陷中亲。在大指后高骨之后陷处。针三分。治脚气红肿，胸胁腹胀，呕吐脓血，血痛腰疼。

公孙节后一寸得，大指内侧本节后一寸陷中。针五分。治脚面疼痛，寒疟，面头肿，脾痛，胃疼。

商丘内踝微前陷。内踝骨前尖下微前三分，对丘墟穴。治两足少力，宜泻。腹胀，脚气赤肿，痔疾。

踝上三寸三阴交，以手三指并按指旁尽处，对绝骨穴。治癖块腹胀，足痿，大小便症，小肠疝，妇漏。

漏谷六寸有次第，内踝骨上六寸。禁灸。治肠鸣，冷麻，湿痹，癖痕，木肾等症。

膝下五寸名地机，合，踝骨尖上五八寸。治腹痛腰疼，股膝皆疼，男妇之血痕。

阴陵膝辅内侧际。在膝下内侧辅骨下陷中，自膝下一寸。治水胀腹坚，喘逆疝痕，小便涩或遗尿。

血海膝膑上内廉，将虎口反跨大指与膝头齐中指尽处。治肾脏风痒疥癞，内廉疮，妇女气逆。

箕门穴在鱼腹取。此穴禁针。离血穴上去六寸。灸七壮。治小便淋涩，鼠鼷肿痛。

动脉应手越筋间，

中门五寸大横下，在期门下一尺零三分。针五分。治满腹积聚疼痛，阴疝冲心。

四寸三分寻府舍，期门下九寸三分。针七分。治疝气积疼，厥逆，霍乱。

腹结横下寸三分。在期门下六寸三分。针七分。治连脐抢心腹疼，泄痢并效。

大横夹脐次非假，在脐旁一寸五分与脐相并。针七分。治腹热疼痛，四肢不可动，多汗。

腹哀寸半去日月，在巨阙旁四寸半，乃期门再下二寸。治大便闭结，腹中寒痛。

真为食窦相连亚，乳下一寸六分再横过旁一寸。针一分，沿皮向外一寸。治膈间雷鸣漉漉，痰饮症。

次寻天溪及胸乡。（天溪）在胸乡下寸六分；治胸胁疼，咳逆。（胸乡）在周荣下寸六；治胸胁疼引背。

周荣各一寸六者，在任脉紫宫旁三寸。针一分，禁灸。治胸胁胀，不可俯仰，多吐脓血。

大包渊腋下三寸，又取法与巨阙相并。针一分，沿皮向外。治腹胁痛，实则身寒，虚则节纵。

出入肋间当记明。或作九肋在第九肋肋骨下。

脾经廿一穴

足太阴

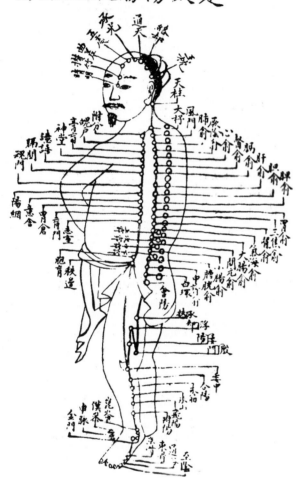

足太阳

足太阳膀胱经络图（图见左）

足太阳膀胱络属外面，从足小指而上，为足太阳也

足太阳兮膀胱经，

目眦内角始睛明，（眦，音）滋。平针一寸在流泪孔中。治胬肉攀睛，红肿风泪，婴儿雀目。

眉头陷中攒竹取，在眉内尖陷中。针透鱼尾。治目眦内障，赤肿痛，眼眶痠，头眩。

曲差发际上五分。在发际转弯处上五分。治心闷项强，身热目眩，一切头风。

五处发上一寸是，在上星穴旁开寸半。治头昏目眩，脊强颠疾。

承光发上二寸半，五处穴上量向后寸半。治风眩头痛，呕吐，鼻塞，口㖞。

通天络却玉枕穴，（通天）治项强，僵仆，口眼㖞；（络却）此穴忌针，灸治颠狂；（玉枕）此穴忌针。

相去寸五调匀看。玉枕穴灸治目赤肿，脑风，耳聋，鼻塞。

玉枕夹脑一寸三，以上星穴量向后八寸半，仍开寸半。发上一寸上星穴也。属督脉。

入发二寸枕骨现，

天柱项后发际中，在脑后发际当中旁开寸半，居风池穴下寸半。忌灸。又取法结喉旁九寸。

大筋外廉陷中献。治头风脑痛，昏旋项强，肩背急，目泪鼻塞。

此自夹脊旁二寸，凡属背部两行。针一分，向外寸半，或平针三分。诸穴如是。

第一大杼二风门，（大杼）百劳穴旁寸半；治风劳头痛，肩背痠。（风门）陶道旁寸半；治头鼻胸背痠。

三椎肺俞厥阴四，（肺俞）身柱旁寸半；治痨嗽喘逆□□。（厥阴俞）四椎空穴旁；治胸牙痠，呕吐。

心俞五椎之上论，神道旁寸半。治偏风，心气恍惚，狂痫，咳血，黄疸，目昏，呕吐，小儿不语。

督俞膈俞相次及，（督俞）灵台旁，治心疼腹痛。（膈俞）至阳旁寸半，治胸胁满，痰饮膈胀，喉痹痞疾。

第六第七次第立，

第八椎上无有俞，

肝俞数椎得第九，筋缩旁寸半。治两胁疼痛，眼生翳障，风热泪出，黄疸，吐血劳伤。

十椎胆俞脾十一，（胆俞）治胸胁痛，痰闷气短，目黄，疸症。（脾俞）治翻胃泻痢，黄疸痞癖□□。

胃俞十二椎下取，治胃寒呕吐，腹胀肠鸣，胸满羸瘦。

三焦肾俞气海俞，（三焦俞）治头疼，积聚，肩背胀。（肾俞）治聋，腰脚膝淋浊痨。（气海俞）治腰痛痔漏，泻血。

十三十四十五究，（十三）悬枢旁。（十四）肾俞，与脐平。（十五）当脊，此穴空。

大肠十六之下椎，阳关旁寸半。治腰脊强，腹鸣，绕脐作痛，大便泄痢，水谷不化。

关元俞椎十七旁，治风疾腰痛，泻痢，虚胀，小便难，及妇人癥瘕。

十八椎下小肠俞，治大便泻痢脓血，小便淋沥，尿血，痔疾，腰脊疼，疝气，妇人带下。

十九之下寻膀胱，治风劳腰痛，大小便难，足胫寒疼，妇人积聚癥瘕，阴生疮，遗溺。

中膂内俞寻二十，（膂，音）吕，脊骨也。治赤白痢，虚渴汗出，腹胀，腰胁疼。

白环二十一椎当。此穴须挺腰而取，禁灸。治腰腿疼痛，脚膝不遂，风劳虚损，脊冷，遗精。

上髎下髎中与次，（上髎）十七椎旁五分，禁针。（下髎）二十椎旁五分，禁针。（中髎）十九椎旁五分，禁针。（次髎）十八椎旁五分，禁针。

一空二空夹腰跨，四穴宜灸。上髎治疟疾，呕逆，腰疼，妇人绝子，阴挺出，白淫带，鼻衄。下髎主腰痛，

并同夹脊四穴取，妇人阴痒，腹膨胀。中髎主妇人赤白淫带，月事少，腹胀，及男子五劳七伤，腰

三空四空共四髎。痛等症。次髎主妇人赤白带，腰足不仁，恶寒作痛，心腹胀，疝气。四穴总主大小便症。

会阳阴尾尻骨旁，在尾骨旁寸半。治久痢，五痔，肠风肠癖，脱肛，阳虚，阴汗，湿痒。

背部二行诸穴了，

又从脊上开三寸，

第二椎下为附分，在陶道旁三寸。治风寒客于膝理，头项强，肩背疼痛。

三椎魄户四膏肓，（魄户）治劳损，痿黄，气逆喘嗽，头项强。（膏肓）禁针治五劳七伤，一切诸虚百损危症。

第五椎下神堂尊，神道旁三寸。治肩背疼，腹胀胸满，脊强寒热。

第六噫嘻膈关七，（噫嘻）治久疟虚损，咳逆，肩背寒，五心烦热。（膈关）治背痛脊强，呕吐涎沫。

魂门第九阳纲十，（魂门）治腹鸣，大便泄，小便赤，饮食不下，呕吐。（阳纲）治腹中雷鸣，大便痢，黄水，面目黄。

十一意舍之穴有，治满腹虚胀，大便滑泄，目黄。

十二胃仓穴已分，在二行胃俞旁寸半。治腹内虚胀，水谷不消。

十三肓门端正在，中脊悬枢旁开三寸。治心中坚满，乳疾。

十四志室不须论，治与前同。

十九胞肓廿秩边，（胞肓）治腰脊疼，腹坚，阴痛，下肿，癃闭。（秩边）治腰脊痛不能俯仰，小便赤。

背部三行诸穴匀。

又从臀下阴纹取，

承扶居于陷中主，在尻臀下横纹中。针二寸半。治失精及腰脊阴股疼痛，痔疾。

浮郄扶下方六分，针寸半。治小肠膀胱热，小便不利，大便坚。或云委中上二寸半。

委阳扶下寸六数，在膝腘外廉两筋内委中上寸半。此穴针五分。治小便难，小腹坚，痛引阴中，腰疼脊强，头疼身热，飞尸瘰厥。

殷门扶下六寸长，或云在委中上八寸半，殷门浮郄有此。治腰脊痛不可俯仰，股膝肿痛。

腘中外廉两筋乡，（腘）骨曲脚意也。

委中膝腘约纹里，治脚弱无力，腰膝厥逆，风湿瘰痹。宜出血。

此下三寸寻合阳。治腰膝痛，肠癖，癫疝偏坠。

承筋脚根上七寸，此穴禁针，宜灸。治头痛，鼻衄，转筋，霍乱，腰疼脚挛。

穴在腨肠之中央。（腨，音）善。足肚也。

承山腨下分肉间，手扶桌，足着地，有陷处是穴。治鼻衄，大便结，腰膝肿，脚跟疼，疝气。

外踝七寸上飞阳。治头顶疼，足指不得屈伸，腰痛，疟疾。

附阳外踝上三寸，在筋骨间陷中。治瘰厥，风痹不仁，头痛，四肢不举。

昆仑后根陷中央。外踝骨尖平后溪跟去一寸，太溪相对。治目眩，头腹痛，咳吐，风痛，鼻疾，尸厥。

仆参亦在跟骨下，足跟突骨下折缝中。针三分。治足瘰跟疼，马痫，吐舌见鬼，尸厥。

申脉踝下五分张。阳跷。与照海穴相对，踝前三分。取法：外踝下五分，仍微前三分。治腰背足痛症。

金门申脉下一寸，在外踝下陷中。针三分。治马痫颠疾，尸厥霍乱，脚酸不能立。

京骨外侧骨际量。在足小指大骨下与然谷相对。治目眩鼻疾，脊背头项强痛。

束骨本节后陷中，足小指本节外侧。治肠癖泄泻，痫症，头项强腰疼，目、耳。

足太阳

①乱：原无。据《针灸资生经》卷三补。

通谷节后陷中强。在足小指本节外侧前陷处。治头疼项强，目眩，心痛，鼻疾，积聚。

至阴却在小指侧，去爪甲角一分。此穴专治难产。主头风，鼻塞清涕，耳聋，胁痛。

太阳之穴始周详。

膀胱共六十六穴

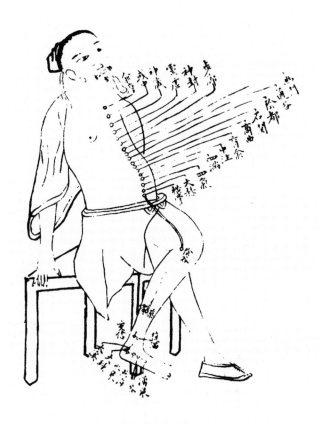

足少阴

足少阴肾经络图（图见左）

足少阴肾经络属内面，从足心涌泉穴而上，为足少阴也

涌泉屈指屈足取，在足掌心中，屈足指缝中是穴。治一切肾家症，鼻血，淋血，疝气，阴痛。

肾经斯处少阴所，只宜针三分。传尸痨可弹针出血，有血则疗，宜先补。兼治风痫。

然谷踝下一寸前，内踝下前来大骨下陷中。治咽喉唾血，呼喘，阴缩，寒疝，足疼。

太溪踝后跟骨上，内踝骨尖后平过去一寸，相对昆仑。治黄疸，肿喉，吐血，疝瘕，咳，疟，牙疼，足冷。

大钟跟后踵中边，在太溪穴下五分。治淋沥，腰脊疼，大便闭，咽喉咳血。

水泉溪下一寸觅，水泉穴在内踝骨下足跟两骨陷中。治月事不调，目䀮不能远视，便淋，阴挺。

照海踝下四分安。内踝骨下。治伤寒闭结，四肢急，久疟，疝，小肠痛，偏风不遂，女子淋沥，喉中闭塞。

复溜踝上前二寸，此穴三阴交下一寸。能起死回生之功。主腰脊痛，目䀮，足痿，肚大浮肿，五淋。

交信踝上二寸联，比阴交穴下一寸微后些。主气淋，泄泻赤白，女子漏血不止。

二穴止隔筋前后，

太阴之后少阴前。

筑宾内踝上腨分，内踝上六寸是穴。治小儿胎疝，不吃乳，颠疾狂言，呕吐。

阴谷膝下曲膝间，岐伯云：曲膝有两缝尖，上缝为曲泉，下缝为阴谷。治重舌，股膝痛，小便黄，小腹疼，妇血漏。

横骨 大赫 四[1]气穴，（横骨）中极旁；禁针；主失精。（大赫）一名阴维，中极关元交界旁；主失精。（气穴）一名子户，关元旁；禁针；灸主子宫久冷等。

四满 中注亦相连。（四满）阴交旁；禁针；主妇恶血。（中注）神阙旁；治小便或热或难，大便坚燥，月事不调。

---

[1] 四：《尊生图要》作"并"，《针灸大成》卷六作"联"，均义长。

各开中行止半寸，四气穴并治赤白带，淋沥败血，两胁痛，冲心疼，腰膝痛，奔豚，疝气，月事不通。

上下相去一寸是，四满穴并治腹中连小腹一切疼，疝症。

上隔肓俞亦一寸，凌汉章先生本作阴交旁。针一寸。

肓俞脐旁五分边。治腹中一切疼痛，大便燥结。

肓俞商曲石关来，（商曲）下脘旁；治积痛。（石关）建里旁；治气结翻胃，子宫恶血作疼。

阴都通谷幽门开，（阴都）中脘旁；治绞刺疼。（通谷）上脘旁；治癖积。（幽门）巨阙旁；治呕噫胸痛，健忘，泄痢。

各开中行半寸侠，

六穴一寸上下裁。

步廊神封灵墟存，（步廊）中庭旁；治胸满咳嗽。（神封）膻中旁；气逆乳痈。（灵墟）玉堂旁二寸；治胸满呕吐。

神藏或中俞府尊，（神藏）紫宫旁；治气逆咳吐。（或中）华盖旁；治胸满咳喘。（俞府）璇玑旁；治气逆胸满，咳嗽呕吐。

各开中行计二寸，

上下寸六六穴同。

俞府璇玑旁二寸，

取之得法有成功。

肾经廿七穴

足少阴

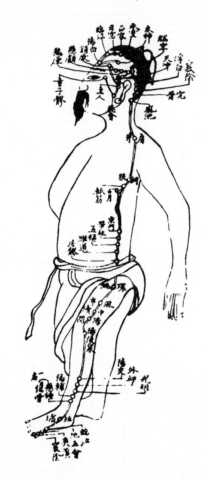

足少阳

足少阳胆经络图（图见左）

足少阳胆经络属外面，从足第四指而上，为足少阳也

一瞳子髎二听会，（瞳子髎）在目尾后五分。针一分，透鱼腰。治赤痛胬肉风泪一切。（听会）在耳珠尖前张口衔尽处。治耳疾一切。

三主人兮颔厌四，（客主人）一名上间，张口有空，在耳珠前一二分仍上一寸；治口眼耳疾。（颔厌）在临泣后五寸；治头晕目眩，耳鸣偏风。

五悬颅兮六悬厘，（悬颅）在太阳鬓发中曲鬓平过前一寸五分；治偏头风，目赤肿。（悬厘）此穴针透客主人；与上穴相离七分半，治羊痫，面肿，热病，上穴同。

第七数兮曲鬓随。在耳上发际肉陷中。针一分，透听会。治暴瘖难言，齿痛颔肿，牙关紧急不开。

八率谷兮九天冲，（率谷）用耳卷向前耳尖尽处；针透丝竹空；治脑疼目肿，醉伤风。（天冲）在耳后上二寸；治头疼牙疼，颠风之症。

十至浮白之穴从，在耳后横量入发际一寸。针五分。治头项痛肿，痛引肩背，齿痛，痰沫中满，喘急，邪风冲背。

十一窍阴亦相继，在耳上动脉有空处，完骨穴上枕骨下。治烦疼如锥，耳聋，口燥，出血，鼻疽痈疽等。

十二完骨一折中。在耳后四分之际约入发际之所。针二分。治项肿面浮，喉痹颊疼，口眼㖞斜，僵仆。

十三本神又自始，在曲差旁一寸半，合神庭旁各二寸。针二分。治头疼，呕吐涎沫及小儿惊痫。

十四阳白二折随，在两眉中量上一寸。治障，翳膜，疼痛，昽昽昏夜无见。

十五临泣目上穴，当两目中间直入发际五分。针三分。治中风不省人事，头眩，鼻塞，目翳，心痛。

十六目窗之穴宜。当面目中直入发际一寸。针三分。治诸阳之热，头目昏眩，齿痛，唇吻流涎。

十七正容十八灵，（正容）在临泣后二寸半；治头目偏痛，牙疼，唇吻急强。（承灵）临泣后三寸半；此穴忌针。

十九脑空廿风池，（脑空）在临泣后量去五寸；治脑风头痛，耳鸣目眩。（风池）在耳后近发际中；治肺风面肿。

依此细心量取之，风池左针透右，风府右针透左。风府主一切风气，头疼脑痛，目眩耳聋，项强口㖞，鼻疾，喘，疟。

胆经头角穴吾知。风池穴兼主肩背伛偻，颠仆，温病，身重汗不出，寒热洒淅。

肩井肩上陷中求，在当肩缺盆上以自小指头按定肩凸骨尖上，取中指第一节下，不宜泻。治五劳七伤。

大骨之前一寸半，肩背疼，头项强，两手不能上头，跌扑损伤，腰股疼，脚气，妇人堕胎，厥逆，瘰疬。

渊腋腋下方三寸，正直量从腋下三寸。治寒热，马刀疡，胸满无力，肩不举。

辄筋期下五分判。横平蔽骨旁七寸五分，平直两乳是穴。治胸胁满，厥逆，喘不能卧，哕噫少食。

期门却是肝经穴，

相去巨阙四寸半，巨阙属任脉。

日月期门下五分，此穴与辄筋相并，日月属腹募。治小肠热，妄言唾涎，四肢不收。

京门监骨下肋绊。在监骨腰间腰中季胁本夹脊，季胁即章门端也。治肩背寒，腰腹痛，肠鸣洞泄。

带脉章门下寸八，与任脉阴交穴相平各开四寸半。治男子七疝偏坠，木肾疼痛，妇赤白带下。

五枢章下四八贯，与任脉水道旁平各开四寸半。治男子寒疝阴缩，女人赤白带下。

维道章下五寸三，章门属肝经，肘尖尽处侧卧取。治呕逆，三焦不调，水肿少食。

居髎章下八寸三。在环跳上一寸半，考《铜人》针八分。治腰下风湿麻痹，肩引胸胁，肘臂疼。

章门缘是肝经穴，

下脘之旁九寸舍，

环跳髀枢宛宛中，在臀上髀枢骨蹲内砚骨下一指，取法大骨尖后一寸。治半身不遂，一切风气。

风市垂手中指尽。须垂手于腿侧，中指尖尽处。治腿脚软弱，行步艰难，一切风气。

膝上五寸中渎论，在外股分肉间陷中。治寒气攻痛，上下不仁。

足少阳

阳关阳陵上三寸，在膝上二寸犊鼻外陷中。治股膝冷痛，风痹不仁。

阳陵膝下一寸从，此穴在膝外辅骨下一寸，阴陵泉相对。治偏风不遂，膝难屈伸，头疼寒热，恍惚。

阳交外踝上七寸。治惊，喉痹，胸满面肿，厥痿不收。

踝上六寸外丘用，在外踝骨上。治痿痹不仁，胸满，颈项痛。

踝上五寸光明穴，在外踝骨上。治痿痹不仁，足热，腰痛膝肿。

踝上四寸阳辅分，在外踝上。治腰胁疼，喉痹，肤肿，百节酸疼。

踝上三寸悬钟在。悬钟一名绝骨。用三指横按踝骨上指旁尽处，相对三阴交。治腹满胃热，五淋湿痹，两腿生疮。

丘墟外踝前陷中，在外踝尖下微前三分，对商丘穴。治目翳，久疟，胸胁痛，足痿，腋肿，疝气。

此去侠溪四寸五，

却是胆经原穴功，

临泣侠溪后寸半，兼治妇人恶露上冲，乳痛心疼，小儿惊痛。治两目红肿，浑身浮肿，脚肿难行，厥逆。

地五会去溪一寸，由第四指岐骨中经络而上。治腋痛，内损吐血，乳痛。

侠溪在指岐骨间，

第四指端窍阴是，去爪甲角一分，针沿皮向后三分，穴在外侧。治痈疽发肿，胆热多睡，宜泻；胆寒不眠，宜补。胁痛头疼，舌强喉痹，四肢不举，转筋耳聋。

此经就是足少阳。

胆经共四十四穴

侠溪一穴，在第四足指与小指歧骨间。治诸危症，并治胸胁痛，转侧难，寒热汗不出，头眩目赤，耳聋，及妇人小腹坚痛，月水不通。

绝骨一穴，能起死回生。扁鹊救虢太子尸厥，刺维会二穴，即绝骨也。

临泣穴，治诸般要病，亦足少阳之要穴。

足少阳

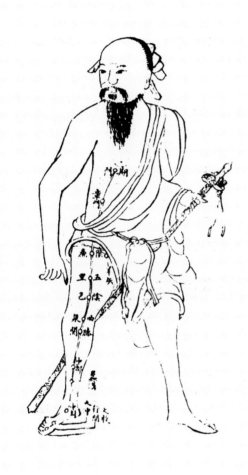

足厥阴

足厥阴肝经络图（图见左）

足厥阴肝经络属内面，从足大拇指而上，为足厥阴也

足大指端名大敦，在指端正中大爪甲如韭叶许。针一分，沿皮。治小肠疝，遗溺，偏坠肿大，尸厥，脚肿，血崩。

大指内侧取行间，大指与次指歧骨间陷中。治白浊寒疝，呕血心疼，厥逆腰痛，目泪口㖞。

太冲本节后二寸，去行间穴二寸平。针五分，向后寸半。治足寒阴肿，行步难移，心疼咽痛，漏血。

踝前一寸曰中封。在内踝骨尖平过前来一寸平。针五分。治偏坠阴肿，寒疝癃闭，腰痛绕脐，湿肿痿。

蠡沟踝上五寸是，在内踝骨上。治卒疝引小腹痛，小便癃闭，赤白淫下。

中都踝上七寸逢，在内踝骨上。治肠癖癫疝，妇人恶露，湿痹不能行立。

膝关犊鼻下二寸，横针二寸，透膝眼。治风痹，膝内痛，不能屈伸，咽喉中痛。

曲泉曲膝横纹尽。治女子血瘕痛，阴肿挺出，男子阴股，膝痛，衄血，喘呼，风痰，失精，四肢不举。

阴包膝上四寸许，在股内廉。针二寸半，蜷足必有槽在陷中。治腰膝肿痛，腿股酸，湿痹不仁。

五里气冲下三寸，阴股中动脉应手处。针二寸半。治四肢怠堕，小肠热闭不溺。

阴廉穴在横纹中，针寸半。主妇人绝产，若未经生育，灸三壮，即有子。

羊矢冲下一寸旁。在腿跨腿折中央。针五分。治便毒恶疮与肿等疾。

气冲却是胃经穴，

鼠蹊之上一寸至，

鼠蹊横骨端尽处，

相去中行四寸至。

<u>章门下脘旁九寸</u>，伸下足屈上足以手中指点到耳坠，下肘尖尽处。

肘尖尽处侧卧取。

<u>期门又在巨阙旁</u>，针二分，向外寸半。经云此穴治胸满血崩，以及伤寒发咳。巨阙乃任脉。

四寸五分无差矣。又法两乳直下四寸二肋端是穴。肚腹膨胀，心疼霍乱，贲豚上下，产后饮食不进。

肝经十四穴

据凌汉章《秘授灵书》注：章门一穴，忌针。误针，肠横而死。宜灸，主治肠鸣翻胃，胁满喘息，腹痛，黄疸，羸弱，口干，厥逆，痞癖，疝气，脊强等症。

考《素》注：针八分。《铜人》：针六分。其《明堂》只灸。其余针灸皆可，甚至百壮。明嘉隆间杨继洲家传此穴，亦针，并有议论，特举出治病款，可证。载于医案。今刻入《针灸大成》。

考鼠鼷一句，初读似乎有穴，复读宛然仍旧有穴。继考凌汉章《秘本》并无鼠鼷之正穴，于阴廉穴发明中曰：阴廉穴，在鼠鼷上一寸。考《大成》刻本，杨氏家传亦无鼠鼷之正穴。此册乃

足厥阴

凌声臣先生秘授外孙宣公，宣公授予，仔细猜详，度其意，句法不求其入韵和平，只求其分寸实用，必是原本无疑。凌汉章先生学问必通彻，故步穴歌皆用韵语，转折定将古法删改而成，不然双林凌氏家传乌得有二法哉？但鼠鼷断不是穴，必是大腿弯尽处用手按捺，肉中宛如卧一肉鼠之状，此处定是鼠鼷也。若刻本《针灸大成》亥豕鲁鱼之讹，宁止千万？每见一寸二寸、大关节处，皆不符合翻刻甚多。恨未能得原板一较对，深以为憾。今余所得凌汉章遗授之秘本，发明治病之道，与《大成》所刻者较之，高乎天壤！此册旁注，即摘录汉章先生之法也，为家传汉声合秘，亦世宝也。

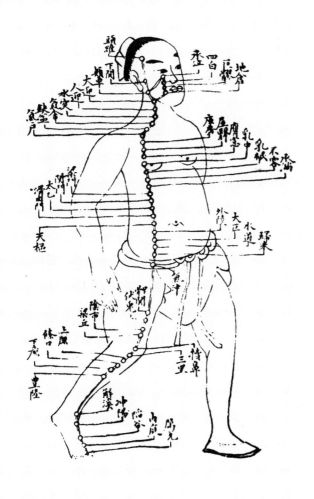

足阳明

足阳明胃经络图（图见左）

足阳明胃经络属外面，从足次指与大拇指歧骨间陷中而上，为足阳明也

足阳明兮胃之经，

头维本神寸半寻。当眉尾入发际五分，沿皮向下透丝竹空。治眉间疼痛，痰饮头风，臉肉攀睛。

下关耳前动脉处，在耳前合口有空下耳门缺处。治耳痛，下牙疼，口眼㖞斜，耳有浓汁。

颊车耳下八分针。在耳坠珠下八分。针三分，透地仓。治口眼㖞斜，齿痛，头肿项强，失音。

承泣目下七分取，此穴禁针灸。

四白目下方一寸。针一分。治头痛目眩，赤白翳。

巨髎鼻孔旁八分，在地仓上五分。治鼻痛，口癖，目泪赤痛痒，生白翳。

地仓夹吻四分临。沿皮透颊车。治眼㖞斜，病左针右，病右针左。吻①，口唇边也。

大迎颔下寸三中，曲颔中骨陷处。针一分，沿皮透颊车。治口噤，齿痛头疼，瘰疬颔肿，面浮，目不明。

人迎喉旁寸五真。在颈上大脉中央。针一分，沿皮向下。治五脏虚损气弱，宜补莫泻。

水突筋前迎下在，在人迎穴下气舍穴上。治咽喉痛，呼吸喘急，咳逆。

气舍突下穴相亲。在天突穴旁寸半。针一分，沿皮。治咳逆，咽喉项强，肩肿，瘿瘤。

缺盆舍下横骨肉，在肩上横骨当陷中。针三分。治瘰疬、喉痹、咳嗽等症。

各去中行寸半明。

气户璇玑旁四寸，在乳上六寸四分。治胸胁气满，喘逆，咽喉乳痛。璇玑属任脉。

---

① 吻：原作"佛"，据《经络考略》改。

至乳六寸又四分。

库房 屋翳 膺窗近，（库房）乳上四寸八分；治胸膈咳吐。（屋翳）乳上三寸二分；治皮肿痛逆。（膺窗）乳上一寸六分，治胸逆痛肿。

膻中正对乳中心。膻中属任脉。乳上细微，刺一分，禁灸。考《素》注：治乳疬初起，乳岩不治。

次有乳根出乳下，在乳下一寸六分。针一分，沿皮向后寸半。治胸痛哮喘，痰嗽，乳痛寒热。

其中相去寸六分。

但去中行四寸程，

以前穴道与君臣。

不容巨阙旁三寸，巨阙，任脉。脐上六寸五分。治腹癖，痰如刺，胸胁背相引，膨胀。

却近幽门寸五新。幽门属肾经。

其下承满至梁门，（承满）脐上上脘旁三寸；治胁痛肠鸣吐血。（梁门）脐上中脘旁三寸；治不思饮食，大便滑。

关门 太乙 滑肉门。（关门）建里旁；治腹痛痛疼。（太乙）下脘旁，（滑肉门）水分旁；二穴并治癫痫极效。

上下一寸无多少，

共去中行三寸中。

天枢脐旁二寸间，针五分，灸七壮。治冷气绕脐疼，吐血，痛疾，妇血结块一切症。

枢下一寸外陵安。脐下阴交旁二寸。针三分。治腹痛心悬，下引小腹。

枢下二寸大巨穴，脐下石门穴旁二寸。针三分。治小腹疼，小便难及偏枯，四肢不举。

枢下四寸水道观。脐下中极旁二寸。针三分。治三焦热，大小便难，小腹胀，阴中痛，腰背强。

枢下六寸归来好，针五分，任脉各开二寸。治奔豚，阴疝，阴囊缩，妇人血脏精冷。

共去中行二寸边。

气冲鼠蹊上一寸，脐中量下八寸再各开二寸。禁针。灸治阴中痛，阴痿，淋闭，气疝，妇月水不通。

曲骨之旁二寸专。

髀关膝上量七寸，在伏兔后交分中一寸许。针五分。治黄疸，痿痹，腿股麻木不仁。

伏兔膝上六寸强。上有肉起如兔之状，目以此名。针五分。治腰胯疼痛，麻痹不仁。

阴市膝上方三寸，在膝盖骨上三寸。针五分，禁灸。治两膝冷，寒疝，小腹疼，腰痛，鹤膝风。

梁丘二寸得其场。梁丘又名膑骨，四穴。在膝上二寸仍各开五分。针五分。治筋挛，膝不得屈伸。

膝膑骭下寻犊鼻，夹解大筋陷中，形如牛鼻，故名。治膝中痛，不仁，患痛溃者不可治。

膝眼两穴分两旁。治鹤膝风，膝中寒湿，风痹一切症。

膝下三寸三里求，以手大指与膝头齐跨下中指尽。治五劳七伤，翻胃气膈，肠鸣，心腹疼，痞，臌，咳痰血，足酸痿症。

里下三寸上廉地，两筋骨罅中。主手足偏风，小便难[1]。

条口上廉下一寸，治寒酸痛痿，湿痹不能久立。

下廉膝下八寸记。治胸胁小腹疼，泻脓，小便赤，湿注，女子乳疳。

膝下九寸丰隆系，取法以膝骨尽处量至脚腕，两折当中。治头痛寒热，大小便难，胸痛如刺，两足。

却是踝上八寸量。浮肿，少食，厥逆，喉闭，哮喘气急，痰壅，脚弱，惊狂见鬼，浑身生疮，宜出血。

比那下廉外边缀，

解溪去庭六寸半。在足腕上系鞋带正面弯中。针五分。治齿痛，脚气，头目疾，痛症，腹大，身生疮。

冲阳庭后五寸换，针三分。治面浮肿，足痿，腹大少食，偏风，口眼㖞斜。

----

[1] 难：此下原有"治寒酸痛痿，湿痹不能久立"十一字，与下文条口穴主治证同，衍文，据理删。

陷谷庭后二寸间。在次指大指歧骨间后二寸。针五分。治胸胁满，腹疼，面目肿，水病痛肿，足背疼。

内庭次指外间现，在大指二指歧骨间陷中。治四肢厥逆，齿痛腹胀，久肿，十般蛊胀。

厉兑大指次指端，在足次指端去爪甲一分。针一分，沿皮向后。治黄齿，咽喉，尸厥，口禁，气欲绝状，面肿。

去甲如韭胃井判。

胃经四十七穴

考膝眼二穴，乃窦太师不入经络穴，另有三十二穴总名歌诀治法之秘。

足阳明

督脉

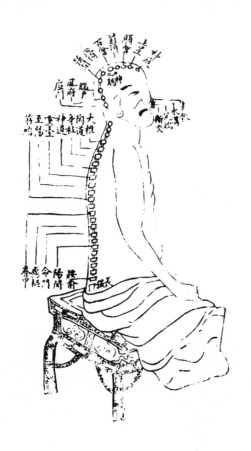

附督脉经络之图

督脉

附督脉经络之图（图见左）

督脉经络属背面。又曰奇经八脉，任、冲、督三脉皆起于会阴之间，一原而三歧，异名而同体。出《灵枢》经。

督脉龈交唇内乡，在唇内齿上龈缝间。针一分出血。治鼻中诸疾，口眼㖞斜，牙痈，疮癣。

兑端正在唇端央。在开口唇珠上。针一分。治唇吻反，齿痛，颠狂，吐涎，衄血。

水沟鼻下沟内索，一名人中。在鼻下五分。针三分。治消渴，鼻塞，痫症，水蛊，身面浮肿，口眼歪。

素髎宜向鼻端详。在鼻柱尖上。针一分。治鼻疮，赤鼻，内生息肉等症。

头形壮高面南下，

先以前后发际量。

分为一尺有二寸，

发上五分神庭当。在眉中从鼻柱量入发际五分。忌针灸。主癫痫，羊鸣痫，头疼目鼻。

发上一寸上星位，以手中指尖量至掌后横纹止，从鼻尖起至项。治鼻塞脑漏，眼痛泪流，头风面肿。

囟会星上一寸强。此穴禁针。灸治诸般头风，鼻塞目眩，面肿惊痫。

上至前顶一寸半，针一分，向外五分。治头风鼻痔，鼻塞，小儿风痫面肿。

寸半百会居中央。以竹环量两耳尖两折当中。针二分。治中风，头风癫痫，鼻疾，脱肛，小儿惊风夜啼。

神聪百会四面取，百会穴四面取。治中风，头风，风痫羊鸣，鼻塞，目泪，耳疾。

各开一寸风病主，

会后寸半即后顶，在枕骨上。针一分。治额颅巅顶疼，头目昏眩，呕吐。

会后三寸强间明。前眉间量至项后发际摺断当中。治头疼如锥刺，眩晕如旋舟车，痫症。

会后脑户四寸半，此穴禁针，灸亦宜忌之。考《明堂》针三分，《素》注针四分，《铜人》忌灸，皆不合。

会后六寸风府行，针三分，不宜深，禁灸。头中百病并治。治头痛项急，不得四顾，鼻衄咽喉，偏风。

发上五分哑门在，治阳气热盛，头痛项强，舌缓难言。

神庭至此十穴真。

自此项骨下脊骶，

分为二十有四椎。

大椎上有项骨在，大椎一名百劳穴。取法以平肩为准。

约有三椎莫算之，

尾有长强亦不算，

中间寸一可排之。

大椎大骨为第一，治五劳七伤，遍身发热，疟疾，背膊拘急，颈强，呕吐咳逆。

二椎节内陶道为。治头重目眩，寒热洒渐，脊强项急。

第三椎间身柱穴，治武痫，怒欲杀人，恍惚见鬼，胁下臭。

第五神道不须疑。此穴禁针，灸七壮。治腰脊强，恍惚健忘，疟，喘，头痛目疼。

第六灵台至阳七，（灵台）此穴禁针，宜灸。治热病，温疟无汗。（至阳）治寒热颈酸，黄疸湿郁肿。

第九之穴筋缩思。治五痫惊狂，虚劳寒热，四肢拘挛。

第十之椎是中枢，中枢并非是穴，虽有名，禁针。

督脉

十一脊中当背脊，治癫痫，黄疸，腹满，痔疾，脱肛。

十三椎下悬枢宜。治胸疼，腹积下痢，腰背强，屈难伸。

十四命门肾俞并，（命门）与脐平。治头疼如破，身热如火，酒色劳伤，肠风下血。肾俞属膀胱。

十六阳关自此知。治颈痹不仁，脊臀强痛。

二十一节腰俞脊，治腰髋骨痛，脊强不得转侧，疟症。

尾骨端间长强随。

督脉廿八穴

长强一穴，治心痛气短，肠风下血，五痔，疳蚀，惊痫多吐，脊强失精，目视不明及头重症。并小儿脱肛，泻血俱效。

任脉

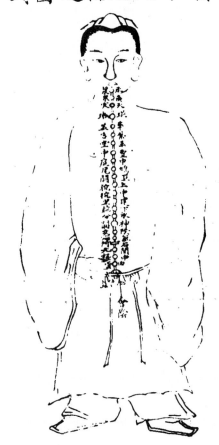

任脉

附任脉经络之图式（图见左）

任脉经络属正面，一名奇经八脉。任脉、冲脉、督脉、带脉、阳跷、阴跷、阳维、阴维，谓之奇经八脉

任脉<u>会阴</u>两阴间，此穴在大便前小便后。禁针，宜灸。治阴中挺出，妇女经不通，大小便不利。

<u>曲骨</u>毛际陷中安。在玉茎根上五分。针一寸。治男子小肠疝，偏坠肿，女子赤白带淫。

<u>中极</u>脐下四寸取，治小便闭，淋痛溺浊，奔豚疝气，妇人小腹坚血结成块，赤白带淫，恶露，腹疼，厥逆。

<u>关元</u>脐下三寸连。治胁胀脐痛，赤白淋浊，瘀血成块，身热头疼，妇人赤白带淫，产后恶露不绝。

脐下二寸名<u>石门</u>，孕妇忌针。治妇人恶露不止结成痞，小腹疼，大小便疾。

脐下寸半气海真。治一切冷气冲心，奔豚，疝攻连腰胯、小腹，男子阳痿频数，女子血气不和，痞疾。

脐下一寸<u>阴交穴</u>，治小便赤，气刺痛，积块状如覆杯，及妇人无子，崩漏，带、经不调，恶露，冷痛。

脐之中央即<u>神阙</u>。此穴禁针，灸百壮，可治中风。治腹大泻痢，水肿，脐痛肠鸣，下焦寒。

脐上一寸为<u>水分</u>，禁针。灸主胃坚，腹疼冲胸，四肢皮痛，水肿，五疸。

脐上二寸<u>下脘</u>列。针八分。主痰内血丝，脾胃不调，腹痛癖块，面目浮肿，五疸羸瘦，饮食减，小便难。

脐上三寸名<u>建里</u>，禁灸。治腹痛唇青，吐泻，胸膈胀，邪气上冲。针五分。

脐上四寸<u>中脘</u>许。肺胃大仓即此穴。针八分。治翻胃，中满腹胀，五积六聚，面色痿黄。

脐上五寸<u>上脘</u>在，针五分。治霍乱，风痫，伏梁，心痛，奔豚气胀，不嗜食，黄疸，虚劳，吐血。

<u>巨阙</u>脐上六寸五。针五分。治痰饮风颠，霍乱，厥逆，腹胀暴痛，九种心疼，子上冲心，针之立下。

<u>鸠尾</u>蔽骨下五分，在脐上七寸。针三分，禁深刺。治心痛颠狂，喉痹咽肿，水谷不进。

中庭膻下寸六取。考《铜人》针三分。治心胸胀满，两胁疼，呕吐，水谷不化。

膻中却在乳中间，此穴禁针，灸七壮。治肺喘，咳嗽脓血，胸塞，肺痈，食不下。

膻上寸六玉堂主。针三分。治胸满喘急，膺骨痛，痰饮厥逆。

膻上紫宫三寸二，针三分。治膺骨痛，痰饮厥逆，胸胁满。

膻上华盖四八举。针一分，沿皮向上三分。治胸胁满，膈逆，气喘不能言，饮食减。

膻上璇玑五寸八，针二分。治胸膈满痛，咽肿咳嗽，日夜难眠，厥逆。

玑上一寸天突起。针须斜向下入五分或七分。治咽喉诸症，哮喘，咳嗽脓血，肺痈，

天突结喉下一寸，并治头项痛引于肩。

廉泉颔下骨尖是。在下颔骨尖下。针一分，向上三分。治舌下肿痛，舌根缩，口噤，呕吐饮食难。

承浆颐前唇棱下，在唇下宛宛中。针二分。治偏头风，面肿目眩，满口生疮，遗溺齿痈。

任脉中行宜细详。

任脉廿四穴

关元穴，考《明堂》：妊妇忌针，若针必落胎。然胎如不出，须针外昆仑立出。

任脉

内丹诀云

任督二脉为一身阴阳之海，五气以此为机会，而龈交一穴在唇齿上缝，为任督二脉之会，一身之要，世人罕知之。至人漱炼，惟服此药。《仙经》云：一物生五彩，永作仙篆言。其备五行之英华，总二脉之交会，自古真秘此一穴，在于口，不传文字。

禁针歌

禁针穴道要先明，

脑户囟会及神庭，（脑户）会后四寸五分；（囟会）发际上二寸；（神庭）发际上五分。

络却玉枕角孙穴，（络却）属膀胱，在头；（玉枕）同经络，在头；（角孙）属三焦，在耳廓上。

颅囟承泣随承灵；（颅囟）属三焦，在耳后；（承泣）属胃经，在眼下；（承灵）属胆经，在头。

神道灵台膻中忌，（神道）背上第五椎；（灵台）背脊六椎；（膻中）属任脉，在心上两乳中。

水分神阙并会阴，（水分）脐上一寸；（神阙）脐中央；（会阴）在小便后大便前。

横骨气冲手五里，（横骨）属肾经，在小腹；（气冲）属胃经，在小腹；（五里）在肘内上三寸。

箕门承筋并青灵。（箕门）在大腿内鱼腹即大腿内股；（承筋）在腨肚中；（青灵）在肘内面上三寸，心经。

更加臂上三阳络，腕后四寸，属三焦。

二十二穴不宜针，

孕妇不宜针合谷，在虎口纹止。

三阴交内亦通论；内踝上三寸。

石门针灸应须忌，脐下二寸。

女子终身无妊娠，

外有云门并鸠尾，（云门）在胁下；（鸠尾）属任脉，在心。

鉄盆客主人莫深　肩井深時人悶倒　三里急補人還平

禁灸歌

禁灸之六四十五　承光痙門及風府　天柱素髎臨泣上

晴明攢竹迎香數　禾窌顴髎絲竹空　頭維下關與脊中

府貞心俞白環俞　天牖人迎共乳中　周榮淵液並鳩尾

腹哀少商魚際位　經渠天府及中冲　陽關陽池地五會

缺盆客主人莫深。（缺盆）在琵琶骱下；（客主人）在耳前张口有空。

肩井深时人闷倒，肩中陷处之中。

三里急补人还平。考宜用足三里，以手大指与膝头齐，跨下中指尽。

禁灸歌

禁灸之穴四十五，

承光哑门及风府，

天柱素髎临泣上，

晴明攒竹迎香数。

禾髎颧髎丝竹空，

头维下关与脊中，

肩贞心俞白环俞，

天牖人迎共乳中。

周荣渊腋并鸠尾，

腹哀少商鱼际位，

经渠天府及中冲，

阳关阳池地五会。

隐白漏谷阴陵泉，
条口犊鼻兼阴市，
伏兔髀关委中穴，
殷门申脉承扶忌。

《内经》补泻

黄帝、岐伯反复问答，理深渊奥。本为指点后学，明白晓畅。极至后世纷纷测度，终未能得先贤妙道归根。曰：往者为逆，来者为顺；迎而夺之为泻，随而济之为补。又令左属右，其气故止，外门已闭，曰补。余沉静思之，乃与双林凌氏正相反。

《难经》补泻 乃秦越人撰

知为针者，信其左；不知为针者，信其右。推而内之是为补，动而申之是为泻。信其左，宜先以左手爪掐穴，补泻之法，亦遵《内经》，随而济之，迎而夺之而已矣。

《神应经》补泻

宏纲陈氏曰：取穴既正，左手大指掐其穴，右手持针置穴，迟迟而入。或问曰：何以为泻？用右手大指与食指持针，以大指向前，食指向后，以针头轻提左转为泻。此乃针患病人左边之泻法。如针右边，以左手大指与食指持针，以大指向前，食指向后，轻提针头向右转，此乃针右边泻法。

凡人有疾，皆邪气所凑。病者虽弱，不可专补。宜先泻其邪，后补真气。此先师不传之秘。泻之既毕，却用补法，如针左边，捻针头转向右边，以我之右手大指与食指持针，以食指向前，大指向后，为补；如针右边，捻针头转向左边，以我之左手大指与食指持针，以食指向前，大指向后，为补。其泻，须摇大其穴出针，令其自泄气。如补法，出针宜急扪其穴。此法与宣公口传相合。

补泻之道，后世胡思乱猜，纷纷聚讼，未能归一。或有以从天道逆行，为先天之法，乾一兑二，如是而转度。先贤迎随之法，又或有以先贤遗制经盘而度之，曰：从子向午为顺，从午向子为逆，以为参破天机，欲合《素问》之道，分出周身无数之阴阳，令人望洋而叹。抑知无益于道。谢听梧曰：任其离奇玄妙，只取效验为真。《神应经》补泻与双林派口传正相合，余从先生临症以来，患者遵是法补泻，无不效验如神。此乃至秘也，凡后学毋为他书所惑。

江上外史考正谨述

清抄本

[清] 佚名氏 抄录　王旭东 校订

治病要穴

　　《治病要穴》不分卷，乃清代佚名者抄录。内容为抄录自《针灸大成》的针灸要穴。大致可分为三部分：其一，经穴中井、荥、俞、原、经、合摘要。包括"井荥俞原经合歌"（出《针经指南》，原名"释流注十二经络所属法"），"井荥俞原经合横图"（出《针灸聚英》），《针灸大成》卷五为"井荥俞原经合横图"所加的注释）。抄录者别出心裁，将这些内容用碑文形式拼凑在一张图上，形似一通碑刻。其二，"治病要穴"（出自《医学入门·内集》卷一）。其三，出自《针灸大成》的"看病取穴"、出自《类经图翼》的"十二经脏腑图""十二经脏腑表里图""十二经穴歌"，以及十四经穴图（共八幅）。全书所辑简明实用，可作为针灸临床检索之便捷手本。现以国家图书馆所藏抄本影印录出。

井木　市莆
荥火　魚際
俞土　太淵
经金　經渠
合水　尺澤

井金　商陽
荥水　二間
俞木　三間
原　　合谷
經火　陽谿
合土　曲池

脾　隱白　心　少衝
　　大都　　　少府
　　太白　　　神門
　　商丘　　　靈道
　　陰陵泉　　少海

胃　厲兌　小腸　少澤
　　內庭　　　　前谷
　　陷谷　　　　後谿
　　衝陽　　　　腕骨
　　解谿　　　　陽谷
　　三里　　　　小海

腎　湧泉　膀胱　至陰
　　然谷　　　　通谷
　　太谿　　　　束骨
　　復溜　　　　京骨
　　陰谷　　　　委中

包絡　中衝　三焦　關衝
　　勞宮　　　　液門
　　大陵　　　　中渚
　　間使　　　　陽池
　　曲澤　　　　支溝
　　　　　　　　天井

肝　大敦　膽　竅陰
　行間　　　俠谿
　太衝　　　臨泣
　中封　　　丘墟
　曲泉　　　陽輔
　　　　　　陽陵泉

井荥俞原经合①

少商鱼际与太渊，经渠尺泽肺相连，商阳二三间合谷，阳溪曲池大肠牵。

隐白大都太白脾，商丘阴陵泉要知，厉兑内庭陷谷胃，冲阳解溪三里随。

少冲少府属于心，神门灵道少海寻，少泽前谷后溪腕，阳谷小海小肠经。

涌泉然谷与太溪，复溜阴谷肾所宜，至阴通谷束京骨，昆仑委中膀胱知。

中冲劳宫心包络，大陵间使传曲泽，关冲液门中渚焦，阳池支沟天井索。

大敦行间太冲看，中封曲泉属于肝，窍阴侠溪临泣胆，丘墟阳辅阳陵泉。

井荥俞原经合横图②

合土	经火	原	俞木	荥水	井金		合水	经金	俞土	荥火	井木	
曲池	阳溪	合谷	三间	二间	商阳	大肠	尺泽	经渠	太渊	鱼际	少商	肺
三里	解溪	冲阳	陷谷	内庭	厉兑	胃	阴陵泉	商丘	太白	大都	隐白	脾
小海	阳谷	腕骨	后溪	前谷	少泽	小肠	少海	灵道	神门	少府	少冲	心
委中	昆仑	京骨	束骨	通谷	至阴	膀胱	阴谷	复溜	太溪	然谷	涌泉	肾
天井	支沟	阳池	中渚	液门	关冲	三焦	曲泽	间使	大陵	劳宫	中冲	心包络
阳陵泉	阳辅	丘墟	临泣	侠溪	窍阴	胆	曲泉	中封	太冲	行间	大敦	肝
所入	所行	所过	所注	所溜	所出		冬刺	秋刺	季夏刺	夏刺	春刺	

岐伯曰③：春刺井者，邪在肝。夏刺荥者，邪在心。季夏刺俞者，邪在脾。秋刺经者，邪在肺。冬刺合者，邪在肾，故也。帝曰：五脏而系于四时，何以知之？岐伯曰：五脏一病，辄有五验，假如肝病，色青者肝也，臊臭者肝也，喜酸者肝也，喜呼者肝也，喜泣者肝也。其病众多，不可尽言也。四脏有验，并系于四时者也。针之要妙，在于秋毫。四明陈氏曰：春气在毛，夏气在皮，秋气在分肉，冬气在骨髓，是浅深之应也。

项氏曰④：所出为井，井象水之泉。所溜为荥，荥象水之陂。所注为俞，俞象水之窬。所行为经，经象水之流。所入为合，合象水之归。皆取水义也。又曰：春刺井，井者东方春也，万物之始生，故言井。冬刺合，合者北方冬也，阳气入藏，故言合。举始终而言，荥、俞、经在其中矣。又曰：诸井肌肉浅薄，泻井当泻荥。滑氏曰：补井当补合。⑤

---

①井荥俞原经合：这部分文字见于图中右侧部分。
②井荥俞原经合横图：见于图之中部。
③岐伯曰：本段文字见于图中下部。
④项氏曰：本段文字见于图中左侧。项氏，据《难经本义·引用诸家姓名》"项氏－平菴先生"，列于苏轼、朱熹等宋人之列，可知此项氏乃南宋湖北江陵人项安世，学者称平菴先生。长于易学。累官秘书正字、校书郎、户部员外郎、湖广总领等。因抗金有功，官至京西湖北宣抚使、太府卿等。
⑤荥、俞、经……补井当补合：此段文字漫漶，据《针灸大成》卷五补录。

治病要穴

針灸穴治不同但頭面諸陽之會胸膈二火之地不宜多灸背腹陰虛有火者亦

不宜灸惟四肢穴最妙凡上體及當骨處針入淺而灸宜少凡下體及肉厚處針可入深灸多

無害前經絡註素問未載針灸分寸者以此惟之

頭部

百會　主諸風中風等症及頭風癲狂失病脫肛

上星　主鼻淵鼻塞息肉及頭風目疾

神庭　主風癇年癲灸病大腸氣泄兒急慢驚風癇症夜啼百疾

通天　主鼻痔左鼻灸右右鼻灸左左右鼻灸鼻中去一塊如朽骨鼻氣自癒

顖會　主頭風目眩

翳風　主耳聾及瘰癧

攢竹　主傷酒嘔吐痰眩

風池　主肺中風偏正頭風

頰車　主落架風

治病要穴

针灸穴治不①同，但头面诸阳之会，胸膈二火之地，不宜多灸。背腹阴虚有火者，亦不宜灸，惟四肢穴最妙。凡上体及当骨处，针入浅而灸宜少；凡下体及肉厚处，针可入深，灸多无害。前经络注《素问》未载针灸分寸者，以此推之。

头部

百会 主诸风中风②等症，及头风癫狂，鼻病，脱肛，久病大肠气泄，小儿急慢惊风，痫症，夜啼，百病。

上星 主鼻渊，鼻塞，息肉及头风目疾。

神庭 主风痫，羊癫。

通天 主鼻痔。左臭灸右，右臭灸左；左右臭，左右灸，鼻中去一块如朽骨，臭③气自愈。

脑空 主头风，目眩。

翳风 主耳聋及瘰疬。

率谷 主伤酒呕吐，痰眩。

风池 主肺中风，偏正头风。

颊车 主落架风。

---

① 不：《医学入门》卷一作"大"。
② 风：《医学入门》卷一无此字。
③ 臭：原作"鼻"，据《医学入门》卷一改。

腹部

膻中　主哮喘肺癰咳嗽瘿氣

上脘　主心痛伏梁奔豚

中脘　主瞳下厥氣動復堅硬胃脹羸瘦腹痛六癥氣翻胃寒熱不轉化不嗜食小便赤痞塊連臍上厥氣動胃翻

關元　主諸虛積及老人泄瀉遺精白濁令人生子

神闕　立百病及老人虛人泄瀉如神大治水腫鼓脹腸鳴卒死產後腹脹小便不通小兒脫肛

中極　主婦人五元冷虛損月事不調赤白帶灸三遍

章門　主痞塊多灸左邊腎積灸兩邊　令生子

日月　主嘔宿汁吞酸

帶脈　主疝氣偏墜水腎婦人帶下

巨闕　主九種心痛痰飲吐水腹痛息賁

中脘　主傷者及內傷脾胃心脾痛癰疾暈霍亂蕃胃能引胃中生氣上行

水分　主鼓脹遶臍堅滿不食分利水道止泄

氣海　多灸能令人生子主一切氣疾陰症痼冷及風寒暑濕水腫心腹鼓脹腸痛諸癥瘕癥小兒頹不合丹溪治痢昏仆上視瀉注汗泄脈大得之酒毒發此後腹人參膏而愈

天樞　主風寒暑濕水腫心腹鼓脹腸痛諸癥瘕瘕

乳根　主膺腫乳癰小兒龜胸

大赫　主遺精

腹部

膻中　主哮喘，肺痈，咳嗽，瘿气。

巨阙　主九种心痛，痰饮吐水，腹痛，息贲。

上脘　主心痛，伏梁，贲豚。

中脘　主伤暑[1]及内伤脾胃，心脾痛，疟疾，痰晕，痞满，翻胃；能引胃中生气上行。

下脘　主脐下厥气，动履坚硬，胃胀羸瘦，腹痛，六腑气寒，谷不转化，不嗜食，小便赤，痞块，连脐上厥，气动翻胃。

水分　主鼓胀绕脐，坚满不食，分利水道，止泄。

神阙　主百病及老人、虚人泄泻如神。又治水肿鼓胀，肠鸣卒死，产后腹胀，小便不通，小儿脱肛。

气海　多灸能令人生子。主一切气疾，阴症痼冷及风寒暑湿，水肿，心腹鼓胀，胁痛，诸虚癥瘕，小儿囟不合。丹溪治痫，昏仆上视，溲注汗泄，脉大，得之酒色，灸此后，服人参膏而愈。

关元　主诸虚肾[2]积及虚，老人泄泻，遗精白浊，令人生子。

中极　主妇人下元虚[3]冷，虚损，月事不调，赤白带下。灸三遍，令生子。

天枢　主内伤脾胃，赤白痢疾，脾泄及脐腹胀，癥瘕。

章门　主痞块，多灸左边。肾积，灸两边。

乳根　主膺肿，乳痛，小儿龟胸。

日月　主呕宿汁，吞酸。

大赫　主遗精。

带脉　主疝气偏坠，水肾，妇人带下。

---

①暑：原作"者"，据《医学入门》卷一改。
②肾：原无，据《医学入门》卷一补。
③虚：原无，据《医学入门》卷一补。

背部

大杼　主遍身發熱膽癊癃欬喇

至陽　主五疸痞滿

風門　主易感寒與欬喇痰血鼻衄一切鼻病

膈俞　主胸脇心痛痰癊瘧癬一切血疾

長強　主痔漏

睥俞　主內傷脾胃吐泄瘧痢喘急黃疸食癥

胃俞　主黃疸食畢頭肱瘧疾善飢不能食

小腸俞　主便血下痢便黃赤

膀胱俞　主腰脊強便難腹痛
　　　　吐血小兒慢脾風
　　　　五臟俞　正五臟瘧灸

神道　主背上怯怯之氣

命門　主老人腎虛腰疼及諸痔脫肛腸風下血

肺俞　主內傷怒咳喇吐血肺癊肺痿小兒龜背

肝俞　主吐血目睛寒疝

膽俞　主腸滿乾嘔驚怕轉臥不安酒疸目黃面發黃斑

三焦俞　主脹滿積塊痢疾

腎俞　主諸虛令人有子及耳聾吐血腰痛女勞疸
　　　婦人赤白帶下

大腸俞　主腰脊痛大小便難或泄痢

譩譆　主諸瘧灸火癊眼暗

背部

大杼　主遍身发热，胆疟咳嗽。

神道　主背上怯怯乏气。

至阳　主五疸痞满。

命门　主老人肾虚腰疼及诸痔脱肛，肠风下血。

风门　主易感风寒，咳嗽痰血，鼻衄，一切鼻病。

肺俞　主内伤外感，咳嗽吐血，肺痈，肺痿，小儿龟背。

膈俞　主胸胁心痛，痰疟痃癖，一切血疾。

肝俞　主吐血，目暗，寒疝。

长强　主痔漏。

胆俞　主胁满，干呕，惊怕，睡卧不安，酒疸目黄，面发赤斑。

脾俞　主内伤脾胃，吐泄，疟，痢，喘急，黄疸，食癥，吐血，小儿慢脾风。

三焦俞　主胀满积块，痢疾。

胃俞　主黄疸，食毕头眩，疟疾，善饥不能食。

肾俞　主诸虚，令人有子，及耳聋，吐血，腰痛，女劳疸，妇人赤白带下。

小肠俞　主便血下痢，小^①便黄赤。

大肠俞　主腰脊痛，大小便难，或泄痢。

膀胱俞　主腰脊强，便难，腹痛。凡五脏疟，灸五脏俞。

噫嘻　主诸疟，久疟眼暗。

---

① 小：原无，据《医学入门》卷一补。

意舍　主脇滿嘔噦

　　手部

曲池　主中風手攣筋急痹風癮疾先寒後熱

肩髃　主癱疾肩腫手攣

合谷　主中風破傷風痹風筋急疼痛諸發頭病
　　　水腫難產小兒急驚風

二間　主牙疾眼疾

陽谷　主頭面手膊諸疾及痔痛陰痿

後谿　主癲疾癲癇

間使　主脾寒症九種心痛脾疼瘧疾口渴如癥瘕
　　　久不愈惠左灸右惠右灸左

內關　主氣塊及脇痛勞熱瘧疾心胸痛

肩井　主肘臂不舉撲傷

手三里　主偏風下牙疼

三間　主下牙疼

支正　主七情氣嗽肘臂十指皆攣及消渴

腕骨　主頭面臂腕五指諸疾

少澤　主鼻衄不止婦人乳腫

大陵　主嘔血瘧

勞宮　主痰火胸痛小兒口瘡及鵞掌風

意舍　主胁满呕吐。

手部

曲池　主中风，手挛筋急，痹风，疟疾，先寒后热。

肩井　主肘臂不举，扑伤。

肩髃　主瘫痪，肩肿，手挛。

手三里　主偏风，下牙疼。

合谷　主中风，破伤风，痹风，筋急疼痛，诸般头病，水肿，难产，小儿急惊风。

三间　主下牙疼。

二间　主牙疾，眼疾。

支正　主七情气郁，肘臂十指皆挛及消渴。

阳谷　主头面、手膊诸疾及痔痛，阴痿。

腕骨　主头面、臂腕、五指诸疾。

后溪　主疟疾，癫痫。

少泽　主鼻衄不止，妇人乳肿。

间使　主脾寒症，九种心痛，脾疼，疟疾，口渴。如瘰疬久不愈，患左灸右，患右灸左。

大陵　主呕血，疟。

内关　主气块及胁痛，劳热，疟疾，心胸痛。

劳宫　主痰火胸痛，小儿口疮及鹅掌风。

中渚 主手足麻木戰掉踡攣肩臂背連背疼痛手背癰毒

少衝 主心虛膽寒怔忡癲狂

神門 主驚悸怔忡呆癡卒中鬼邪恍惚振掉小兒驚癇

少商 主雙蛾風喉痹

刾厥 主咳嗽風痰偏正頭風单偏風下牙疼

足部

環跳 主中風濕股膝攣手痛腰痛

陽陵泉 主冷痹偏風霍亂轉筋

風市 主中風腿膝無力腳氣渾身搔痒麻痹

懸鍾 主胃熱腹脹脇痛腳氣腳膝濕痹渾身搔痒腳疼

豐隆 主痰暈嘔吐哮喘

委中 治同環跳症

飛陽 主行步如飛

足三里 主中風中濕諸虛耳聾上牙疼痹風水腫心腹鼓脹膈噎哮喘寒濕腳氣上牙下部疾患不治

僕參 主足腿紅腫齒痛

內庭 主唐瘡滿惡左患右灸右患左灸覺腹響是效及婦人食蠱行經頭暈小腹痛

承山 主痔漏轉筋

金門 主癲痫

中渚　主手足麻木，战战蜷挛，肩臂连背疼痛，手背痈毒。

神门　主惊悸怔忡，呆痴，卒中鬼邪，恍惚振禁，小儿惊痫。

少冲　主心虚胆寒，怔忡癫狂。

少商　主双蛾风，喉痹。

列缺　主咳嗽风痰，偏正头风，单蛾风，下牙疼。

足部

环跳　主中风湿，股膝挛痛，腰痛。

风市　主中风，腿膝无力，脚气，浑身瘙痒，麻痹。

阳陵泉　主冷痹偏风，霍乱转筋。

悬钟　主胃热腹胀，胁痛，脚气，脚胫湿痹，浑身瘙痒，趾疼。

足三里　主中风中湿，诸虚耳聋，上牙疼，痹风，水肿，心腹鼓胀，噎膈哮喘，寒湿脚气。上、中、下部疾，无所不治。

丰隆　主痰晕，呕吐，哮喘。

内庭　主痞满。患右灸左，患左灸右，觉腹响是效。及妇人食蛊，行经头晕，小腹痛。

委中　治同环跳症。

承山　主痔漏转筋。

飞扬　主行步如飞。

金门　主癫痫。

昆仑　主足腿红肿，齿痛。

申脉　主昼發痙足腫牙疼

陰陵泉　主腸腹脹滿中下部疾皆治

太衝　主腫滿行步艱難霍亂手足轉筋

大敦　主諸疝陰囊腫睡䯏破傷風小兒急慢驚風
等症

築賓　主氣疝

太谿　主消渴房勞不稱心意婦人水蠱

涌泉　主足心熱疝氣奔脉血淋氣痛

　　育部取穴

靈樞雜症論人身上部病取于陽明經中部病取足太陰經下部病取足厥陰經前膺病取足陽明經後背病取足太陽經取經者取經中之穴也一病可用二三穴

血海　主一切血疾及諸瘡

公孫　主痰壅胸膈腸風下血積塊婦人血蠱脹

行間　主渾身蠱脹凉腹蠱脹婦人血蠱

隱白　主心脾痛

照海　主夜發痙大便閉消渴

然谷　主喉痹咽血遺精溫癃疝氣足心熱小兒臍風

三陰交　主痞滿痛冷疝氣脚氣遺精婦人月水不調
久不成孕難產赤白帶下淋滴

申脉　主昼发痉，足肿，牙疼。

血海　主一切血疾及诸疮。

阴陵泉　主胁腹胀满。中、下部疾皆治。

三阴交[①]　主痞满痃冷，疝气，脚气，遗精，妇人月水不调，久不成孕，难产，赤白带下，淋漓。

公孙　主痰壅胸膈，肠风下血，积块，妇人气盅。

太冲　主肿满，行步艰难，霍乱，手足转筋。

行间　主浑身盅胀，单腹盅胀，妇人血盅。

大敦　主诸疝，阴囊肿，脑衄，破伤风，小儿急慢惊风等症。

隐白　主心脾痛。

筑宾　主气疝。

照海　主夜发痉，大便闭，消渴。

太溪　主消渴，房劳，不称心意，妇人水盅。

然谷　主喉痹，唾血，遗精，温疟，疝气，足心热，小儿脐风。

涌泉　主足心热，疝气，奔豚，血淋，气痛。

看部取穴

《灵枢·杂病[②]论》：人身上部病取手阳明经，中部病取足太阴经，下部病取足厥阴经，前膺病取足阳明经，后背病取足太阳经。取经者，取经中之穴也。一病可用一二穴。

---

①三阴交：此穴及其主治原错置于本节文末涌泉之下，为漏抄补录所致，据《医学入门》卷一乙正。
②病：原作"症"，据《灵枢·杂病》篇名改。又，通行本《灵枢·杂病》中无此段文字。

十二经脏腑图（图
见左）

十二经脏腑表里图
（图见左）

十二经歌

太阳小肠足膀胱，
阳明大肠足胃当；
少阳三焦足胆配，
太阴手肺足脾乡；
少阴心经足为肾，
厥阴包络足肝方。

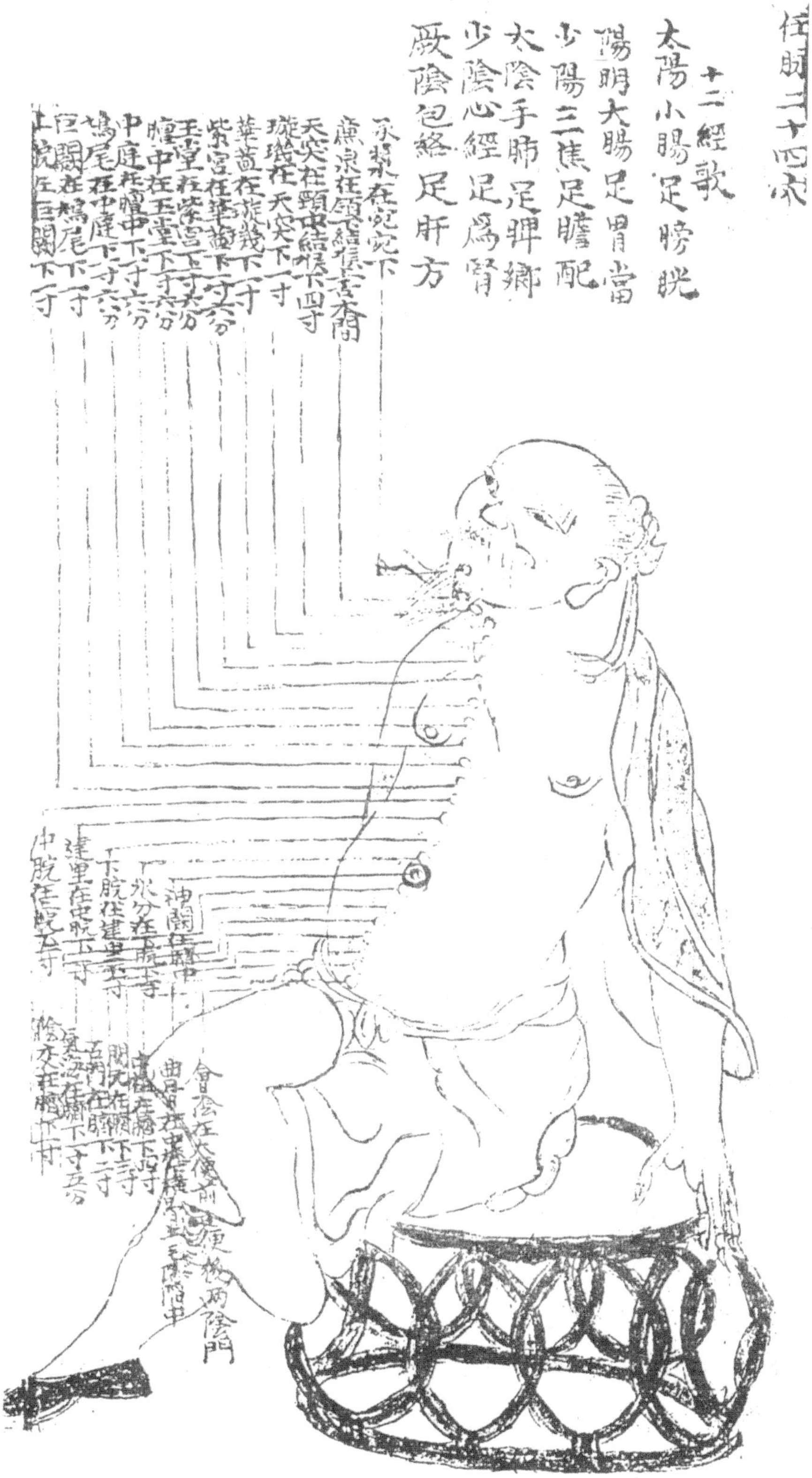

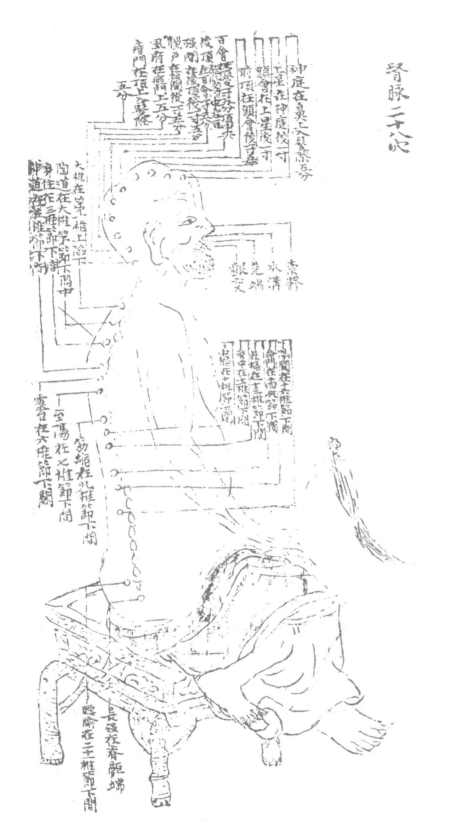

督脉二十八穴

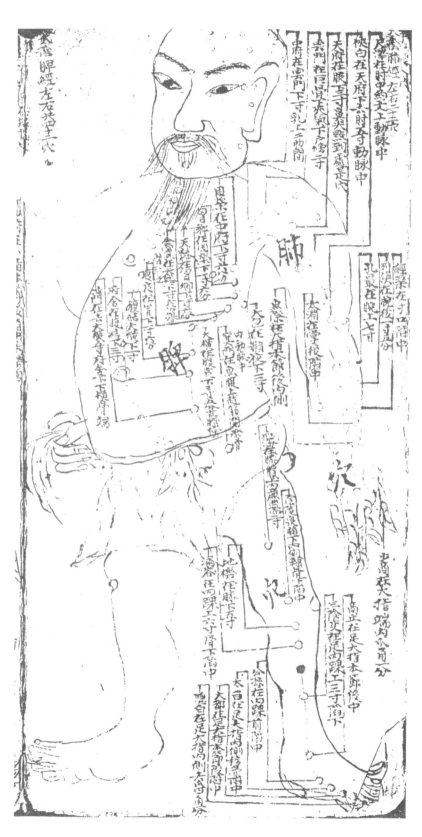

手少阴心经左右共十八穴（图见左）

足少阴肾经左右共五十四穴

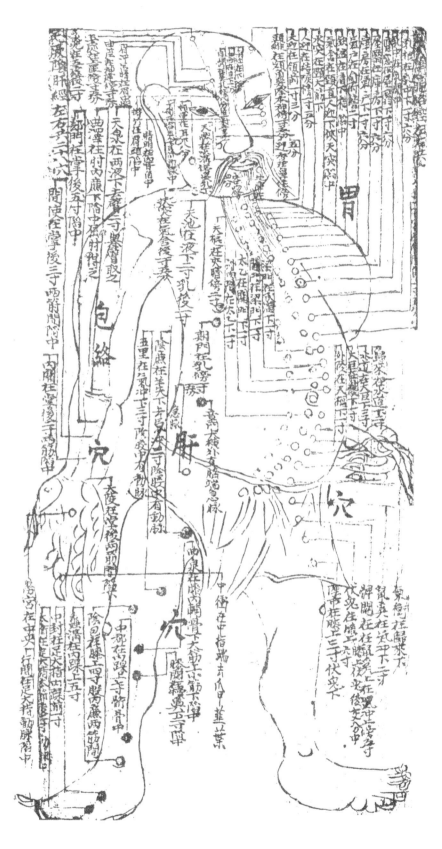

手厥阴心包络经左右共十八穴（图见左）

足厥阴肝经左右共二十八穴（图见左）

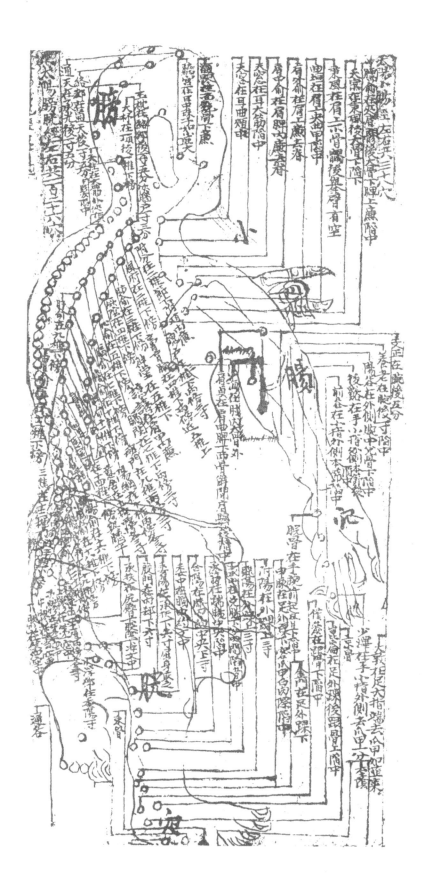

手太阳小肠经左右共
三十八穴（图见左）

足太阳膀胱经左右共
一百二十六穴（图见
左）

手阳明大肠经左右共四十八穴（图见左）

足阳明胃经左右共九十穴（图见左）

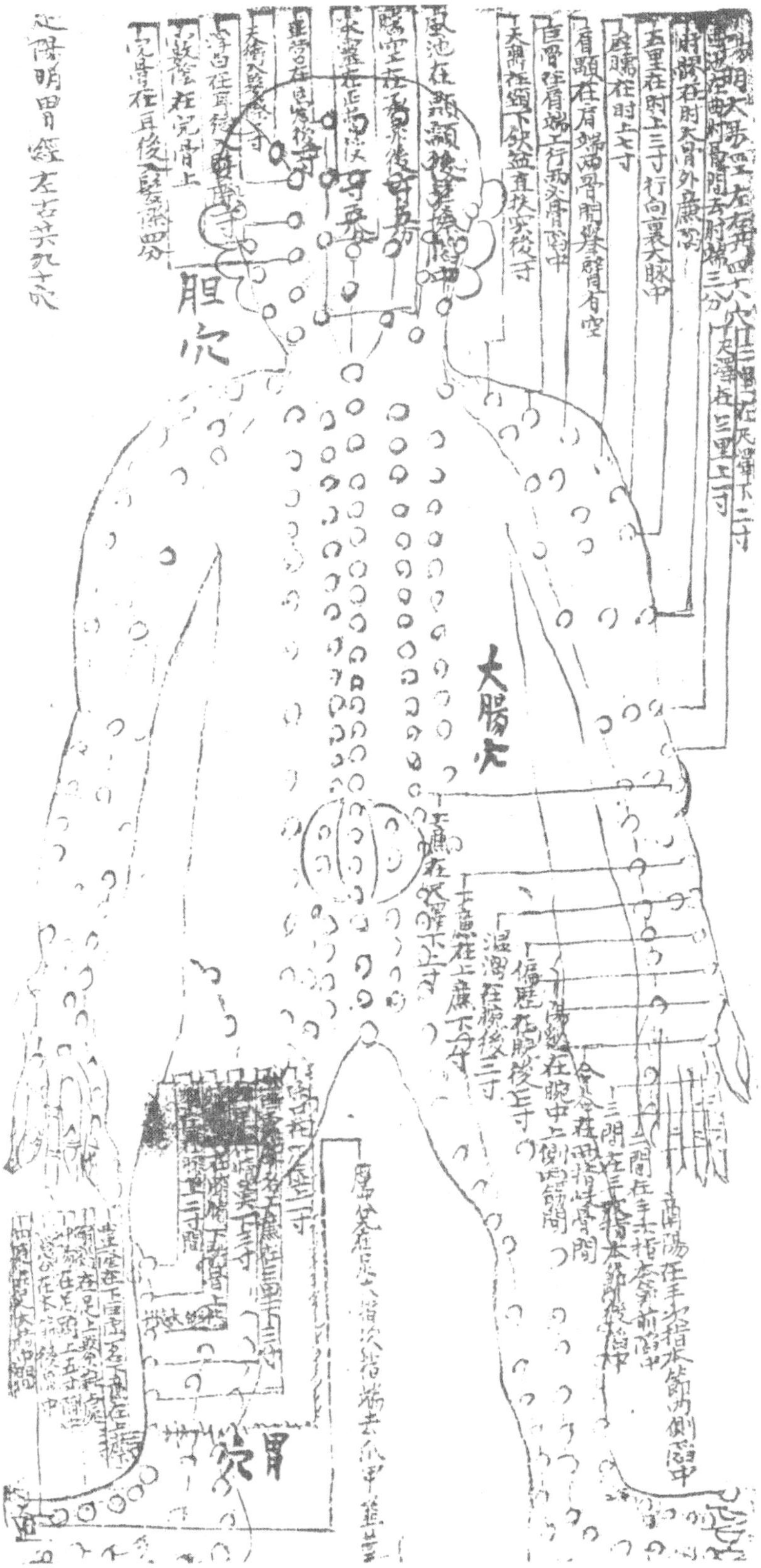

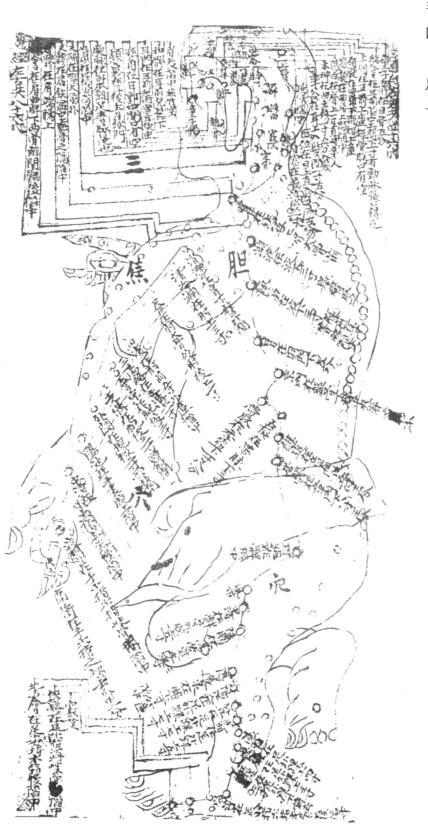

手少阳三焦经左右共
四十六穴（图见左）

足少阳胆经左右共八
十六穴（图见左）

图书在版编目（ＣＩＰ）数据

中国针灸大成. 腧穴卷. 经穴指掌图；经穴纂要；背部十对二十六图；针灸内篇；治病要穴 / 石学敏总主编，王旭东，陈丽云，尚力执行主编. —长沙 ：湖南科学技术出版社，2023.2

ISBN 978-7-5710-1932-7

Ⅰ．①中… Ⅱ．①石… ②王… ③陈… ④尚… Ⅲ．①《针灸大成》 Ⅳ．①R245

中国版本图书馆 CIP 数据核字(2022)第 219947 号

中国针灸大成 腧穴卷

JINGXUE ZHIZHANGTU JINGXUE ZUANYAO BEIBU SHIDUI ERSHI XUETU ZHENJIU NEIPIAN ZHIBING YAOXUE

经穴指掌图 经穴纂要 背部十对二十六图 针灸内篇 治病要穴

总 主 编：石学敏
执行主编：王旭东　陈丽云　尚 力
出 版 人：潘晓山
责任编辑：李 忠
文字编辑：唐艳辉
出版发行：湖南科学技术出版社
社　　　址：长沙市芙蓉中路一段 416 号泊富国际金融中心
网　　　址：http://www.hnstp.com
湖南科学技术出版社天猫旗舰店网址：
　　　　　http://hnkjcbs.tmall.com
邮购联系：0731-84375808
印　　刷：长沙新湘诚印刷有限公司
　　　　　（印装质量问题请直接与本厂联系）
厂　　　址：长沙市开福区伍家岭街道新码头 9 号
邮　　编：410008
版　　次：2023 年 2 月第 1 版
印　　次：2023 年 2 月第 1 次印刷
开　　本：889mm×1194mm　1/16
印　　张：35.75
字　　数：606 千字
书　　号：ISBN 978-7-5710-1932-7
定　　价：670.00 元